抗精神病药的严重副作用

LIFE-THREATENING EFFECTS OF ANTIPSYCHOTIC DRUGS

主　编　Peter Manu
　　　　Robert J. Flanagan
　　　　Kathlyn J. Ronaldson

主　译　杨甫德　北京回龙观医院

译　者　李凌江　中南大学湘雅二医院
　　　　司天梅　北京大学第六医院
　　　　黄继忠　上海市精神卫生中心
　　　　刘破资　清华大学玉泉医院
　　　　王志仁　北京回龙观医院

人民卫生出版社

Life-Threatening Effects of Antipsychotic Drugs
Peter Manu, Robert Flanagan, Kathlyn J. Ronaldson
ISBN: 9780128033760
Copyright © 2016 by Elsevier Inc. All rights reserved.

Authorized Simplified Chinese translation edition published by Elsevier (Singapore) Pte Ltd. and People's Medical Publishing House
Copyright © 2020 by Elsevier (Singapore) Pte Ltd.
All rights reserved.

Published in China by People's Medical Publishing House under special arrangement with Elsevier (Singapore) Pte Ltd.
This edition is authorized for sale in China only, excluding Hong Kong, Macau and Taiwan. Unauthorized export of this
edition is a violation of the Copyright Act. Violation of this Law is subject to Civil and Criminal Penalties.
本书简体中文版由 Elsevier (Singapore) Pte Ltd. 授予人民卫生出版社在中国大陆地区（不包括香港、澳门以及台湾地
区）出版与发行。未经许可之出口，视为违反著作权法，将受民事及刑事法律之制裁。

本书封底贴有 Elsevier 防伪标签，无标签者不得销售。

图字：01-2017-5544 号

图书在版编目（CIP）数据

抗精神病药的严重副作用 /（美）彼得 - 马努
（Peter Manu）主编；杨甫德主译. —北京：人民卫生
出版社，2020
　　ISBN 978-7-117-30089-6

　　Ⅰ. ①抗…　Ⅱ. ①彼… ②杨…　Ⅲ. ①抗精神病药—
药物副作用　Ⅳ. ①R971

中国版本图书馆 CIP 数据核字（2020）第 112070 号

人卫智网　www.ipmph.com	医学教育、学术、考试、健康，购书智慧智能综合服务平台	
人卫官网　www.pmph.com	人卫官方资讯发布平台	

版权所有，侵权必究！

抗精神病药的严重副作用

主　　译：杨甫德
出版发行：人民卫生出版社（中继线 010-59780011）
地　　址：北京市朝阳区潘家园南里 19 号
邮　　编：100021
E - mail：pmph @ pmph.com
购书热线：010-59787592　010-59787584　010-65264830
印　　刷：北京顶佳世纪印刷有限公司
经　　销：新华书店
开　　本：710×1000　1/16　印张：20
字　　数：370 千字
版　　次：2020 年 8 月第 1 版　2020 年 8 月第 1 版第 1 次印刷
标准书号：ISBN 978-7-117-30089-6
定　　价：168.00 元

打击盗版举报电话：010-59787491　E-mail：WQ @ pmph.com
质量问题联系电话：010-59787234　E-mail：zhiliang @ pmph.com

主译简介

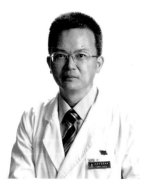

杨甫德

主任医师、教授，博士研究生导师，国务院政府特殊津贴专家，北京市登峰人才。现任北京回龙观医院（北京大学回龙观临床医学院）党委书记。国家药物临床试验机构主任，北京高校大学生心理危机预防与干预指导中心主任，世界卫生组织心理危机预防研究与培训合作中心主任，中国医师协会全科医师分会"双心医学"学科组副组长，国家卫生健康委员会突发事件卫生应急心理救援组副组长，中国心理卫生协会副理事长、北京市心理卫生协会副理事长，海峡两岸医药卫生交流协会精神卫生和精神病学专家委员会主任委员，中国残疾人康复协会精神残疾康复专业委员会主任委员，中国研究型医院学会心理与精神病学专业委员会副主任委员，中国医院协会精神病院管理分会副主任委员，中国医师协会精神科医师分会副会长，中华医学会精神医学分会原副主任委员，《中华精神科杂志》副主编，《中华行为医学与脑科学杂志》副总编辑。

北京市"十百千"优秀卫生人才、中国心理卫生协会先进个人、国家卫生健康委员会抗震救灾卫生先进个人、北京市科学技术普及工作先进个人、"首都健康卫士"、"健康中国健康促进卓越院长"、"首都劳动奖章"、"健康中国十大年度人物"、"中国医师奖"获得者。

曾获全国社会科学理论实践成果一等奖、科技部优秀科普作品奖、北京市科技进步三等奖、北京市科技进步二等奖等10余项。至今共发表论文及综述220余篇，科普文章210余篇，主编或参编图书41部。主持3项国家标准制定。作为主编（社区精神病学、变态心理学）或副主编编写多部全国高等医学院校教材。

作者名单

James F. Barrecchia Zucker Hillside Hospital, Glen Oaks, NY, United States

Dan Cohen Mental Health Services North-Holland North, Heerhugowaard, The Netherlands; University of Groningen, Groningen, The Netherlands

Anca Dan Colentina Hospital, Bucharest, Romania

Gheorghe-Andrei Dan Colentina Hospital, Bucharest, Romania; Carol Davila University of Medicine and Pharmacy, Bucharest, Romania

Marc De Hert University Psychiatric Center University of Leuven, Kortenberg, Belgium

Megan J. Ehret Fort Belvoir Community Hospital, Fort Belvoir, VA, United States

Robert J. Flanagan King's College Hospital, London, United Kingdom

Walter Fröscher Ulm University, Ulm, Germany

James J. Gugger Johns Hopkins School of Medicine, Baltimore, MD, United States

Christopher Hohman Zucker Hillside Hospital, Glen Oaks, NY, United States

Richard I.G. Holt University of Southampton, Southampton, United Kingdom

John Lally King's College London, London, United Kingdom

Julie Langan Martin University of Glasgow, Glasgow, United Kingdom

Peter Manu Hofstra Northwell School of Medicine, Hempstead, NY, United States; South Oaks Hospital, Amityville, NY, United States

Daniel J. Martin University of Glasgow, Glasgow, United Kingdom

Katie F.M. Marwick University of Edinburgh, Edinburgh, United Kingdom

Alex J. Mitchell University of Leicester, Leicester, United Kingdom

Kathlyn J. Ronaldson Monash University, Melbourne, VIC, Australia

Katherine Samaras Garvan Institute of Medical Research, Sydney, NSW, Australia

Matisyahu Shulman Zucker Hillside Hospital, Glen Oaks, NY, United States

Tilman Steinert Ulm University, Ulm, Germany

Brendon Stubbs King's College London, London, United Kingdom; Maudsley NHS Foundation Trust, London, United Kingdom

Davy Vancampfort University Psychiatric Center University of Leuven, Kortenberg, Belgium

Jian-Ping Zhang Hofstra Northwell School of Medicine, Hempstead, NY, United States

4

序

艺术与科学的平衡：掌握抗精神病药的功效和安全性

随着 60 多年前偶然发现的氯丙嗪作为第一种"专业镇静剂"，一种新型的"抗精神病药"诞生了。最近 20 年，抗精神病药的使用更为广泛，主要用于治疗不同精神和临床状况下的精神病和躁狂症。这种被冠以"非典型"或"第二代"的抗精神病药，比之前的"典型的"或第一代抗精神病药的神经性不良反应要小，但这也影响了更多的多巴胺能神经元细胞。事实上，抗精神病药目前被大量用于非精神病的治疗上，包括运动抽搐、口吃、行为失调、冲动、非精神病性攻击、易怒、躁狂、抑郁、焦虑、失眠、强迫症、饮食失调等。

很明显，这些仍被称为抗精神病药的异构类药物对于严重的精神障碍及其高损害性的各种症状来说是有效的。然而，正如所有药物一样，这些异构类药物也会产生不良反应。临床疗效和安全性需要平衡。在医学文献中，不良反应常常放在功效的介绍和研究之后考虑。不过，许多精神障碍患者对于药物耐受性和安全性的担忧胜过对于功效方面的考虑。同样，临床医生有效使用药物的能力受到患者倾向于发生相关不良反应的限制。尽管有一些文章、图书或其章节论及不良反应，但本书是第一本专门讨论抗精神病药严重副作用的著作。

本书的英文版原名本意为"抗精神病药的致命副作用"，标题听起来有些危言耸听，鉴于这本令人印象深刻的书籍主旨并不是要警告抗精神病药的使用，中文版翻译的过程中我们将"致命"改成了"严重"。药物的使用、剂量的选择和治疗的时间都属于临床决策。本书分为 7 个部分共 16 章，是由各个领域的专家撰写的，目的就是全面阐释抗精神病药产生的严重的和潜在可危及生命的不良反应的可能性和特点。本书告诉临床医生，尽管这些不良反应非常罕见，但是确实存在，因此临床医生需要去鉴别和处理这些不良反应，以提供最佳护理。本书中有关严重不良反应的详细资料，不应该导致临床医生在需要使用时放弃使用抗精神病药，而是应该更明智地使用抗精神病药。临床医生不应该被书中所描述的潜在危及生命的不良反应所吓倒，而是应该尽可能地预防、鉴别和控制它们。患者和家属也需要适当了解这些知识，以参与共同决策。

任何药物作用都是由药物的药效学和药代动力学特性、临床医生开具的处方、个别患者接受的药物治疗和当时的具体情况之间相互作用的结果。大多数的个体风险都可以被预知、监测和控制。当然也有一些特殊反应、与其他药物之间的相互作用和不可预知的后果。对付未知最好的办法就是使自己尽可能多地了解这方面的知识。本着这种精神，《抗精神病药的严重副作用》一书将有助于减少临床医生的惊讶和不安，从而掌握什么时候要求监测以便发现不良反应的早期迹象，如何适当地控制不良事件，以及何时根据需要参考其他专家意见。临床医生阅读和参考这本权威著作将有利于优化需要急性或持续使用抗精神病药物治疗患者的收益－风险比。

显然，尽管《抗精神病药的严重副作用》的每章都包含丰富的学识和临床智慧，但还需要进一步研究，以确定患者方面的危险因素，并且在这些危险因素变得严重到无法控制之前确定潜在的危及生命的不良反应。需要确定可以有效应对潜在的严重不良反应的其他治疗策略，使其不会危及生命。需要研发一些可以避免这些风险的药物。希望在接下来的几年里还会增加更多的知识，《抗精神病药的严重副作用》一书总结了目前我们所知道的观点，为改善临床医生使用抗精神病药治疗患者提供了工具。

Christoph U. Correll

John M. Kane

前　言

病程恶化可能对精神障碍患者造成严重的不良后果。它们中断行为干预措施，甚至可能需要停止抗精神病药治疗。住院患者出现病程恶化会延长住院时间，从而增加疾病的治疗费用。即使当时的状况被迅速诊断和治疗，病程恶化也可能是致命的。大多数情况下，精神病学中所遇到的危及生命的躯体疾病是由于既定条件的恶化造成的，如冠状动脉疾病、慢性阻塞性肺疾病或肝硬化。但确实有些情况是抗精神病药的不良反应。从某个方面来说，最令人担忧的是抗精神病药及其分子结合大脑和其他部位的各种受体，可能导致许多器官特异性或系统性并发症。

服用抗精神病药人员的死亡可分为四类：①他杀或自杀；②与抗精神病药无关的自然死亡；③药物过量；④服用治疗剂量的药物的不良反应。抗精神病药的不良反应所造成的死亡机制与其使用的治疗剂量是相关的，这不难理解。抗精神病药引起的心肌复极延迟可能导致多形性室性心律失常，尖端扭转型室性心动过速可以退化为心室颤动，甚至导致心脏猝死。泵衰竭和心源性休克可能使抗精神病药诱导性心肌炎的左心室功能障碍复杂化。发生大规模肺栓塞而导致的死亡是由于气体交换失败和低心输出量，这可能是抗精神病药导致的一种复杂状况——直接原因是抗精神病药可产生高凝状态，间接原因是抗精神病药可降低流动性、导致病态肥胖、发生炎性改变。患有药物诱导的粒细胞缺乏症，严重胃肠功能不全或胰腺炎的患者可能会因脓毒症休克或多器官功能衰竭而死亡。多器官衰竭可能会使神经阻滞剂恶性综合征、横纹肌溶解症和中暑更加复杂化。有药物诱发性癫痫发作的患者有时会发现在呼吸停止后发生呼吸衰竭。窒息是精神障碍患者的一种死亡方式，它主要是由吞咽困难而引起的气道阻塞所致。最后，有严重的药源性肾功能和肝功能衰竭的患者，大出血是其死亡的主要原因。

由于缺乏前瞻性的长期对照试验和次优死亡调查的限制，对这些药物潜在致命影响的科学评估是有限的。毫无例外，本书提出的所有关于死亡率的大规模流行病学研究都依赖于临床评估，而不是完全的法医鉴定（包括仔细的尸体解剖和准确的毒理学测量）。因此，预防这些医疗恶化的问题仍然存在争论，一旦抗精神病药治疗重新启动，就有并发症复发的风险。

本书是第一次尝试详细描述抗精神病药危及生命的不良反应。它由多学科团队编写，以可用的最佳证据为依据描述这些不良影响，并以一系列顺序呈现，使读者能够了解流行病学、病理生理学、临床特征以及如何管理和预防精神障碍的并发症。附件章节强调了抗精神病药的好处，并由临床一线医生提出了风险 - 效益分析模型。这项工作不是取代精神药理学实践所需的印刷和电子资源，而是提供一个合理的框架来处理可能对患者、家属和医生造成毁灭性后果的并发症。

主编　Peter Manu

Robert J. Flanagan

Kathlyn J. Ronaldson

致　谢

本书归功于来自澳大利亚、比利时、德国、英国、爱尔兰、荷兰、罗马尼亚和美国的科学家和临床医生的辛勤工作、智慧和奉献精神。作为本书的编辑，我们对所有人的时间投入、洞察力、知识和辨识力表示由衷感谢和高度赞赏。同时感谢 John Kane 和 Christoph Correll 在本书的规划阶段提供的建议和启示性的序。

Kathlyn J. Ronaldson 非常感谢 Monash 大学流行病学和预防医学系主任 John McNeil 教授，使她能够获得大学的资源，完成撰写章节和编辑本书的工作。

感谢 Elsevier 的审稿编辑对本书提出的宝贵意见，以及 Julie-Ann Stansfield 及其团队在制作本书与我们合作时展现的优雅和耐心。

缩 略 语

在本书中，我们采用了国标单位系统（SI）的符号来表示量，如 g（克）、m（米）、s（秒）；或 SI 所接受的符号，例如 L（升）、min（分钟）、h（小时）、d（天）、mo（月）、yr（年）。

有关 SI 的更多信息，请参阅 Flanagan RJ. SI units-common sense not dogma is needed[J]. Br J Clin Pharmacol，1995，39：589-594

目　录

第一部分　抗精神病药的心血管副作用

第一章　心源性猝死及室性心律失常 ⋯⋯⋯⋯⋯⋯⋯⋯⋯⋯⋯⋯ 2

1.1　流行病学 ⋯⋯⋯⋯⋯⋯⋯⋯⋯⋯⋯⋯⋯⋯⋯⋯⋯⋯⋯⋯⋯⋯⋯ 2

1.2　病理学 ⋯⋯⋯⋯⋯⋯⋯⋯⋯⋯⋯⋯⋯⋯⋯⋯⋯⋯⋯⋯⋯⋯⋯⋯ 8

　1.2.1　APD 的决定因素 ⋯⋯⋯⋯⋯⋯⋯⋯⋯⋯⋯⋯⋯⋯⋯⋯ 9

　1.2.2　心肌复极离散度的放大 ⋯⋯⋯⋯⋯⋯⋯⋯⋯⋯⋯⋯ 11

　1.2.3　TDP 的起始及持续存在 ⋯⋯⋯⋯⋯⋯⋯⋯⋯⋯⋯⋯ 12

　1.2.4　药物诱发的 QT 间期延长和 TDP ⋯⋯⋯⋯⋯⋯⋯ 13

　1.2.5　抗精神病药诱发的 QTc 间期延长 ⋯⋯⋯⋯⋯⋯⋯ 13

1.3　临床与实验室特征 ⋯⋯⋯⋯⋯⋯⋯⋯⋯⋯⋯⋯⋯⋯⋯⋯⋯ 16

1.4　预防与管理 ⋯⋯⋯⋯⋯⋯⋯⋯⋯⋯⋯⋯⋯⋯⋯⋯⋯⋯⋯⋯ 17

第二章　心肌炎和心肌病 ⋯⋯⋯⋯⋯⋯⋯⋯⋯⋯⋯⋯⋯⋯⋯⋯⋯ 22

2.1　定义 ⋯⋯⋯⋯⋯⋯⋯⋯⋯⋯⋯⋯⋯⋯⋯⋯⋯⋯⋯⋯⋯⋯⋯⋯ 22

2.2　流行病学 ⋯⋯⋯⋯⋯⋯⋯⋯⋯⋯⋯⋯⋯⋯⋯⋯⋯⋯⋯⋯⋯⋯ 22

　2.2.1　因果关系 ⋯⋯⋯⋯⋯⋯⋯⋯⋯⋯⋯⋯⋯⋯⋯⋯⋯⋯ 22

　2.2.2　患病率和发病率 ⋯⋯⋯⋯⋯⋯⋯⋯⋯⋯⋯⋯⋯⋯⋯ 25

　2.2.3　危险因素 ⋯⋯⋯⋯⋯⋯⋯⋯⋯⋯⋯⋯⋯⋯⋯⋯⋯⋯ 26

2.3　基因易感性 ⋯⋯⋯⋯⋯⋯⋯⋯⋯⋯⋯⋯⋯⋯⋯⋯⋯⋯⋯⋯ 28

2.4　病理学 ⋯⋯⋯⋯⋯⋯⋯⋯⋯⋯⋯⋯⋯⋯⋯⋯⋯⋯⋯⋯⋯⋯ 29

　2.4.1　心肌炎 ⋯⋯⋯⋯⋯⋯⋯⋯⋯⋯⋯⋯⋯⋯⋯⋯⋯⋯⋯ 29

　2.4.2　心肌病 ⋯⋯⋯⋯⋯⋯⋯⋯⋯⋯⋯⋯⋯⋯⋯⋯⋯⋯⋯ 30

2.5　临床与实验室特征 ⋯⋯⋯⋯⋯⋯⋯⋯⋯⋯⋯⋯⋯⋯⋯⋯⋯ 31

　2.5.1　心肌炎 ⋯⋯⋯⋯⋯⋯⋯⋯⋯⋯⋯⋯⋯⋯⋯⋯⋯⋯⋯ 31

　2.5.2　心肌病 ⋯⋯⋯⋯⋯⋯⋯⋯⋯⋯⋯⋯⋯⋯⋯⋯⋯⋯⋯ 36

2.6　鉴别诊断 ⋯⋯⋯⋯⋯⋯⋯⋯⋯⋯⋯⋯⋯⋯⋯⋯⋯⋯⋯⋯⋯ 37

　　　2.6.1　心肌炎 ………………………………………………………… 37
　　　2.6.2　心肌病 ………………………………………………………… 39
　　2.7　并发症和明显的后遗症 ……………………………………………… 40
　　2.8　死亡或永久性致残的危险分级 ……………………………………… 41
　　2.9　管理 …………………………………………………………………… 41
　　　2.9.1　心肌炎 ………………………………………………………… 41
　　　2.9.2　心肌病 ………………………………………………………… 42
　　2.10　预防 ………………………………………………………………… 43
　　　2.10.1　心肌炎 ……………………………………………………… 43
　　　2.10.2　心肌病 ……………………………………………………… 46

第三章　肺栓塞 …………………………………………………………………… 53
　　3.1　流行病学 ……………………………………………………………… 53
　　3.2　病理学 ………………………………………………………………… 56
　　　3.2.1　作为肥胖和身体不活动后果的静脉淤滞 …………………… 56
　　　3.2.2　高凝状态 ……………………………………………………… 57
　　　3.2.3　内皮损伤 ……………………………………………………… 58
　　3.3　临床与实验室特征 …………………………………………………… 58
　　　3.3.1　临床表现 ……………………………………………………… 58
　　　3.3.2　在精神障碍患者中诊断肺栓塞 ……………………………… 61
　　3.4　预防与管理 …………………………………………………………… 63
　　　3.4.1　静脉注射肝素和口服维生素 K 拮抗剂 …………………… 63
　　　3.4.2　皮下低分子量肝素和口服维生素 K 拮抗剂 ……………… 63
　　　3.4.3　口服 Xa 因子抑制剂 ………………………………………… 64
　　　3.4.4　初级预防 ……………………………………………………… 64
　　　3.4.5　二级预防 ……………………………………………………… 65

第四章　体位性低血压 …………………………………………………………… 71
　　4.1　流行病学 ……………………………………………………………… 71
　　　4.1.1　患病率 ………………………………………………………… 71
　　　4.1.2　遗传易感性 …………………………………………………… 73
　　4.2　病理学 ………………………………………………………………… 73
　　4.3　临床与实验室特征 …………………………………………………… 74
　　　4.3.1　自主神经衰竭 ………………………………………………… 75
　　　4.3.2　脱水 …………………………………………………………… 75

　　　　4.3.3　药物与药物的相互作用 ···················· 75
　　　　4.3.4　并发症和严重后遗症 ······················ 78
　　　　4.3.5　死亡或永久性残疾的危险分层 ············ 78
　　4.4　预防与管理 ································· 79
　　　　4.4.1　抗精神病药的选择 ······················ 79
　　　　4.4.2　抗精神病药重新服用 ···················· 79
　　　　4.4.3　抗精神病药给药频率 ···················· 79
　　　　4.4.4　非药物治疗 ···························· 80
　　　　4.4.5　扩容 ································ 80
　　　　4.4.6　药物治疗 ···························· 81
　　　　4.4.7　预防 ································ 83

第二部分　抗精神病药治疗引起的血液学并发症

第五章　严重的中性粒细胞减少症和粒细胞缺乏症 ············· 90
　　5.1　流行病学 ································· 90
　　　　5.1.1　药物诱导的血液毒性 ···················· 94
　　　　5.1.2　氯氮平诱导的中性粒细胞减少症的流行病学 ······· 96
　　5.2　病理学 ································· 98
　　　　5.2.1　氯氮平诱导的中性粒细胞减少 / 粒细胞缺乏症的机制 ··· 100
　　5.3　临床与实验室特征 ························ 102
　　　　5.3.1　氯氮平诱导的中性粒细胞减少症 / 粒细胞缺乏症 ····· 103
　　5.4　预防与管理 ······························ 104
　　　　5.4.1　氯氮平和白细胞计数监测 ················· 108
　　　　5.4.2　氯氮平治疗儿童和青少年的中性粒细胞减少症风险 ····116
　　　　5.4.3　中性粒细胞减少症 / 粒细胞缺乏症与除氯氮平外的
　　　　　　　抗精神病药 ···························116
　　　　5.4.4　除中性粒细胞减少症以外的有关抗精神病药的血液副作用 ·····118

第三部分　抗精神病药相关的消化系统病理学

第六章　胃肠动力不足和吞咽困难 ·················· 130
　　6.1　胃肠动力不足 ···························· 130
　　　　6.1.1　引言 ································ 130
　　　　6.1.2　流行病学 ···························· 130

6.1.3　病理生物学 ……………………………………………… 139

6.1.4　临床和实验室检查特点 ………………………………… 143

6.1.5　影像学研究 ………………………………………………… 143

6.1.6　鉴别诊断 …………………………………………………… 144

6.1.7　并发症及其临床后果 ……………………………………… 144

6.1.8　处理 ………………………………………………………… 145

6.1.9　预防 ………………………………………………………… 146

6.1.10　结论 ……………………………………………………… 148

6.2　吞咽困难和流涎 ………………………………………………… 148

6.2.1　总体认识和考虑 …………………………………………… 148

6.2.2　病理生物学 ………………………………………………… 149

6.2.3　预防和处理 ………………………………………………… 149

第七章　肝功能衰竭 ………………………………………………… 156

7.1　定义 ……………………………………………………………… 156

7.2　搜索方法 ………………………………………………………… 156

7.3　流行病学 ………………………………………………………… 157

7.3.1　急性肝功能衰竭 …………………………………………… 157

7.3.2　无症状性抗精神病药所致肝脏损害和肝功能检查轻度异常 … 158

7.3.3　遗传易患性 ………………………………………………… 160

7.4　病理学 …………………………………………………………… 160

7.5　临床与实验室特征 ……………………………………………… 161

7.5.1　鉴别诊断 …………………………………………………… 162

7.5.2　并发症和重要转归 ………………………………………… 163

7.5.3　死亡或严重致残的风险因素 ……………………………… 163

7.6　临床处理 ………………………………………………………… 163

7.7　预防 ……………………………………………………………… 164

7.8　结语 ……………………………………………………………… 165

第八章　胰腺炎 ……………………………………………………… 168

8.1　流行病学 ………………………………………………………… 168

8.2　病理学 …………………………………………………………… 169

8.3　临床与实验室特征 ……………………………………………… 169

8.4　处理 ……………………………………………………………… 170

第四部分 抗精神病药神经病学和神经肌肉方面的重大不良作用

第九章 癫痫发作·········174
9.1 流行病学·········174
9.1.1 接受抗精神病药治疗剂量的患者中的癫痫发作·········174
9.1.2 抗精神病药中毒后癫痫发作·········176
9.1.3 遗传易感性·········177
9.2 病理学·········178
9.3 临床与实验室特征·········178
9.3.1 脑电图的诊断相关性·········179
9.3.2 鉴别诊断·········181
9.3.3 并发症和重要结局·········182
9.3.4 死亡或永久残疾的风险分层·········183
9.4 预防与管理·········183

第十章 恶性综合征·········189
10.1 流行病学·········189
10.1.1 遗传易感性·········189
10.1.2 危险因素·········190
10.2 病理学·········191
10.2.1 多巴胺受体阻滞假说·········192
10.2.2 交感神经亢进假说·········193
10.2.3 骨骼肌纤维中毒假说·········193
10.2.4 神经免疫假说·········193
10.3 临床与实验室特征·········193
10.3.1 鉴别诊断·········196
10.3.2 并发症和主要后遗症·········198
10.3.3 复发风险·········198
10.3.4 死亡或永久性功能丧失的危险分级·········198
10.4 预防与管理·········199

第十一章 热卒中及横纹肌溶解·········204
11.1 热卒中·········204

11.1.1　定义 ··· 204

11.1.2　流行病学 ··· 204

11.1.3　病理学 ·· 206

11.1.4　临床与实验室特征 ·· 206

11.1.5　鉴别诊断 ·· 206

11.1.6　并发症及突出的后遗症 ··································· 207

11.1.7　风险分层、死亡率或永久性残疾率 ················ 207

11.1.8　处理 ·· 207

11.1.9　预防 ·· 208

11.2　横纹肌溶解 ·· 208

11.2.1　定义 ·· 208

11.2.2　流行病学 ·· 208

11.2.3　病理学 ·· 209

11.2.4　临床与实验室特征 ·· 209

11.2.5　鉴别诊断 ·· 209

11.2.6　并发症和后遗症 ·· 210

11.2.7　处理 ·· 210

11.2.8　结论 ·· 210

第五部分　抗精神病药治疗引起的代谢并发症

第十二章　2型糖尿病 ·· 214

12.1　流行病学 ·· 214

12.1.1　2型糖尿病在重性精神疾病患者中患病风险增加 ······ 215

12.2　病理学 ·· 217

12.3　临床与实验室特征 ·· 219

12.3.1　糖尿病风险增加的类别（糖尿病前期） ············ 220

12.4　预防和处理措施 ··· 222

12.4.1　对服用抗精神病药的人群进行2型糖尿病的筛查 ······ 222

12.4.2　人群正常基线测试筛查 ····································· 223

12.4.3　人群中危险因素的筛查 ····································· 224

12.4.4　生活方式调整 ··· 224

12.4.5　药物干预 ··· 225

12.5　结论 ··· 227

第六部分　抗精神病药的其他严重不良反应

第十三章　间质性肾炎和间质性肺病 236
13.1　间质性肾炎 236
13.1.1　定义 236
13.1.2　流行病学 236
13.1.3　病理学 240
13.1.4　临床和实验室特征 240
13.1.5　鉴别诊断 240
13.1.6　治疗 241
13.1.7　预防 241
13.2　间质性肺病 241
13.2.1　定义 241
13.2.2　流行病学 242
13.2.3　结论 243

第七部分　抗精神病药使用在临床与司法中的挑战

第十四章　抗精神病药的获益：控制症状并提高生活质量 248
14.1　精神分裂症的治疗目标 248
14.2　抗精神病药的药理机制 249
14.3　精神分裂症的症状减轻 251
14.4　复发预防及抗精神病药的维持治疗 252
14.5　提高精神分裂症患者的生活质量 253
14.6　抗精神病药在其他精神障碍中的使用 254

第十五章　抗精神病药相关的死亡率：风险以及临床管理改善策略 260
15.1　严重精神障碍所致的预期寿命减少 260
15.1.1　心血管疾病的死亡率 261
15.1.2　心源性猝死 261
15.1.3　QTc 间期的延长 261
15.1.4　Brugada 综合征 262
15.2　氯氮平降低自杀率 263
15.3　氯氮平处方的阻碍：粒细胞缺乏症 264

15.4　糖尿病酮症酸中毒：严重精神障碍的不良结局 ·············· 265
15.5　改善结局的策略 ······································· 268
15.5.1　严重精神障碍共病躯体疾病的治疗不足 ·········· 268
15.5.2　精神疾病的自信管理 ··························· 269
15.5.3　医疗执业者的困难 ····························· 270
15.5.4　对于躯体疾病的治疗 ··························· 271
15.5.5　结论：增加氯氮平的处方 ······················· 273

第十六章　抗精神病药相关死亡的法医调查 ···················· 279
16.1　前言 ··· 279
16.2　临床与病理学相关性 ································· 279
16.3　毒理学评估 ··· 281
16.3.1　死后毒理学 ··································· 281
16.3.2　诊断中毒的准确性 ····························· 283
16.3.3　尸检生物化学 ································· 285
16.4　系统特殊的法医评估 ································· 286
16.4.1　抗精神病药和突发性意外死亡 ·················· 286
16.4.2　糖尿病引起的死亡 ····························· 287
16.4.3　癫痫发作引起的死亡 ··························· 288
16.4.4　意外死亡的其他潜在原因 ······················ 288
16.5　结论 ··· 289

病理生理化验结果的解读指南 ······························· 293

索引 ·· 295

第一部分

抗精神病药的心血管副作用

第一章

心源性猝死及室性心律失常

1.1 流行病学

关于服用抗精神病药的患者发生心源性猝死（sudden cardiac death，SCD）的一些大型流行病学研究首先在美国田纳西州纳什维尔的范德堡大学医学院完成（Ray et al，2009）。

一项早期的研究回顾性地评估了使用第一代抗精神病药与发生 SCD 之间的关系，该研究的随访时间为 1988 年 1 月 1 日至 1993 年 12 月 31 日，纳入了田纳西州医疗补助计划登记的，年龄介于 15～84 岁的 481 744 位患者，观察的总人年数为 1 282 996。共记录到 1 487 例 SCD，它的定义为：在无脉搏搏动的情况下，从发作到死亡不超过 48h，排除了其他原因引起的死亡并符合室性快速性心律失常。该样本中，服用抗精神病药的剂量超过 100mg 硫利达嗪等效剂量的暴露人年数为 26 749，目前使用较低剂量的人年数为 31 881，在过去一年中使用过抗精神病药的人年数为 37 881。采用 Poisson 回归模型，纳入了多个变量，包括年龄、性别、种族、自然年、心血管疾病以及因为非心血管疾病进行了内科或者外科的住院治疗，来计算 SCD 发生的率比（rate-ratio）。吸烟作为混杂因素造成影响大小的评估，是通过在诊断为支气管炎或肺气肿患者的子样本中，进行了二次分析获得的。

总体来说，该队列研究得出每 10 000 暴露人年中，发生 SCD 为 11.6 例。当前使用抗精神病药剂量超过 100mg 硫利达嗪等效剂量的患者发生心源性猝死的比率是未使用者的 2.39 倍（95%CI：1.77～3.22）。对于每日服用较低剂量抗精神病药的患者，相应的率比为 1.30（95%CI：0.98～1.72）；过去使用过第一代抗精神病药患者的率比为 1.20（95%CI：0.91～1.58）。服用抗精神病药的女性发生心源性猝死的率比高于男性，女性为 2.97（95%CI：1.96～4.50），男性为 1.91（95%CI：1.24～2.95）。药物之间的率比也有很大差异，最高的是替沃噻吨，最低的是氟哌啶醇（表 1-1）。对于当前使用和未使用抗精神病药的患者，存在心血管疾病并不能明显改变发生猝死风险的差异大小。服用中等剂量抗精神病药与未服药的患者相比，合并患有类似的轻度、中度及重度心血管疾病，发生心源性猝死的率比分别为 3.18（95%*CI*：1.95～5.16），2.12（95%*CI*：1.08～4.14），3.53（95%*CI*：1.66～7.51）。

表 1-1　使用传统抗精神病药治疗的患者发生心源性猝死的率比		
药物	**率比**	**95%*CI***
替沃噻吨	4.23	2.00～8.91
氯丙嗪	3.64	1.36～9.74
硫利达嗪	3.19	1.32～7.68
氟哌啶醇	1.90	1.10～3.30

Source: Data from Ray WA, Meredith S, Thapa PB, et al. Antipsychotics and the risk of sudden cardiac death. Arch Gen Psychiatry, 2001, 58(12): 1161-1167.

为了评估非典型（第二代）抗精神病药导致个体发生猝死的风险，范德堡大学研究小组回顾性评估了 1990 年 1 月 1 日至 2005 年 12 月 31 日美国田纳西州医疗补助计划登记的队列人群，其中有 46 089 人使用单一非典型抗精神病药，44 218 人使用第一代抗精神病药及 186 600 例匹配的未服药患者（Ray et al，2009）。该研究的终点是由室性快速性心律失常引起突发无脉搏搏动的情况，存在明确的死亡证明，并可与在电子数据库中检索到的医疗记录关联。院内死亡，包括出院后 30d 内的死亡不被纳入，因为在住院期间药物治疗相关的数据无法明确。同样，那些由室性快速性心律失常以外的心脏病因（如心力衰竭）而死亡的患者也被排除在外。每名受试者的心血管风险评分通过基线变量计算得出，包括诊断记录、处方药物、依从性和医疗资源的使用。根据校正了年龄、性别和精神疾病严重程度后的倾向性评分，使用抗精神病药与未使用者以 1∶2 的比例匹配。

最终的样本包括年龄为 30～74 岁的 67 824 例用药者与 116 069 例未用药者，暴露人年数为 1 042 159。在随访期间，有 1 870 例猝死，或者说每 1 000 人年，发生猝死 1.79 例。服用典型抗精神病药患者，发生 SCD 的率比为 1.99，而服用非典型抗精神病药患者，发生 SCD 的率比为 2.26。未用药者相比，目前使用氟哌啶醇导致 SCD 的发生率比为 1.61（95%*CI*：1.16～2.24），显著低于硫利达嗪诱发 SCD 的率比（3.19，95%*CI*：2.41～4.21）。与未服药者相比，正在使用四种非典型抗精神病药的患者发生心源性猝死的率比明显升高（表 1-2）。曾经服用过药物的患者未显示出 SCD 发生率的增加。对于两大类抗精神病药，SCD 的发生率比都会随着药物剂量呈线性增加，但仅硫利达嗪和利培酮的趋势达到统计学意义。根据倾向性评分或开始使用抗精神病药的时间进行的人群匹配分析发现，正在使用典型及非典型抗精神病药的患者表现出类似的率比增加。

表 1-2　使用非典型抗精神病药治疗的患者发生心源性猝死的率比

药物	率比	95%CI
氯氮平	3.67	1.94～6.94
利培酮	2.91	2.26～3.76
奥氮平	2.04	1.52～2.74
喹硫平	1.88	1.30～2.71

Source: Data from Ray WA, Chung CP, Murray KT, et al. Atypical antipsychotic drugs and the risk of sudden cardiac death. N Engl J Med, 2009, 360（3）: 225-235。

在费城宾夕法尼亚大学医学院的临床流行病学和生物统计学中心完成过一项类似的研究（Hennessy et al, 2002；Leonard et al, 2013）。首先报道的数据来自三个州的医疗补助计划进行登记的门诊患者（Hennessy et al, 2002）。该队列人群包括使用氟哌啶醇（$n=541\ 295$），硫利达嗪（$n=523\ 950$），利培酮（$n=522\ 057$）和氯氮平（$n=58\ 330$）治疗的精神分裂症患者。对照组纳入的处方药物为治疗青光眼（$n=521\ 545$）和银屑病（$n=57\ 541$）的患者。该研究结果来自 1993—1996 年这个阶段收集的管理信息数据，包括诊断为心脏骤停、不明原因的猝死、症状发生后 24h 之内出现的死亡、未被照顾的死亡、心室颤动、心室扑动的患者。许多药物（如降血脂药物、抗心律失常药物、噻嗪类利尿剂、钙通道阻滞剂、血管紧张素转化酶抑制剂等）和疾病（如心力衰竭、冠状动脉疾病、心脏传导异常、肥胖及酒精滥用等）均作为潜在的混杂因素而被评估。抗精神病药的剂量转换为硫利达嗪等效剂量（100mg 硫利达嗪 =2.5mg 氟哌啶醇 =0.75mg 利培酮 =20mg 氯氮平）。

对于使用治疗青光眼药物的患者，每 1 000 人年中，心脏骤停和室性快速性心律失常的发生率为 3.4（95%CI: 2.8～4.1），而使用治疗银屑病药物的患者的发生率为 1.8（95%CI: 1.1～2.8）。医疗补助计划中登记的使用抗精神病药治疗的精神分裂症患者，发生心脏骤停和危及生命的节律紊乱的比率更高（表 1-3）。发生率与药物剂量呈线性相关的仅有硫利达嗪。研究中对于服用四种抗精神病药的患者，潜在的混杂因素并没有改变观察终点发生的率比。

来自宾夕法尼亚大学的同一组研究者，在这之后发表了服用典型及非典型抗精神病药治疗的患者发生 SCD 风险的对比研究结果（Leonard et al, 2013）。作者们收集的队列人群来自五个州的有医疗补助和医疗补助 / 医疗保险双重收益的患者（加利福尼亚、佛罗里达、纽约、俄亥俄州和宾夕法尼亚），

表1-3　使用抗精神病药治疗的患者发生心脏骤停和室性心律失常的率比

药物	发生率/（1 000人·年）$^{-1}$	95%CI
利培酮	5.0	3.7～6.6
氟哌啶醇	4.2	3.5～5.0
硫利达嗪	3.8	3.0～4.7
氯氮平	2.2	1.3～3.4

Source：Data from Hennessy S，Bilker WB，Knauss JS，et al. Cardiac arrest and ventricular arrhythmia in patients taking antipsychotic drugs：cohort study using administrative data. BMJ，2002，325（7372）：1070.

共确定了459 614例年龄在30～75岁之间，服用抗精神病药的患者，观察的暴露总人年数为221 164。观察终点是在急诊室或住院期间发生猝死或危及生命的室性心律失常（如阵发性室性心动过速、心室颤动、心室扑动）。选取奥氮平作为参照。该数据库无法确认患者的饮酒及吸烟情况。

共有747例终点事件，粗发生率为3.4/1 000人年。基于观察到的483例，猝死的发生率为2.2/1 000人年。与奥氮平相比，典型抗精神病药氯丙嗪（2.06，95%CI：1.2～3.53）与氟哌啶醇（1.72，95%CI：1.28～2.31）的风险比更高，但是喹硫平的风险比较低（0.73，95%CI：0.57～0.93）。奋乃静、奥氮平及利培酮的风险比相似。首次使用为氯丙嗪和氟哌啶醇的患者，发生猝死或严重室性心律失常的风险是最高的。只有氟哌啶醇的量效关系被确定。该研究数据与前文提到的田纳西州的医疗补助计划登记人群发生SCD的评估结果（Ray et al，2009）进行了比较，通过将后者的参照人群从未服药者替换成服用奥氮平的患者。发现氟哌啶醇的结果相互矛盾的，利培酮不明确，喹硫平的结果相似。

服用抗精神病药发生SCD风险的研究同样也在荷兰（Straus et al，2004）、英国（Jolly et al，2009；Murray-Thomas et al，2013）以及中国台湾地区（Wu et al，2015）研究过。

荷兰的研究数据来自150名全科医师对250 000例患者所做的电子病历（Straus et al，2004）。要求研究对象不小于18岁，并至少在诊所随访1年。结局变量在病历中用了以下的措辞来注释，包括猝死，意想不到的、被见证的死亡以及未被见证的死亡（在事件发生前24h内，最后一次观察到患者身体状况很稳定）。在同一个诊所中，随机选择的年龄和性别相匹配的对照组受试者不超过10例。

研究显示有582例猝死，其中554例与4 463例的对照人群进行匹配分析。仅有7例进行了尸检。这些病例存在已知的猝死危险因素的比例明显较高，例如心脏或脑血管疾病史、高血压、糖尿病病史、血脂异常和吸烟。正在使用抗精神病药的患者中，猝死的发生率显著高于对照组（OR=3.3；95%CI：1.8～6.2）。而在精神分裂症/分裂情感或其他精神疾病患者的亚组之间没有差异。连续使用抗精神病药治疗超过 90d 及使用成年精神分裂症患者日常剂量一半以上的患者，其猝死的风险会增加。

　　在英国开展的第一个研究是病例对照研究，研究对象为英格兰中部地区 2003—2007 年死亡的人群，年龄为 20～85 岁（Jolly et al，2009）。这些病例选自社区中被法医鉴定过死亡原因的案例。根据验尸结果排除死于药物过量的病例。该研究纳入了明确存在冠状动脉粥样硬化病史的这些患者。根据年龄，每一个猝死的病例都匹配了三个来自同一个诊所的对照受试者。服用典型（3.94，95%CI：2.05～7.55）及非典型抗精神病药（4.36，95%CI：2.54～7.51）的患者发生猝死的 OR 值要显著增高。

　　英国的第二个调查研究使用了综合医疗机构研究数据库，它包含了临床医生对 8% 的全国人口的医疗记录（Murray-Thomas et al，2013）。有相当数量的诊所（40%）的记录数据与有关医院记录及死亡证明的政府管理数据库相关联。该研究将 183 392 例服用抗精神病药的患者与 193 920 例未使用抗精神病药的精神障碍患者及 544 726 例无精神疾病史或无抗精神病药暴露史的对照人群进行了比较。主要结局是全因死亡率、心脏疾病死亡率及 SCD。那些患有严重心肌疾病和死前就存在致命的室性快速性心律失常诊断的患者被排除。

　　正在服用抗精神病药的患者比未服用抗精神病药的患者及一般对照人群发生心源性猝死及全因心脏死亡的比率更高（表 1-4）。服用典型及非典型抗精神病药的患者中死于特定心脏疾病的比率相似，这些疾病是指循环系统的疾病、缺血性心脏病和心力衰竭。

表 1-4　年龄、性别校正后的抗精神病药使用者、未服药的精神病患者及一般对照人群的相对死亡风险（95%CI）

组间比	心源性猝死	心源性死亡率
服用抗精神病药与未服用抗精神病药的患者	5.76（2.90～11.45）	1.62（1.52～1.74）
服用抗精神病药的患者与普通人群	4.45（2.94～6.73）	1.83（1.74～1.93）

Source: Data from Murray-Thomas T, Jones ME, Patel D, et al. Risk of mortality（including sudden cardiac death）and major cardiovascular events in atypical and typical antipsychotic users: a study with the general practice research database. Cardiovasc Psychiatry Neurol，2013，247486。

　　中国台湾的研究人员根据 2000 年 1 月到 2009 年 9 月期间的处方记录来确定抗精神病药的服用情况，用全岛急诊和住院保险数据库来识别个体诊断为精神障碍,发生室性心律失常或 SCD 事件(Wu et al,2015)。在发生终点事件之前的 8 周内曾住过院或年龄小于 16 岁的患者被排除在外。17 718 例患者中包含患有痴呆或其他脑器质性疾病的 6 109 例(35.4%),患有精神分裂症及其他精神疾病的 1 710(9.7%)例患者。

共有 5 625 例患者使用了抗精神病处方药。经过降糖、抗血栓、利尿、降压、降脂治疗药物变量的校正后,与未服药者相比,服用抗精神病药的患者发生 SCD 或室性心律失常的 *RR*=1.53(95%*CI*:1.38~1.70)。服药与未服药患者经过校正后的风险比存在显著差异,包括 9 种第一代抗精神病药中的 4 种与 9 种第二代抗精神病药中的 3 种(表 1-5)。与猝死及室性心律失常增加无关的药物列表包括氯丙嗪、阿立哌唑、氯氮平、齐拉西酮。

表 1-5　精神障碍患者服用抗精神病药与发生心源性猝死 / 室性心律失常的校正率比的显著增高有关

药物	率比	95%*CI*
氯噻平	2.16	1.03~4.53
硫利达嗪	1.78	1.01~3.15
普鲁氯嗪	1.69	1.32~2.17
氟哌啶醇	1.46	1.17~1.83
利培酮	1.39	1.13~1.72
喹硫平	1.29	1.07~1.56
舒必利	1.26	1.02~1.56

Source: Data from Wu C, Tsai Y, Tsai H. Antipsychotic drugs and the risk of ventricular arrhythmia and/or sudden cardiac death: a nation-wide cross-over study. J Am Heart Assoc, 2015, 4, e001568.

两项大的开放性研究提供了关于舍吲哚和齐拉西酮的附加信息,舍吲哚(Thomas et al,2010)由于被推定与 SCD 的发生有关而退出市场,齐拉西酮是可以显著延长 QT 间期的抗精神病药(Strom et al,2011)。舍吲哚的安全性评估在一项与利培酮进行头对头比较的研究中完成,这是一项多国家参与的、随机、平行对照的研究。该研究纳入了 9 858 例精神分裂症患者,共随访了 14 417 人年(Thomas et al,2010)。舍吲哚组发生心源性死亡率明显更高(*RR*=2.84,95%*CI*:1.45~5.55)。然而,舍吲哚研究组中发生心源性死亡的 31 位患者中,仅有 3 人死于原发性心律失常。齐拉西酮与奥氮平的安全性比较在一项随机、非盲的上市后临床试验中完成,研究对 18 154 位精神分裂症患者随访了 1 年(Strom et al,2011)。非自杀死亡的相对危险度为 1.02(95%*CI*:0.76~1.39)。

汇集的数据显示（Salvo et al，2015），与未服用药物者相比，服用第一代抗精神病药硫利达嗪（*OR*=4.58，95%*CI*：2.09～10.05）、氟哌啶醇（*OR*=42.97，95%*CI*：1.59～5.54）以及非典型抗精神病药氯氮平（*OR*=3.67，1.94～6.94）、利培酮（*OR*=3.04，95%*CI*：2.39～3.86）、奥氮平（*OR*=2.04，95%*CI*：1.52～2.74）和喹硫平（*OR*=1.72，95%*CI*：1.33～2.23）的患者发生 SCD 的风险增加。综上所述，这些数据表明服用抗精神病药治疗的患者发生猝死的概率与剂量显著相关。第一代及第二代药物，与猝死的关联强度可能是相似的。所研究的事件代表了由心律失常引起 SCD 的推论，美国精神病学学会的研究理事会对此提出了质疑（Lieberman et al，2012），理事会认为，通过对死亡证明进行回顾性分析的方法（Ray et al，2009）可能导致对 SCD 发生率的高估，对服用抗精神病药导致的心血管疾病发病率的低估，对重要的混杂因素变量控制不足。美国精神病学学会的观点得到了用来确定心律失常性猝死综合征的方法学支持（Behr et al，2007），因为满足这个诊断的条件是无心脏疾病史，全面的尸体解剖未发现肉眼可见的死因，心脏病理学家在显微镜下对心脏的病理检查也没有发现异常。

1.2 病理学

心脏骤停/心源性猝死（SCD）是一种由室性心动过速和心室颤动促成的心律失常事件（Baye de Luna et al，1989）。它的作用机制很复杂，涉及心肌基质的改变（如瘢痕、肥大或者是纤维化）与功能性质改变（如电特性和钙离子调控）之间的相互作用（图 1-1 和图 1-2）。当特定基因突变或药物使负责离子和电流通量的细胞通道发生异常时，心肌的电属性会出现严重的改变，此时

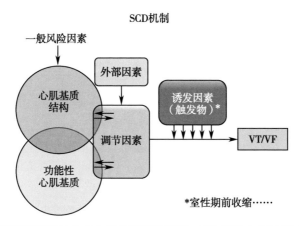

图 1-1 改变形态学基质的个体心源性猝死的机制。VT，室性心动过速；VF，心室颤动

SCD 可能会在心肌基质缺乏明显形态学改变的情况下发生。在这两种情况下，细胞通道的功能会减弱、消失或增加。最终的结果是动作电位时程（action potential duration，APD）和心肌复极的时间离散出现严重的改变（Roden，1998）。

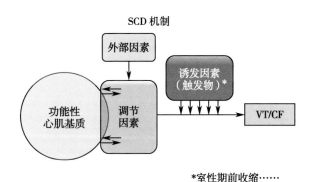

图 1-2　无形态学异常个体心源性猝死的机制。VT，室性心动过速；CF，囊性纤维变性

1.2.1　APD 的决定因素

　　动作电位时程是每个心肌区域中，具有特定密度和代表性的，许多内向和外向性细胞电流整合的结果（图 1-3）。心肌动作电位最重要的电特性是由内向和外向电流达到短暂平衡，导致平台期的出现。平台期的持续时间以及平台期（APD 的第二个阶段）随后的复极过程（APD 的第三个阶段）是动作电位时长的主要决定因素。APD 不仅对心肌机械活动的耦合及周期缺乏的兴奋性至关重要，而且对与周围区域达到同步放电也非常重要。慢激活整流钾电流（IKs）和快激活整流钾电流（IKr）在动作电位复极化过程中发挥着重要作用。这两类电流都会受到遗传变异的影响，如先天性的长 QT 间期综合征就是因为这个原因。IKr 对许多种药物的作用非常敏感。然而，如果假定重要的复极化过程仅仅依赖于这两类电流就会过于简单化了。相反，复极化是一个高度冗余的过程，包含多种其他已知和未知电流的参与，它的生物学机制被概念化为复极储备（Roden，2008）。该概念可以更好地理解 APD 对不同基因突变或药物作用的反应变异性，这种现象不仅是由于目标离子通道改变，而且负责心肌复极化速度的这些冗余过程也参与了。Roden（2008）概述了一种范式转换，将一种我们认为是特殊的药物反应转化为一种纯粹融合的反应（来自希腊语，idios，意为特别的，独特，krasis 意为混合物）。根据这一范式，当暴露于能够阻断或者妨碍 IKr 功能的药物时，表现出 QT 间期明显延长的个

体应被视为复极储备减少的亚群（Zipes，2014）。IKr 作为复极储备的主要组成部分，复极储备的进一步减少会引发尖端扭转型室性心动过速（torsade de pointes，TDP）的发生，因为 APD 的过度延长是 TDP 的先决条件。举个例子来讲，一位患者服用一种减低 IKr 功能的药物，在正常状态下，APD 没有明显延长，心力衰竭时的叠加效应会导致 TDP 出现，这是因为心力衰竭本身会通过影响瞬时外向钾电流（ITO）造成钾动态重构，从而导致复极储备减少，复极化储备也可以通过钠电流增加进而引起去极化电流相对于复极电流的比例增加而发生间接性减少（Antzelevitch，2007）。

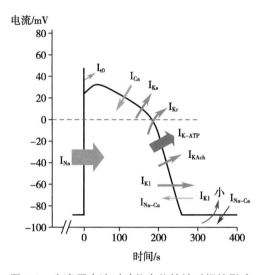

图 1-3　主离子电流对动作电位持续时间的影响

　　APD 的延长是触发活动产生的原因，触发活动可能以一次 TDP 结束。具体机制是第 2 阶段末（主要由钠离子内流增加引发）或在第 3 阶段间（钾离子缓慢外流引起）的早期后除极（early afterdepolarization，EAD）形成"尖峰"向上的动作电位，当细胞部分兴奋时，最终可达到阈值并产生一种重复反应。在这些过程中，膜电导比较低，小的钙电流（L 型钙离子通道）也可以诱发电压升高达到阈值（Jalife et al，2009）。这种机制解释了为什么固定比例地合用奎尼丁（能够延长 APD 和 QT 间期，进而导致 TDP）和维拉帕米（一种钙通道阻滞剂）引发尖端扭转型室性心动过速的可能性要比单独应用奎尼丁小。然而，局部 APD 延长，伴有连续的长 QT 间期和 EAD，并不足以解释像 TDP 等恶性室性心律失常的起始和持续。心肌复极的空间离散度的显著增加可能是一个附加条件（Roden，2008）。

1.2.2　心肌复极离散度的放大

心室肌是对抗纤维性颤动的一个重要保护因素（不同于心房肌），在假定临近区域处在相同动作电位时相的前提下，从心内膜到心外膜，会以一种同质性波发生去极化（图 1-4A）。事实上，这种同质性并不完美。不同的心肌层会有细微的差别，其产生的 APD 和不应期存在小的异质性，但这些差别太小不足以导致心律失常。心肌的结构异常会导致相邻的区域处在复极化过程的不同时点上，因此可能会出现从邻近部位产生再兴奋的可能性（图 1-4B）。跨壁复极离散度的扩大伴随 EAD 的触发活动代表了 QT 间期延长条件下观察到的 TDP 发作的基础（Antzelevitch，2007）。

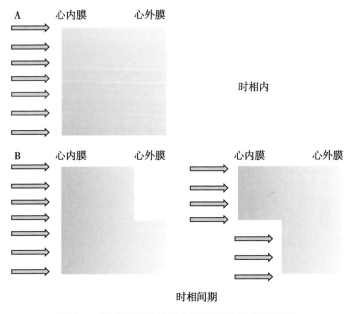

图 1-4　（A）同质阶段及（B）异质阶段心室激活

中层心肌细胞，也称为 M 细胞，对复极离散度的加重至关重要。M 细胞比邻近细胞更有能力延长心室复极，特别是对慢速的反应（Anyukhovsky et al，1999）。与心内膜和心外膜的细胞相比，M 细胞的复极化电流 IKs 很弱，而且可被一个更显著的晚钠电流抵消。由于 M 细胞的 APD 发生延长比心内膜和心外膜细胞更显著，其对复极化电流抑制或钠、钙去极化电流增强等病理过程特别敏感。这些变化引起了复极和不应性出现明显的离散度。在交感神经刺激的情况下，心内膜及心外膜细胞的 APD 变短，但 M 细胞没有发生这种变化，这就导致跨壁复极离散度增加。当 QT 间期出现更加均匀的延长时，交感神经刺激可以增加 TDP 发生的风险，这可能发生在 IKs 受损时。需要重点强调的是，因为主要致心律失常的因素是跨壁复极离散度，QT 间期延长与 TDP 发生的危险并不总是存在相关性。胺碘酮及戊巴比妥可以增加 APD 及 QT 间期，但降低了离散度，主要与对 M 细胞的作用有关（Sicouri et al，1997）。另一个例子是奎尼丁和西沙比利（Antzelevitch，2007）。两种药物以剂量依赖的方式阻断复极化，并增加 QT 间期，但是在使用更高剂量时，因为内向电流受到抑制，APD 和离散度都减弱。因此药物可能拥有不同程度的导致 TDP 的潜能，那些同时增加 QT 间期和离散度的药物最容易导致尖端扭转型室性心动过速，而可诱发剂量依赖的 APD 延长并不同时增加离散度的药物很少会引发尖端扭转型室性心动过速（胺碘酮、雷诺嗪、戊巴比妥）。

1.2.3 TDP 的起始及持续存在

TDP 的起始和持续存在所需的主要电生理异常与离子通道的功能异常、APD 的延长和触发活动、不应性离散度以及局部的折返有关（表 1-6）。邻近的心肌具有更长和更短 APD 时，后者可被前者再次激动。通过楔形心肌组织证明了局部折返的存在，被命名为 2 相折返（Antzelevitch，2008）。引起动作电位最后一部分的延长所导致的 APD 延长，如果是因外向（钾）电流阻断引起的，会比由内向钠电流引起的情况，更容易引起尖端扭转型室性心动过速（Milberg et al，2007）。源于 M 细胞或浦肯野纤维的早期或延迟后除极的触发活动，刺激了恢复兴奋的区域，心动过速随后通过 2 相折返得以延续。能够抑制主要钠离子内流（Ina）的药物会改变动作电位的平台期，邻近的心外膜、心内膜细胞或 M 细胞变得更容易兴奋，在 APD 或 QT 间期已经延长的情况下尤其如此。这种机制类似于在 Brugada 综合征看到的，这种疾病是由于一个遗传突变引起了钠离子通道功能的丧失。

表 1-6 尖端扭转型室性心动过速的发病机制	
离子通道功能异常	**不应期离散度**
1. 功能缺失（复极化电流）	1. 透壁的
2. 功能获得（内向电流）	2. 局部的
APD 的延长和触发活动	**局部折返（2 相折返）**
1. 早期后除极	
2. 延迟后除极	

1.2.4 药物诱发的 QT 间期延长和 TDP

如同之前讨论过的，并不是所有延长 QT 间期的药物具有相同的导致尖端扭转型室性心动过速发生的风险。基于 QT 间期延长药物诱导 TDP 发生倾向性的分类系统被提出（Haverkamp et al, 2001）。A 类药物（具有高度致尖端扭转型室性心动过速风险）是复极化电流（主要是 IKr）的强阻断剂，延长了心肌复极化时间。该药物在治疗剂量和血药浓度下，被记录到过 QT 间期延长，而且单独由本药物引起 TDP 的案例（无延长复极化作用的其他伴随治疗或低血钾）也发生过。B 类药物（具有中高度致尖端扭转型室性心动过速风险）在较高剂量或者在正常剂量下合并服用了抑制药物代谢的药物（如通过抑制细胞色素 P450 代谢酶）时延长了心肌复极化（即心脏的 APD 和 QT 间期）。这个分类的药物引起 TDP 的发生可能需要药物代谢被抑制且有其他危险因素存在的情况。C 类药物（具有低度致尖端扭转型室性心动过速风险）在显著超过治疗剂量范围的高剂量及高血药浓度下能延长 APD 及 QT 间期。它们对复极化的影响只有在过量、中毒或者药物代谢被重度抑制的情况下才会显现。最后，D 类药物（致尖端扭转型室性心动过速的可能性尚不明确）在体外可以阻断复极化的离子电流，但是未在其他体外模型中被证实可以延长复极化过程（如乳头肌纤维或者离体心脏），或者达到这种影响所需的浓度远高于临床治疗剂量下的浓度。对人体 QT 间期延长的作用尚未在系统的随机对照研究中得到证实（Haverkamp et al, 2001）。（表 1-7）

1.2.5 抗精神病药诱发的 QTc 间期延长

抗精神病药与 SCD 之间的关系通常归因于这些药物对心肌复极化的影响，主要是通过阻断心脏快速激活的延迟整流钾电流（IKr），这个延迟为 TDP 的出现提供了条件，一个多形性室性心动过速可能会导致心室颤动（Glassman and Bigger, 2001；Haddad and Anderson, 2002）。阻断 IKr 既可以通过直接作用也可以通过抑制人类 ether-a-go-go（HERG）基因，这个基因编码 IKr 的主要蛋白（Lee et al, 2006）。

抗精神病药这些效应的实验室证据可以通过使用两个特殊的动物模型来获得。评估 HERG 的表达可在非洲爪蟾（Xenopuslaevis）的卵母细胞（通过手术切除获得）上评估，给这些细胞注射互补 RNA，即特定 DNA 片段的合成转录本。用抗精神病药溶液持续灌注细胞，并用钾填充的微电极记录电压（Thomas et al, 2003；Choi et al, 2005；Lee et al, 2006）。测量 IKr 的活动是采用电压钳技术，在从豚鼠上分离的单个心室肌细胞上，用钾填充的玻璃微电极记录（Drolet et al, 2001, 2003；Choi et al, 2005；Lee et al, 2006；Morissette et al, 2007）。

表 1-7   延长 QT 间期的药物发生 TDP 的危险因素

条件	机制	风险的大小
女性	激素对复极化的调节（睾酮的效应）	女性/男性的比率：2/1～3/1
心动过缓和房室传导阻滞	对于间歇依赖性异常的 QT 间期的延长更敏感（长短周期）	小于 60 次/min 时，具有意义
低血钾	减少 IKr 和/或竞争性阻滞钠通道；剩余的 IKr 更容易被阻滞	小于 35mmol/L 时，具有意义
低镁血症	钙离子处理的调节（I_{Ca-L}）	当小于 0.75mmol/L 时，具有意义
近期存在心房颤动的转复（主要是服用 QT 延长药物）	转复后暂停与心房颤动引起的 QT 重塑	引起 QT 间期延长药物的 1%～3%
高浓度药物或快速输注延长 QT 间期的药物	QT 间期延长药物的剂量浓度效应；西沙必利和奎尼丁的双相反应	在治疗剂量下，QT 长度能够增加 50ms
洋地黄	胞内钙超载与 DAD；减少钾离子通道的运输	罕见且仅与洋地黄中毒有关
临床症状不明显的，遗传性的长 QT 综合征	暴露于 IKr 阻断药物时，异常的 QT 延长（敏感）	<10% 的先天性长 QT 综合征；一些包括钾和钠离子通道蛋白的突变
离子通道的遗传多态性	在基线时，效应轻微，但使用了 QT 延长的药物，导致 TDP 的发生	有几种变异，其中包括存在于 10% 的美国黑人的钠通道基因多态性 S1103y 和一些钾通道辅助蛋白质的罕见变异
药代动力学的相互作用	与由 P450 系统和 Cyp3A4 代谢的药物发生干扰	在弱代谢的个体中，当药物代谢被显著抑制，药物浓度升高
结构异常	左心室肥厚、心力衰竭、左心室功能障碍	心脏结构异常的重要性和程度与 TDP 发作的关系尚未确定

Source: After Kannankeril P, Roden DM, Darbar D. Drug-induced long QT syndrome. Pharmacol. Rev, 2010, 62（4）: 760-781（Kannankeril et al, 2010）; Zipes DP. Cardiac Electrophysiology. From Cell to Bedside. sixth ed. Philadelphia, PA: Elsevier, 2014: 1001-1004 and 1101-1102。

利用这些技术，第一代抗精神病药哌咪清（Drolet et al, 2001）、三氟拉嗪（Choi et al, 2005）和非典型抗精神病药利培酮（Drolet et al, 2003）、氯氮平（Lee et al, 2006）及奥氮平（Morissette et al, 2007）被证实是通过阻断 IKr 导致心脏

的复极时间显著延长。三氟拉嗪（Choi et al，2005）、氯氮平（Lee et al，2006）及奥氮平（Morissette et al，2007）被证实可以阻断 HERG 基因。这种影响复极化持续时间和增加室性心律失常风险的作用，可以被同时部分阻断 L 型钙电流减弱，正如在豚鼠的乳头肌暴露利培酮的研究结果所提示的（Christ et al，2005）。

在临床研究中，抗精神病药治疗引起的心肌复极化延迟，被通过心率校正后的 QTc 间期的变化及这些变化与 TDP 和猝死的相关性来评估。Hasnain 和 Vieweg（2014）对有关这类问题的大量文献做了一个系统性的综述。他们做出结论说，在仔细监测患者服用了标准治疗剂量的第二代抗精神病药的临床试验中，QTc 间期延长与 TDP 的联系并没有被证实。对多项病例报道分析发现，患者在使用抗精神病药治疗之前就存在致心肌复极化延迟或室性心律失常的危险因素时，伴或不伴 TDP 的 QTc 延长最有可能发生（表 1-6）。药物之间的相互作用尤其重要，主要是细胞色素 P450 被抑制（表 1-8）。值得关注的事实是，在极少数的病例中发现选择性 5- 羟色胺再摄取抑制剂与 QTc 延长及 TDP 存在关联（Kogut et al，2013）。在非心血管药物诱发的 TDP 的病例中识别出的其他危险因素包括心动过缓、最近经历了心房颤动转复和存在离子通道的多态性（Marzuillo et al，2014）。已知齐拉西酮可以显著延长 QTc 间期，在一项前瞻性研究中，通过检测齐拉西酮的血浆药物浓度的当天，同时记录心电图的方法，并未证实齐拉西酮存在剂量效应关系。在一项配对病例对照研究中，评估两种抗精神病药联合用药对 QTc 的影响，也未发现剂量效应关系（Correll et al，2009）。

QTc 间期延长的严重程度与 TDP 发生之间的关联性并不很强。例如，最近有一项报道评估了应用喹硫平治疗或者使用过量的情况下发生 QTc 间期延长的 12 个病例，其中有 4 例患者发生 TDP（Hasnain et al，2014）。发生心律失常的患者的 QTc 间期在 529～720ms，但是有三位患者的 QTc 间期长度超过600ms（620ms、684ms 和 710ms）仍未发生心律失常。

曾经的假设认为，服用抗精神病药的患者发生 SCD 的机制必须包括致命性室性快速性心律失常，而最近的数据对该假设提出了质疑（Teodorescu et al，2013）。该研究使用的是从 2002 年到 2009 年记录在俄勒冈州意外猝死研究数据库中的数据，包括 509 例心室颤动 / 室性心动过速和 309 例无脉性电活动的案例。在校正了年龄、性别、共病情况、复苏参数之后，与室性心律失常相比，服用抗精神病药是无脉电活动的重要预测因素（$OR=2.40$；$95\%CI$：1.2～4.53）。从以下几个方面对这种关联性做出了解释，包括药物对心肌收缩性的影响（Teodorescu et al，2013）或者其他抗精神病药相关的副作用，如肺栓塞和糖尿病酮症酸中毒（Peacock and Whang，2013）。

表 1-8   可使抗精神病药引起的心肌去极化延迟的严重程度增加的常用药物举例

抗抑郁药	阿扎那韦
文拉法辛	膦甲酸酯
艾司西酞普兰	酮康唑
米氮平	**抗心律不齐药**
舍曲林	索他洛尔
氟西汀	决奈达隆
丙咪嗪	**降压药**
氯丙咪嗪	尼卡地平
曲唑酮	**癌症化疗药物**
抗感染药	他莫昔芬
甲氧苄啶/磺胺甲噁唑	舒尼替尼
左氧氟沙星	**H_2 受体拮抗剂**
阿奇霉素	法莫替丁
金刚烷胺	

Source: Adapted from Marzuillo et al, 2014。

1.3   临床与实验室特征

临终前在救护车上发生胸痛、低血压、缺氧以及提示有肺水肿啰音的患者,可以被安全地假定为患有急性冠脉事件。在许多其他情况下发生的突然或者意外死亡的解释需要仔细进行解剖学、组织学和病理学评估。然而在死亡证明中,很难获得真实发生的情况,特别是因为缺氧、心力衰竭、代谢性酸中毒、严重电解质紊乱参与的任何致死性情况都是以心室颤动或无脉性电活动为终末事件。

大多数人的突然和意外死亡是由于冠状动脉疾病。冠状动脉疾病导致的猝死在明尼苏达州亨内平县所占的比例为 80%,而在爱尔兰占 63%(Downes et al, 2010)。许多因这些原因死亡的患者之前并没有有关心脏病的临床记录。宾夕法尼亚州的匹兹堡医院对推断死于心律失常的成年住院患者进行尸体解剖,结果发现,其中 53% 的患者有心肌梗死的组织学证据(Nichols and Chew, 2012)。一项前瞻性研究报道了类似的结果,该研究收集了 83 位验尸官的辖区内无心脏病史患者的尸体解剖结果,发现超过一半的受试者的死因是急性缺血性改变(Bowker et al, 2003)。在一般人群中也发现了能导致猝死的其他结构和功能性的心脏疾病，但是对使用抗精神病药治疗的患者没有这方面的前瞻性评估（表 1-9）。

表 1-9 心血管异常导致猝死

结构性障碍	功能障碍
冠状动脉疾病	长 QT 综合征
肥厚型心肌病和 / 或扩张型心肌病	Brugada 综合征
右心室心肌病	预激综合征
主动脉瓣狭窄	儿茶酚胺介导的多形性室性心动过速
心肌炎	特发性室性心动过速

1.4 预防与管理

在评估患者发生 SCD 的潜在可能性时，必须考虑到抗精神病药引起的复极化异常（QTc 间期延长），而对于高危患者，必须在使用抗精神病药之前检查心电图（表 1-10）。对于心电图提示存在 TDP 风险增加的高危患者（表 1-11），在未得到心内科医师许可或纠正可逆的异常（如电解质紊乱或药物的相互作用）之前不应给予抗精神病药。

表 1-10 在开始抗精神病药治疗之前监测心电图的指征

有猝死的家族史

40 岁之前有不明原因死亡的家族史

QTc 延长的家族史

QT 间期延长及异常心电图的病史

确诊的心律失常病史

有提示心律失常症状的病史（晕厥、癫痫、阵发性眩晕、心悸）

心血管疾病史（冠状动脉疾病，卒中或短暂性缺血性发作、心肌病、动脉瘤、外周动脉功能不全）

糖尿病史

年龄≥65 岁

冠状动脉疾病的危险因素（2 个或以上）（高血压、血脂异常、吸烟、50 岁或以上、冠状动脉疾病的家族史）

目前使用可以显著延长 QTc 间期的药物

低钾血症和 / 或低镁血症的风险增加（如利尿药、最近腹泻或呕吐、脱水）

表 1-11　提示尖端扭转型室性心动过速风险增加的心电图结果

QTc>500ms

QT 间期离散度>100ms（在 12 导联心电图中，最长和最短 QT 间期的差别）

异常 T 波（T 波达峰和结束之间的间隔长，T 波电交替）

大 U 波

　　现有的数据提示，患有严重精神障碍的患者可以通过参加冠心病的一级预防及心肌梗死的二级预防的项目来大幅度减少 SCD 的发病率。在弗雷明汉心脏研究中心，上述方案在无精神障碍的患者中得到证实，他们发现从 1950 年到 1999 年，与冠状动脉疾病相关的猝死和非猝死性死亡的发生率分别降低了 49% 和 64%（Fox et al，2004）。切实降低死亡率需要在精神病医院早期发现、治疗患者存在的冠心病和致糖尿病的风险因素，但是提供者、患者和系统层面的障碍是存在和不可回避的（De Hert et al，2011），尤其是关于医疗服务的可获得性和质量问题需要特别专注。

参考文献

Adabag, A.S., Peterson, G., Apple, F.S., Titus, J., King, R., Luepker, R.V., 2010. Etiology of sudden death in the community: results of anatomical, metabolic, and genetic evaluation. Am. Heart. J. 159 (1), 33−39.

Antzelevitch, C., 2007. Ionic, molecular, and cellular bases of QT-interval prolongation and torsade de pointes. Europace 9 (Suppl. 4), iv4−15. Available from: http://dx.doi.org/10.1093/europace/eum166.

Antzelevitch, C., 2008. Drug-induced spatial dispersion of repolarization. Cardiol. J. 15 (2), 100−121.

Anyukhovsky, E.P., Sosunov, E.A., Gainullin, R.Z., Rosen, M.R., 1999. The controversial M cell. J. Cardiovasc. Electrophysiol. 10 (2), 244−260.

Bayés de Luna, A., Coumel, P., Leclercq, J.F., 1989. Ambulatory sudden cardiac death: mechanisms of production of fatal arrhythmia on the basis of data from 157 cases. Am. Heart. J. 117 (1), 151−159.

Behr, E.R., Casey, A., Sheppard, M., Wright, M., Bowker, T.J., Davies, M.J., et al., 2007. Sudden arrhythmic death syndrome: a national survey of sudden unexplained cardiac death. Heart 93 (5), 601−605.

Bowker, T.J., Wood, D.A., Davies, M.J., Sheppard, M.N., Cary, N.R., Burton, J.D., et al., 2003. Sudden, unexpected cardiac or unexplained death in England: a national survey. QJM 96 (4), 269−279.

Choi, S.Y., Koh, Y.S., Jo, S.H., 2005. Inhibition of human ether-a-go-go-related gene K^+ channel and IKr of guinea pig cardiomyocytes by antipsychotic drug trifluoperazine. J. Pharmacol. Exp. Ther. 313 (2), 888−895.

Christ, T., Wettwer, E., Ravens, U., 2005. Risperidone-induced action potential prolongation is attenuated by increased repolarization reserve due to concomitant block of I(Ca,L). Naunyn Schmiedebergs Arch. Pharmacol. 371 (5), 393−400.

Correll, C.U., Frederickson, A.M., Figen, V., Ginn-Scott, E.J., Pantaleon Moya, R.A., Kane, J. M., et al., 2009. The QTc interval and its dispersion in patients receiving two atypical antipsychotics: a matched case-control study. Eur. Arch. Psychiatry Clin. Neurosci. 259, 23−27.

Correll, C.U., Lops, J., Figen, V., Kane, J.M., Malhotra, A.K., Manu, P., 2011. QT interval duration and dispersion in children and adolescents treated with ziprasidone. J. Clin. Psychiatry 72, 854−860.

De Hert, M., Cohen, D., Bobes, J., Cetkovich-Bakmas, M., Leucht, S., Ndetei, D.M., et al., 2011. Physical illness in patients with severe mental disorders. II. Barriers to care, monitoring and treatment guidelines, plus recommendations at the system and individual level. World Psychiatry 10 (2), 138−151.

Downes, M.R., Thorne, J., Tengku Khalid, T.N., Hassan, H.A., Leader, M., 2010. Profile of sudden death in an adult population (1999-2008). Ir. Med. J. 103 (6), 183−184.

Drolet, B., Rousseau, G., Daleau, P., Cardinal, R., Simard, C., Turgeon, J., 2001. Pimozide (Orap) prolongs cardiac repolarization by blocking the rapid component of the delayed rectifier potassium current in native cardiac myocytes. J. Cardiovasc. Pharmacol. Ther. 6 (3), 255−260.

Drolet, B., Yang, T., Daleau, P., Roden, D.M., Turgeon, J., 2003. Risperidone prolongs cardiac repolarization by blocking the rapid component of the delayed rectifier potassium current. J. Cardiovasc. Pharmacol. 41 (6), 934−937.

Fox, C.S., Evans, J.C., Larson, M.G., Kannel, W.B., Levy, D., 2004. Temporal trends in coronary heart disease mortality and sudden cardiac death from 1950 to 1999: the Framingham Heart Study. Circulation 110 (5), 522−527.

Glassman, A.H., Bigger Jr., J.T., 2001. Antipsychotic drugs: prolonged QTc interval, torsade de pointes, and sudden death. Am. J. Psychiatry 158 (11), 1774−1782.

Haddad, P.M., Anderson, I.M., 2002. Antipsychotic-related QTc prolongation, torsade de pointes and sudden death. Drugs 62 (11), 1649−1671.

Hasnain, M., Vieweg, W.V., 2014. QTc interval prolongation and torsade de pointes associated with second-generation antipsychotics and antidepressants: a comprehensive review. CNS Drugs 28 (10), 887−920.

Hasnain, M., Vieweg, W.V., Howland, R.H., Kogut, C., Breden Crouse, E.L., Koneru, J.N., et al., 2014. Quetiapine, QTc interval prolongation, and torsade de pointes: a review of case reports. Ther. Adv. Psychopharmacol 4 (3), 130−138.

Jalife, J., Delmar, M., Anumonwo, I., Berenfeld, O., Kalifa, J., 2009. Basic Cardiac Electrophysiology for the Clinician, second ed. Wiley-Blackwell, Oxford, UK, pp. 167−169.

Kannankeril, P., Roden, D.M., Darbar, D., 2010. Drug-induced long QT syndrome. Pharmacol. Rev. 62 (4), 760−781.

Kogut, C., Crouse, E.B., Vieweg, W.V., Hasnain, M., Baranchuk, A., Digby, G.C., et al., 2013. Selective serotonin reuptake inhibitors and torsade de pointes: new concepts and new directions derived from a systematic review of case reports. Ther. Adv. Drug Saf. 4 (5), 189−198.

Haverkamp, W., Eckardt, L., Mo, G., Wedekind, H., Kirchhof, P., Haverkamp, F., et al., 2001. Clinical aspects of ventricular arrhythmias associated with QT prolongation. Eur. Heart J. 3, K81−K88.

Hennessy, S., Bilker, W.B., Knauss, J.S., Margolis, D.J., Kimmel, S.E., Reyniolds, R.F., et al., 2002. Cardiac arrest and ventricular arrhythmia in patients taking antipsychotic drugs: cohort study using administrative data. BMJ 325 (7372), 1070.

Jolly, K., Gammage, M.D., Cheng, K.K., Bradburn, P., Banting, M.V., Langman, M.J., 2009. Sudden death in patients receiving drugs tending to prolong the QT interval. Br. J. Clin. Pharmacol. 68 (5), 743−751.

Lee, S.Y., Kim, Y.J., Kim, K.T., Choe, H., Jo, S.H., 2006. Blockade of HERG human K^+ channels and IKr of guinea-pig cardiomyocytes by the antipsychotic drug clozapine. Br. J. Pharmacol. 148 (4), 499−509.

Lieberman, J.A., Merrill, D., Parameswaran, S., 2012. APA Guidance on the Use of Antipsychotic Drugs and Sudden Cardiac Death. N.Y.S. Office of Mental Health, Albany, NY.

Leonard, C.E., Freeman, C.P., Newcomb, C.W., Bilker, W.B., Kimmel, S.E., Strom, B.L., et al., 2013. Antipsychotics and the risks of sudden cardiac death and all-cause death: cohort studies in Medicaid and dually-eligible Medicaid-Medicare beneficiaries in five states. J. Clin. Exp. Cardiol. Suppl. 10 (6), 1−9.

Marzuillo, P., Benettoni, A., Germani, C., Ferrara, G., D'Agata, B., Barbi, E., 2014. Acquired long QT syndrome: a focus for the general pediatrician. Pediatr. Emerg. Care 30 (4), 257−261.

Milberg, P., Hilker, E., Ramtin, S., Cakir, Y., Stypmann, J., Engel, M.A., et al., 2007. Proarrhythmia as a class effect of quinolones: increased dispersion of repolarization and triangulation of action potential predict torsades de pointes. J. Cardiovasc. Electrophysiol. 18 (6), 647−654.

Morissette, P., Hreiche, R., Mallet, L., Vo, D., Knaus, E.E., Turgeon, J., 2007. Olanzapine prolongs cardiac repolarization by blocking the rapid component of the delayed rectifier potassium current. J. Psychopharmacol. 21 (7), 735−741.

Murray-Thomas, T., Jones, M.E., Patel, D., Brunner, E., Shatapathy, C.C., Motsko, S., et al., 2013. Risk of mortality (including sudden cardiac death) and major cardiovascular events in atypical and typical antipsychotic users: a study with the general practice research database. Cardiovasc. Psychiatry Neurol 2013, 247486.

Nichols, L., Chew, B., 2012. Causes of sudden unexpected death of adult hospital patients. J. Hosp. Med. 7 (9), 706−708.

Peacock, J., Whang, W., 2013. Antipsychotic medications and sudden cardiac arrest: more than meets the eye? Heart Rhythm 10 (4), 531−532.

Priori, S.G., Aliot, E., Blomastrom-Lundqvist, L., et al., 2001. Task Force on sudden cardiac death of the European Society of Cardiology. Eur. Heart J. 22, 1374−1450.

Priori, S.G., Blomström-Lundqvist, C., Mazzanti, A., Blom, N., Borggrefe, M., Camm, J., et al., 2015. 2015 ESC Guidelines for the management of patients with ventricular arrhythmias and the prevention of sudden cardiac death: The Task Force for the Management of Patients with Ventricular Arrhythmias and the Prevention of Sudden Cardiac Death of the Europe. Eur. Heart J. 36 (41), 2793−2867. Available from: http://dx.doi.org/10.1093/eurheartj/ehv316.

Ray, W.A., Meredith, S., Thapa, P.B., Meador, K.G., Hall, K., Murray, K.T., 2001. Antipsychotics and the risk of sudden cardiac death. Arch. Gen. Psychiatry 58 (12), 1161−1167.

Ray, W.A., Chung, C.P., Murray, K.T., Hall, K., Stein, C.M., 2009. Atypical antipsychotic drugs and the risk of sudden cardiac death. N. Engl. J. Med. 360 (3), 225−235.

Roden, D.M., 1998. Taking the 'idio' out of 'idiosyncratic': predicting torsades de pointes. Pacing Clin. Electrophysiol. 21 (5), 1029−1034.

Roden, D.M., 2008. Repolarization reserve: a moving target. Circulation 118 (10), 981−982.

Salvo, F., Pariente, A., Shakir, S., Robinson, P., Arnaud, M., Thomas, S.H., et al., 2015. Sudden cardiac and sudden unexpected death related to antipsychotics: a meta-analysis of observational studies. Clin. Pharmacol. Ther. 99 (3), 306−314. Available from: http://dx.doi.org/10.1002/cpt.250.

Sarganas, G., Garbe, E., Klimpel, A., Hering, R.C., Bronder, E., Haverkamp, W., 2014. Epidemiology of symptomatic drug-induced long QT syndrome and torsade de pointes in Germany. Europace 16 (1), 101−108.

Sicouri, S., Moro, S., Litovsky, S., Elizari, M.V., Antzelevitch, C., 1997. Chronic amiodarone reduces transmural dispersion of repolarization in the canine heart. J. Cardiovasc. Electrophysiol. 8 (11), 1269−1279.

Straus, S.M., Bleumink, G.S., Dieleman, J.P., van der Lei, J., t Jong, G.W., Kingma, J.H., et al., 2004. Antipsychotics and the risk of sudden cardiac death. Arch. Intern. Med. 164, 1293−1297.

Strom, B.L., Eng, S.M., Faich, G., Reynolds, R.F., D'Agostino, R.B., Ruskin, J., et al., 2011. Comparative mortality associated with ziprasidone and olanzapine in real-world use among 18,154 patients with schizophrenia: The Ziprasidone Observational Study of Cardiac Outcomes (ZODIAC). Am. J. Psychiatry 168 (2), 193−201.

Teodorescu, C., Reinier, K., Uy-Evanado, A., Chugh, H., Gunson, K., Jui, J., et al., 2013. Antipsychotic drugs are associated with pulseless electrical activity: the Oregon Sudden Unexpected Death Study. Heart Rhythm 10 (4), 526−530.

Thomas, D., Wu, K., Kathöfer, S., Katus, H.A., Schoels, W., Kiehn, J., et al., 2003. The antipsychotic drug chlorpromazine inhibits HERG potassium channels. Br. J. Pharmacol. 139 (3), 567−574.

Thomas, S.H., Drici, M.D., Hall, G.C., Crocq, M.A., Everitt, B., Lader, M.H., et al., 2010. Safety of sertindole versus risperidone in schizophrenia: principal results of the sertindole cohort prospective study (SCoP). Acta Psychiatr. Scand. 122 (5), 345−355.

Viskin, S., Havakuk, O., Schwaber, M.J., 2015. Pro-arrhythmic effects of noncardiac medications. J. Am. Coll. Cardiol. 66 (20), 2185−2188.

Wu, C., Tsai, Y., Tsai, H., 2015. Antipsychotic drugs and the risk of ventricular arrhythmia and/or sudden cardiac death: a nation-wide cross-over study. J. Am. Heart Assoc. 4, e001568.

Zipes, D.P., 2014. Cardiac Electrophysiology. From Cell to Bedside, sixth ed. Elsevier, Philadelphia, PA, pp. 1001−1004 and 1101−1102.

第二章

心肌炎和心肌病

2.1 定义

心肌炎是心肌的炎症性病变（Stevenson and Loscalzo，2012）。特别是对物质起特殊反应的过敏性心肌炎，表现为淋巴细胞和单核细胞对心肌组织的浸润且常伴有嗜酸性粒细胞比例的升高（Stevenson and Loscalzo，2012）。尽管过敏性心肌炎伴有心脏嗜酸性粒细胞增殖，但却区别于嗜酸性粒细胞增多症，即一种以外周嗜酸性粒细胞增多为特点的疾病（Meth and Sperber，2006）。过敏性心肌炎通常伴有外周循环嗜酸性粒细胞的增多，但也并非绝对（Ronaldson et al，2010）。心肌炎的症状和体征多为非特异性的，有时心功能正常，但有时也可能导致左心室收缩功能失调（Caforio et al，2013；Ronaldson et al，2011b）。

心肌病是各种心肌类疾病的统称（Stevenson and Loscalzo，2012；Wexler et al，2009）。在肥厚型心肌病中左心室壁厚度增加，但左心室射血分数（left ventricular ejection fraction，LVEF）并不减少，而扩张型心肌病则表现为左心室舒张期内径增加，收缩功能下降。扩张型心肌病的心功能阈值常为50%的 LVEF。扩张型心肌病与肥厚型心肌病可能会在病例中同时存在（Roh et al，2006；Tanner and Culling，2003）。在疾病发展早期阶段，心肌病可无症状，但随着疾病的进展心力衰竭的症状会逐渐明显，尤其在过度劳累时加剧。

2.2 流行病学

2.2.1 因果关系

一项利用世界卫生组织所提供的不良反应国际数据库资料而进行的深入研究提示，心肌类疾病特别是心肌炎和心肌病仅与氯氮平存在因果关系，与锂盐、氯丙嗪和氟奋乃静的因果关系可能较弱（Coulter et al，2001）。因为已明确氯氮平与心肌类疾病有关，且喹硫平和奥氮平与氯氮平具有相似的化学结构，所以有观点认为喹硫平和奥氮平可能与心肌类疾病存在关联，但该研究结果并不支持这一观点。

该研究发表 14 年后，有关心肌炎和心肌病与其他抗精神病药包括喹硫平和奥氮平存在因果关系的证据仍然很少。除氯氮平外，已有个案报道其他抗精神病药与心肌炎和心肌病相关联。例如，已有六例报道喹硫平与心肌病和 / 或心肌炎的发病相关（Wassef et al，2015；Bush and Burgess，2008；Coffey and Williams，2011；Nymark et al，2008；Roesch-Ely et al，2002）。目前，鲜有关于其他抗精神病药如利培酮、奋乃静、氨磺必利、氯丙嗪、氟哌啶醇和阿立哌唑的相关病例报道（Ansari et al，2003；Bhatia et al，2009；Brakoulias et al，2005；Christoffersen et al，2011；Marti，2005；Roussel et al，2006）。另有研究者认为，这些病例所出现的心肌炎与心肌病与抗精神病药无关，可能由其他病因引起，只是恰巧同时使用了抗精神病药。

有两项研究针对这一问题进行了探讨。Kelly 等（2009）综述了美国马里兰州尸检报告中使用氯氮平或利培酮患者的死亡情况。研究发现，因心肌病死亡的患者中 5% 的人使用过氯氮平或利培酮（分别为 3% 和 2%），而因心肌炎死亡的患者中仅有一例与氯氮平有关。虽然该结果表面上提示氯氮平和利培酮与心肌病有相似的因果关系，但也必须考虑到在精神分裂症患者中也普遍存在心肌病的其他危险因素，并且仅对 20% 使用过利培酮及 32% 使用过氯氮平的死亡患者进行了尸检。在法国药物警戒数据库中一项 47 例心肌病的研究表明，氯氮平与奥氮平的比值比（calculated reporting odds ratios，OR）分别为 18.9（95%CI：6.9～52.2）和 14.7（95%CI：4.6～47.1）；其他抗精神病药则并未涉及（Montastruc et al，2010）。虽然上述药物与心肌病的关联显著（$P<0.01$），但其结果分别基于 4 例和 3 例病例数据所得，提示上述结果在统计方面并不稳定，置信区间的宽度比较大也说明了这一问题。

在上报至澳大利亚药物管理局的上述氯氮平所致的不良反应事件中，超过 10% 的人患有心肌炎，4% 的人患有心肌病（表 2-1）（Australian Therapeutic Goods Administration，2015）。相反，选择其他抗精神病药的病例中约 1% 或低于 1% 的患者患有心肌炎或心肌病，由于氯氮平在其中占有很大比例，故认为氯氮平与心肌炎和心肌病的发生关系密切。

除氯氮平外，以上数据仅为抗精神病药与心肌类疾病间的因果关系提供了微弱的证据。支持氯氮平与心肌类疾病之间存在因果关系的数据也应进一步被核实。

Kilian 等人 1999 年发表的一篇重要的关于澳大利亚人群的报道表明 15 例心肌炎（5 人死亡）和 8 例心肌病（1 人死亡）病例皆与氯氮平的使用有关。

表 2-1 药物管理局（rapeutic Goods Administration）开展的澳大利亚国家
不良反应报告计划统计的在选择使用抗精神病药的患者中出现心肌炎或
心肌病不良反应的病例报道（2015）

药物	病例数 / 致死数			
	所有不良反应事件	心肌炎	心肌病	氯氮平相关
氯氮平	7 583/366	801/24	309/11	
喹硫平	916/40	8/1	8/1	5/0
奥氮平	1 704/74	7/2	12/2	6/2
利培酮	1 471/43	3/0	4/0	2/0
氨磺必利	301/9	1/0	1/0	0
阿立哌唑	301/5	2/1	0	1/0
氟哌啶醇	816/25	5/0	4/0	7/0
氯丙嗪	618/22	4/0	1/0	4/0
珠氯噻醇	188/8	2/0	1/0	2/0

根据澳大利亚人群的数据显示，患者心肌炎的发生均在开始使用氯氮平后 1 个月内出现。作者统计了开始使用氯氮平后 1 个月内出现心肌炎的患者的死亡率，发现平均每 1 000 个人中有 0.6 个人在开始用氯氮平后 1 个月内出现心肌炎并最终死亡。相反，基于全人类研究的数据表明，每月每 100 万人中有 0.33 人因心肌炎而死亡。两者死亡率的差异有 2 000 倍之多，这也提示氯氮平与心肌炎之间存在关联。前文提及的 Coulter 等人在 2001 年发表的研究也支持这一结果，他们认为没有证据证明精神分裂症与心肌炎和心肌病的发生相关，也没有证据表明氯氮平的这一不良反应与患者使用其他可引起心肌炎和心肌病的药物有关。

另一项支持氯氮平与心肌炎存在因果关系的研究发现，心肌炎一般在开始使用氯氮平后的一个月内出现（Haas et al，2007），且 83% 的病例出现在使用氯氮平后的 14~21d（Ronaldson et al，2011b）。此外，氯氮平剂量滴定速率（即氯氮平开始使用后 9d 内的总剂量）的增加可加重心肌炎的发病风险（Ronaldson et al，2012d）。

氯氮平与心肌病相关联的机制将在本章节稍后介绍，在此先介绍两点。首先，Kilian 等（1999）研究发现在澳大利亚人群中使用氯氮平的患者，心肌病发病率是普通人群的 5 倍多。其次，如果疾病未得到控制，而以亚临床型存在，心肌炎可发展至心肌病临床型（Caforio et al, 2013; Kilian et al, 1999）。因为，除氯氮平外其他抗精神病药与心肌类疾病间存在因果关系的证据缺乏，所以本章节重点将氯氮平作为致病因素进行介绍。

2.2.2 患病率和发病率

2.2.2.1 心肌炎

心肌炎的发生率与氯氮平的关系目前仍存在争议（Cohen et al, 2012; Ronaldson et al, 2015a）。在澳大利亚所上报的心肌炎病例数要高于其他地方至少 10 倍，并且其他地方患者使用氯氮平后发生心肌炎的比例低于千分之一，而在澳大利亚这一比例则大于百分之一。Ronaldson 等（2015）研究指出，文献报道心肌炎的发病率存在差异的原因并不是因为澳大利亚人群发病率高，而是由于监测体制使该疾病有较高的确诊率以及精神病专家、心脏病专家和病理学家对疾病发生的高敏感性和对疾病不良反应报道资料库的完善所致。他们认为，许多病例因为一些原因而缺失，例如疾病症状和体征的非特异性所引起的诊断不明；心肌衰弱时是否采用了合适的检查方法以及死亡病例中由于心肌病变组织取样区域的原因而影响诊断结果等。

2.2.2.2 心肌病

相对发病率来说，心肌病的患病率更常用于横断面研究中确定长期规律服用氯氮平并出现左心室损伤的患者数量。表 2-2 显示了 6 项研究中心肌病的患病率或发病率，不同研究显示其患病率和流行特征也有所差异（0%～12%）（Chow et al, 2014a; Kidd et al, 2013; Murch et al, 2013; Reinders et al, 2004; Rostagno et al, 2011b; Serrano et al, 2014）。这些研究中，只有 Murch 等（2013）的研究选择只纳入基线超声心动图正常的患者；该研究中所筛选的 9 例患者在开始服用氯氮平之前左心室射血分数已小于 50%。而 Chow 等（2014a）的研究中所纳入的患者已服用氯氮平 1 年以上，但所有人在超声心动图检查时都无症状。这些研究发现，氯氮平的用药时间与心肌病进展的风险因素无关。

上述研究统计了使用氯氮平患者的心肌病患病率和发病率，尚缺乏左心室损伤基线水平的数据，故还需进一步研究。而氯氮平（对机体）的作用也需与糖尿病，肥胖症，家族因素，年龄等因素的影响区分开，药物组与对照组进行匹配和 / 或分析中也应有所考虑上述因素。对心肌病与氯氮平暴露时间关系的探讨还需排除基线左心室功能失调的患者，并且进一步扩大样本量。

表 2-2 不同研究中服用氯氮平患者的心肌病患病率和发病率

参考文献	国家	患者总数	氯氮平服用时间	患病率	发病率	备注
Reinders 等（2004）	澳大利亚	94		1%		死亡 0.4 年后尸检时诊断
Rostagno 等（2011b）	意大利	38	(5.5±3.1)年平均值±标准差	8%		1 例患者左心室射血分数 <30%
Murch 等（2013）	澳大利亚	79	平均 3.7 年	1%	0.22/（100患者·年）	所有病例的基线超声心动图正常
Kidd 等（2013）	澳大利亚	25	平均 6 年范围 1～13.5 年	12%		3 例患者分别在第6、7、9 年诊断；常规超声心动图
Chow 等（2014b）	澳大利亚	100	(6.8±5.3)年平均值±标准差	9%		所有病例为无症状型，都有超声心动图
Serrano 等（2014）	委内瑞拉	125	(4.6±4.5)年平均值±标准差	0%		（所有病例）都有超声心动图

2.2.3 危险因素

2.2.3.1 心肌炎

在精神病治疗中心，一项关于氯氮平与心肌炎的病例 - 对照研究中，纳入了起始服用氯氮平的患者 105 例和对照 296 例（Ronaldson et al，2012d）。该研究的目的是识别服用氯氮平的患者罹患心肌炎的风险因素。病例组患者的心肌炎都需在服用氯氮平后 45d 内发生，且疾病的诊断需符合心肌炎的临床特征及诊断标准，并且不存在其他可能影响研究结果的混淆因素。对照组的患者需服用氯氮平至少 45d，以确保他们有足够的发展为心肌炎时间，如果他们已经暴露于危险因素，需记录证据以排除心肌炎。

在多变量分析时，该研究发现从开始用药 9d 内，每增加氯氮平给药量 250mg，心肌炎的患病风险可增加 26%（$OR=1.26$；95%CI：1.02～1.55；$P=0.03$），而年龄每增长 10 岁，其患病风险可增加 31%（$OR=1.31$；95%CI：1.07～1.60；$P=0.009$），另外，合用丙戊酸钠的患者的心肌炎发生风险增加（$OR=2.59$；95%CI：1.51～4.42；$P=0.001$）。合用其他药物对结果无显著影响（表 2-3）。患病风险与性别无关，但体重指数（Body Mass Index，BMI）增加对疾病的影响具有边缘性显著差异（每增加 5kg/m²，$OR=1.18$；95%CI：0.97～

1.44；P=0.09）。虽然吸烟可增加氯氮平的代谢率，但并不存在显著的保护效应（OR=0.71；95%CI：0.40～1.25；P=0.23）。

表2-3　氯氮平合用其他药物所致心肌炎的调整后比值比

合并用药	OR	95%CI	P 值[a]
丙戊酸钠	2.59	1.15～4.42	0.001
氨磺必利	0.96	0.42～2.20	0.92
阿立哌唑	2.52	0.95～6.67	0.06
苯扎托品	1.18	0.64～2.16	0.60
氯丙嗪	1.05	0.36～3.04	0.93
氟哌噻吨	0.96	0.32～2.84	0.94
氟哌啶醇	0.95	0.34～2.62	0.91
锂盐	1.45	0.56～3.74	0.44
奥氮平	0.83	0.48～1.44	0.51
喹硫平	0.88	0.46～1.67	0.69
利培酮	0.92	0.52～1.63	0.78
珠氯噻醇	0.46	0.18～1.18	0.11

[a] 多因素分析校正，12种伴随药，显著性阈值为P=0.004（0.05/12）。

来源：Ronaldson KJ, Fitzgerald PB, Taylor AJ, et al. Rapid clozapine dose titration and concomitant sodium valproate increase the risk of myocarditis with clozapine: a case-control study. Schizophr Res，2012，141：（2-3），173-178。

　　氯氮平和丙戊酸钠相互作用的机制目前尚不清楚。有数据提示丙戊酸钠可抑制氯氮平的代谢，也有证据支持其对氯氮平的代谢具有诱导作用（Diaz et al，2008，2014）。目前，关于两者相互作用的相关研究质量都较差。这些研究并未比较同一名患者在仅服用氯氮平与伴随服用丙戊酸钠时血浆中氯氮平水平的差异，剂量也未进行标准化或匹配。鉴于 Couchman 等（2010）的研究中受试者样本量大，故在该问题的讨论中可信度比较高。1 184 例服用氯氮平和丙戊酸钠的患者及 24 000 例仅服用氯氮平患者的血浆氯氮平与去甲氯氮平的浓度平均值和 90%CI 没有（显著）差异。在危险因素的研究中所观察到两者间的相互作用可能是药效学而不是药代学方面的。

　　对于曾服用过氯氮平但并未发展为心肌炎的个体再次服用氯氮平时其患心肌炎的风险很小，但并不能排除，他们的比值比为 0.19（95%CI：0.06～0.66；P=0.008）。该研究中包含 3 例再次服用氯氮平后罹患心肌炎的患者，其中一例已死亡（Ronaldson et al，2011a，2012d）。

2.2.3.2 心肌病

目前尚没有系统性的研究评估氯氮平相关心肌病的感染源或治疗相关风险因素。长期服用氯氮平的患者出现心肌病可能还有其他因素参与，尤其是患者罹患肥胖症或糖尿病，这两种疾病在精神分裂症患者中很常见，特别是服用氯氮平的患者，因为氯氮平相关的代谢综合征可增加体重及胰岛素抵抗（Fitzsimons et al，2005；Raja，2011）。一项 Framingham 心脏研究的结果显示，每增加一个单位的 BMI 指数可使男性罹患心力衰竭的风险增加 5%，女性则为 7%（Kenchaiah et al，2002），而另一项研究发现持续性肥胖也可增加心力衰竭的患病风险（Alpert et al，2014）。尽管如此，这并不能排除氯氮平对糖尿病或持续性肥胖的患者有一定的影响。家族性心肌病，多次心肌梗死所致的心力衰竭，高血压相关心力衰竭，结节病，自身免疫性疾病，酒精、可卡因及甲基苯丙胺的滥用都有可能成为（心肌病的）病因（Wexler et al，2009）。也有证据指出，持续性心动过速的患者服用氯氮平会增加罹患心肌病的风险（参见 2.4）（Chow et al，2014a；Umana et al，2003）。

2.3　基因易感性

目前尚没有基因方面的研究来探讨氯氮平与心肌炎或心肌病的关系。上述提及病例对照研究中使用的逻辑回归模型评估预测 AUC 曲线下的面积为 0.71（95%CI: 0.65～0.76）（Ronaldson et al，2012d）。这个有限的预测值提示其他因素（其中可能包括基因多态性）可能参与氯氮平引起患者心肌炎的发病过程。

有密切关联的（OR>80）单易感基因多态性已在 6 号染色体上的人类白细胞抗原（human leukocyte antigen，HLA）片段中被发现，它与其他药物的过敏反应有关，例如阿巴卡韦的过敏反应（Mallal et al，2008）；卡马西平引起的史 - 约综合征（Stevens-Johnson syndrome）（Chung et al，2004）；别嘌醇所致的严重皮肤反应（Hung et al，2005）；以及氟氯西林所引起的瘀胆型肝炎。尽管这些多态性在对照组中也存在，但所有确诊的阿巴卡韦的相关病例都存在遗传多态性。这些过敏反应，例如阿巴卡韦引起的过敏反应，当患者再次接触变应原时可再次被激发，且通常比首次病情更为严重（Escaut et al，1999；Hetherington et al，2001）。由于患者罹患心肌炎之后再次服用氯氮平并不一定会引起不良反应（Ronaldson et al，2012b），而且氯氮平在一些轻型心肌炎患者中继续使用时也未出现（明显）不良反应（Ronaldson et al，2012a），因此该结果也不太可能是单易感基因多态性所引起的。氯氮平和心肌炎遗传图谱的情况可能更为复杂，可能与最近一项氯氮平所引起的粒细胞缺乏症的研究中发现的基因相关性比较大，但这在再次激发试验中也不一定存在（Manu et al，2012）：即 HAL 两个等位基因的变异，但 50% 以上的病例并未出现这些变异（Goldstein et al，2014）。

目前认为，由心肌炎进展而来的氯氮平相关心肌病可能与心肌炎有相同的遗传基础。然而，不是由心肌炎发展而来的心肌病，可能与心力衰竭的风险因素、心肌病的家族倾向或对氯氮平所致持续心动过速的敏感性等因素有关（Lakdawala et al，2013）。这一点仍需进一步研究。

2.4　病理学

2.4.1　心肌炎

患者的发病时间提示 IgE 介导的过敏反应（Ⅰ型超敏反应）可能参与了氯氮平所致心肌炎的病理过程（Kilian et al，1999）。该课题组也提出心脏炎症反应的直接毒性作用同样参与了上述过程。目前，我们对免疫功能，促炎性细胞因子对组织的影响，过敏性心肌炎的分子机制及心力衰竭的病因已有了更深入的理解。

Pollmacher 等人在 1996 年的研究中探讨了氯氮平用药后对促炎性细胞因子浓度的影响，发现有发热症状（>38℃）的患者（44%）体内肿瘤坏死因子（TNF-α）、可溶性重组人白介素 -2 受体（soluble interleukin-2receptor，sIL-2r）和白介素 -6（interleukin-6，IL-6）浓度在第二周显著增加。这些现象可能与心肌炎相关，因为心肌炎通常在氯氮平用药第三周出现并常常伴随发热，而粒型白细胞缺乏症通常在用药后出现。Kluge 等（2009）进行的一项包括服用氯氮平和奥氮平的精神分裂症患者各 15 例的小样本量随机对照试验中发现，氯氮平组有 5 例患者出现发热而奥氮平组则没有。氯氮平和奥氮平都能激活血浆 TNF-α，但是只有氯氮平对 sIL-2r 和 IL-6 有显著的影响，而发热和细胞因子水平的关系与 Pollmacher 等人在 1996 年的研究结果类似。两项研究均提示，发热为自限性，且 Kluge 等（2009）研究发现氯氮平用药 6 周后 IL-6 的浓度可恢复至基线水平。IL-6 与 TNF-α 皆为强效致热原。

Wang 等（2008）和 Abdel-Wahab 等（2014）研究已明确氯氮平与细胞因子间呈剂量依赖型相关，而这种相关与心肌炎的关系也分别在小鼠与大鼠身上得到了验证。每日给予小鼠氯氮平 25mg/kg，持续 14d，其心脏组织中的 TNF-α 浓度为正常对照组的两倍多（Wang et al，2008）。而同时服用普萘洛尔可显著减弱氯氮平对 TNF-α 的效应,尽管每日给予氯氮平 10mg/kg 并未观察到 TNF-α 浓度的改变。Abdel-Wahab 等(2014)研究发现,氯氮平可增加心脏组织中促炎因子 TNF-α 的浓度,而降低抗炎因子 IL-10 的浓度。而这两种炎症因子的改变都可被卡托普利所逆转。Wang 等(2008)的研究结果也提示,氯氮平可增加肾上腺素和去甲肾上腺素的浓度,而普萘洛尔可减弱该效应。而这种浓度的改变并未出现在用药 7～14d,虽然心脏的损伤至 14d 已有所缓解。这些研究结果提示,高儿茶酚胺可能通过 β- 肾上腺素能系统引起心肌炎,且对心肌的影响随时间而减弱这一点也提示氯氮平可能通过下调心脏的β- 肾上腺素受体而对其产生影响。

以上这些研究结果证实,氯氮平具有免疫调节作用,氯氮平所引起的心肌炎可能与促炎性细胞因子和儿茶酚胺释放后作用于 β- 肾上腺素能系统有一定的关系。目前尚没有研究探讨其他抗精神病药在用药最初几周对细胞因子或儿茶酚胺的影响。

2.4.2　心肌病

尽管目前的证据仍然不足,但促炎性细胞因子可能会影响心肌病的进展。一项研究从代谢层面探讨了长期服用氯氮平患者的促炎性细胞因子水平(O'Connell et al,2014)。结果表明,部分患者细胞因子浓度非常高,而健康对照组则没有,但是研究者并未检查患者的心脏功能。细胞因子浓度的增加,如 TNF-α,IL-1,IL-6 和 IL-18 可参与任何病因或等级心力衰竭的病理过程,且与心力衰竭功能等级的增加相关(如 New York 心力衰竭分级)(Gullestad et al,2012;Wrigley et al,2011)。

除细胞因子的作用,与心肌病进展相关的心脏方面的因素也有所研究。氯氮平引起的心肌炎也可发展为心肌病,特别是当损伤持续存在时,例如并未停用氯氮平(Kilian et al,1999)。然而,也有研究者认为长期服用氯氮平可不通过心肌炎而直接进展为心肌病(Rostagno et al,2011c;Chow et al,2014a)。对 100 例服用氯氮平 1 年以上的患者进行研究后发现,其 LVEF(Simpson biplane)的平均值及整体纵向应变值(two-dimensional global longitudinal strain,GLS)显著低于(如损害更严重时)21 例从未使用过氯氮平的精神分裂症患者和 20 例健康对照者(Chow et al,2014b)。对照组与氯氮平组的年龄及性别情况匹配。氯氮平组的患者皆未出现有症状的心脏疾病,而该组中 9% 的患者患有明显的心肌病(LVEF<50%)。对照组患者均未出现心肌病。氯氮平组接近半数(49%)的患者存在 GLS 的损伤且超过了对照组 95%*CI*,心率增加也可加重 GLS 损伤。氯氮平组患者均未出现心肌炎相关的临床症状、心电图(electrocardiographic,ECG)及生化指标的异常,故研究者推测氯氮平对心

脏有直接的毒性作用。

心动过速被认为是心肌病的发病原因之一（Gupta and Figueredo，2014；Umana et al，2003），而长期服用氯氮平的患者常伴有持续性心动过速（Cohen et al，2001）。Rostagno 等（2001）研究发现，54% 长期服用氯氮平的患者静息心率超过 100 次/min。Barnes 和 McPhillips（1999）提出，心率的增加是由抗精神病药和氯氮平抗毒蕈碱的作用所致，且毒蕈碱的效应越强，对心率的影响越大。有意思的是，他们也发现奥氮平的毒蕈碱效应很弱并不能改变心率，但喹硫平却可以引起心动过速，尽管其毒蕈碱的作用很弱。喹硫平对心率的影响可能与已报道的心肌病有关。

氯氮平使患者易感心肌病的另一个机制是心率变异性下降，提示心脏自律性功能失调（Cohen et al，2001），这一点虽然在服用氟哌啶醇和奥氮平的患者中也存在，但是要明显弱于氯氮平。

服用氯氮平的患者血浆硒浓度和红细胞浓度降低，也被认为是心肌炎和心肌病的发病原因之一（Vaddadi et al，2003）。

因此，目前认为氯氮平可能通过多种机制引起心肌病。例如心肌炎长期发展的结果；氯氮平引起的持续性心动过速；心率变异性降低及 GLS 受损。而炎性细胞因子可通过降低血浆中硒的浓度来发挥作用。这些可能的机制增强了氯氮平与心肌病的关联。

2.5 临床与实验室特征

2.5.1 心肌炎

氯氮平所引起的心肌炎一般在开始用药后第三周出现（Haas et al，2007；Ronaldson et al，2011b），但也有报道称，患者在氯氮平治疗 2 个多月后才出现心肌炎（Haas et al，2007；Ronaldson et al，2015a）。后者通常是某些使血浆氯氮平浓度快速升高的原因所致，例如停药（通常由于患者依从性差）与再次服用，戒烟（Brownlowe and Sola，2008），药物之间相互作用所引起的氯氮平代谢降低，或者炎症相关疾病（Leung et al，2014），但也存在其他因素的可能。尽管如此，开始服用氯氮平的最初四周仍为发病关键期，临床医生应予以高度重视并进行监测。

发热及 C-反应蛋白（C-reactive protein，CRP）水平升高通常可作为服用氯氮平患者心肌炎发病的标志（图 2-1，点 2）（Ronaldson et al，2011b）。发热通常伴随呼吸道感染症状，包括咳嗽、咽喉痛、鼻漏和肌痛，但是少数患者会出现严重的腹泻和呕吐。有时这些症状与尿道感染同时出现。

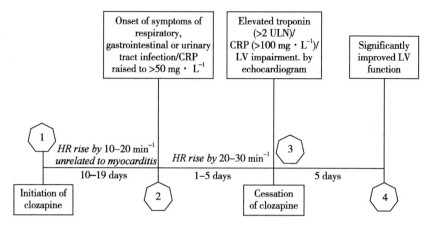

FIGURE 2.1　The typical evolution of clozapine-induced myocarditis. Abbreviations：CRP, C-reactive protein；HR, heart rate；LV, left ventricular；ULN, upper limit of normal. Used with permission from Ronaldson, K.J., Taylor, A.J., Fitzgerald, P.B., Topliss, D.J., McNeil, J.J., 2011b. A new monitoring protocol for clozapine induced myocarditis based on an analysis of 75 cases and 94 controls. Aust. N. Z. J. Psychiatry 45(6), 458–465.

（本图根据版权要求保留英文版，译文如下图）

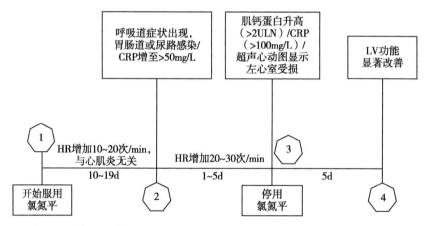

图 2-1　氯氮平引起心肌炎的典型进展过程。CRP, C- 反应蛋白；HR, 心率；LV, 左心室；ULN, 正常值上限

心动过速也是心肌炎的特征之一，但常出现在开始服用氯氮平尚未发展成心肌炎时（Ronaldson et al, 2011b）。在开始服用氯氮平后监测心率有助于心肌炎的早期诊断，当心率达到 120 次 /min 或者增加 30 次 /min 可能就会伴有心肌炎的发生（图 2-1，1～3 点）。多数患者在心肌炎发病时会出现血压降低，因此在开始服用氯氮平后监测血压有助于观察低血压的病因，提高诊断

的特异性。大约 50% 的心肌炎患者可出现胸痛，其中一部分患者的胸痛症状可先于其他体征、症状或者实验室指标，在服用氯氮平的早期出现。但未发展成心肌炎的患者也可出现胸痛。一些患者在心肌炎初期还可观察到呼吸频率增加（>20 次 /min）。

体征和症状可对心力衰竭有特异性的提示作用，肺底湿啰音，第三心音，外周水肿及颈静脉压升高并不常见，而病情的进展通常与肌钙蛋白的升高和 /或超声心动图监测到左心室功能失调一致（Ronaldson et al，2011b）。服用氯氮平的患者在进展为心肌炎时也可不伴有症状，而直接导致一些病例死亡。常规监测可发现一些无症状的病例，因此可以避免严重后果（参见 2.10.1）（Ronaldson et al，2011a，b）。

2.5.1.1　实验室和研究特征

一例典型的心肌炎患者的症状常与感染性疾病一致，CRP 水平升高可能提示疾病进展（图 2-1，点 2；图 2-2a）（Ronaldson et al，2011b，2015b）。1～5d后，患者的肌钙蛋白水平增高（图 2-2b），在肌钙蛋白浓度达峰值、氯氮平停药7 或 8d 后，约 60% 的病例嗜酸性粒细胞数达到最高（图 2-2c）。需要注意的是，外周嗜酸性粒细胞增多症并不会出现在所有病例，而且它的进展通常延迟，约 30% 的患者虽在开始服用氯氮平的相同时间段内有嗜酸性粒细胞增多症，但不会发展为心肌炎（图 2-2d）（Ronaldson et al，2010，2011b，2015b）。

目前证据表明，肌钙蛋白 I 或 T 联合 CRP 可对氯氮平所引起的心肌炎进行监测和诊断（Ronaldson et al，2010，2011b，2015b）。肌钙蛋白升高至正常值上限的 2 倍以上或者 CRP 值高于 100mg/L 提示可能会出现心肌炎且需要立即停用氯氮平（Ronaldson et al，2011b）。当肌钙蛋白浓度不升高时，可采用心电图来监测心脏的功能，也可明确是否需要药物或物理的方法进行支持治疗。约 70% 的病例可通过心电图检查识别左心室受损（Ronaldson et al，2011b）。（发病）早期（如出现发热或 CRP 增加时）肌钙蛋白水平正常并不能排除心肌炎（图 2-1 和图 2-2）（Ronaldson et al，2011b，2015a，b）。因此，重复检测肌钙蛋白对心肌疾病的排除或者确诊都是必要的，尽管不是所有病例都会出现肌钙蛋白水平的升高（Caforio et al，2013；Ronaldson et al，2011b）。

B- 利钠肽（B-type natriuretic peptide，BNP）已替代超声心动图对心力衰竭进行诊断，但检测的结果在小部分心肌炎患者中存在变异，所以并不可靠（Annamraju et al，2007；Caforio et al，2013）。已发表的文章中，仅查到 2 例患者的 N 端前体 B- 利钠肽检测值异常（Annamraju et al，2007）。30%～40% 的病例肌酸激酶和肌酸激酶 -MB（心肌特异亚型）高于正常值，但常规监测中并不是必要的（Ronaldson et al，2010，2011b）。欧洲心脏病学会推荐使用红细胞

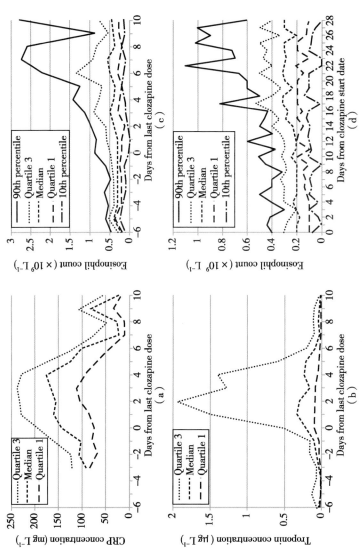

FIGURE 2.2 The evolution of (a)C-reactive protein(CRP),(b)troponin I/T, and (c)eosinophil count with time in cases, using the day of the last dose of clozapine (stop date for myocarditis)as the reference. The precipitous drop in the 90th percentile for eosinophil count on day 9 arises from the lack of data from cases with high counts on that day. Descriptive statistics(mean±standard deviation, range)for number of results available for each day were for CRP 21±14, 5–48; troponin I/T 29±23, 7–83; eosinophil count 30±19, 7–104. Used with permission from Ronaldson, K.J., Fitzgerald, P.B., McNeil, J.J., 2015b. Evolution of troponin, C-reactive protein patients using the day clozapine therapy was started as the reference. Descriptive statistics for number of results available for each day mean±standard deviation 49±25, range 17–104. Used with permission from Ronaldson, K.J., Fitzgerald, P.B., McNeil, J.J., 2015b. Evolution of troponin, C-reactive protein and eosinophil count with the onset of clozapine-induced myocarditis. Aust. N. Z. J. Psychiatry 49(5), 486–487. doi: 10.1177/0004867414566871.

（本图根据版权要求保留英文版，译文如下图）

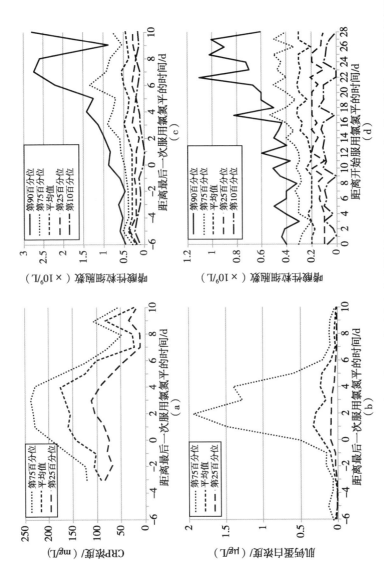

图 2-2 （a）C-反应蛋白（CRP）的变化。（b）肌钙蛋白 I/T 的变化。（c）患者嗜酸性粒细胞数随时间的变化，使用最后一次服用氯氮平后的天数（因心肌炎停止使用的时间）作为参考。第 9 日嗜酸性粒细胞数的 90% 的百分位数值快速降低是因为缺少当天最高值的数据。对每日的数据结果进行统计学描述（平均值±标准差，范围），CRP 为（24±14.5~48）；肌钙蛋白 I/T 为（29±23.7~83）；嗜酸性粒细胞数为（30±19.9~77）。（d）对照组患者嗜酸性粒细胞数（正常值上限为 0.4×10⁹~0.6×10⁹/L）的变化，采用开始服用氯氮平时间作为参照。对每日结果进行统计学描述（平均值±标准差，范围）为 49±25，范围 17~104

沉降率对任何病因引起的心肌炎进行辅助诊断（Caforio et al，2013），虽然目前仍无充分的数据表明该方法对氯氮平所引起的心肌炎具有特异性的诊断价值。心脏磁共振成像（Cardiac magnetic resonance imaging，CMR）是唯一可直接诊断心肌炎的非侵入性方法。然而，CMR 结果阴性或者尚不满足诊断条件时也不能排除患者罹患心肌炎的可能（Ariyarajah et al，2010；Belloni et al，2007；Caforio et al，2013）。

值得注意的是，不同参数在反应中的变异性。一例患者通过 LVEF<30% 的标准进行诊断时，可能为中度甚至重度的左心室功能失调，但肌钙蛋白水平只轻度增高；相反，一位患者的肌钙蛋白水平非常高，但超声心电图却显示 LVEF 值正常（Caforio et al，2013）。同样，CMR 延迟增强的程度可能与 LVEF 的改变并不一致（Danti et al，2009），因此对可疑心肌炎患者采用超声心动图检查或者精密的心脏可视化检查技术例如 CMR 等明确其心脏功能非常必要（如 LVEF）。

当罹患心肌炎时，患者心电图常表现为非特异性异常，包括 ST-T 段抬高，T 波倒置，左束支传导阻滞（Caforio et al，2013；Ronaldson et al，2010）。心内膜心肌活检（Endomyocardialbiopsy，EMB）依然是心肌炎诊断的金标准，但该方法为侵入性，检测者之间的变异性很大，而且要求样本恰好为感染区域组织。EMB 的主要优点为可明确病因。由于氯氮平所引起的心肌炎可随停药而迅速缓解，且多发生在开始用药最初 4 周，故使用 EMB 来明确病因或进行诊断的必要性不大（Caforio et al，2013；Holmvang and Dec，2012）。

2.5.2　心肌病

氯氮平所致的心肌病发展缓慢而隐蔽，可在服用氯氮平后的任何时间内出现。心肌病初期临床症状中比较常见的是气短，特别是在轻至中度的锻炼时可出现，并在一段时间后症状可明显恶化（Phan and Taylor，2002；Tanner and Culling，2003）。心率增加或血压降低也是心肌病的特征，仅一例被认为曾有过惊恐发作（Sagar et al，2008）。几项研究（Chow et al，2014a；Murch et al，2013；Rostagno et al，2011b）和一项通过常规检测确诊的病例报道（Floreani and Bastiampillai，2008）表明心肌病在没有明显症状时也可迅速恶化。

经常用于诊断心肌病的技术包括 LVEF 检测或者通过超声心动图检测肥厚型心肌病左室壁的厚度，但是其他参数例如 GLS 也曾被使用过（Chow et al，2014b）。CMB 可用来准确测量左室收缩功能、室腔大小、室壁厚度，特别是在超声心动图质量不好时特别有意义（Lakdawala et al，2013）。而且，在注射造影剂后出现的心室壁心肌的延迟增强多发生在非冠脉分布区（通常为间壁位置），可强烈提示为非缺血性心肌病。与炎症相关的实验室参数，例如肌钙蛋白、CRP、嗜酸性粒细胞数和 ESR 并不会显著升高。Rostagno 等（2011b）发现 NT-proBNP 可预测服用氯氮平患者的 LVEF（AUC 0.87），但是在参与者中只有 3 例患者的 LVEF 低于 50%。今后仍需进一步的研究来支持这一发现。根据 Chow 等人在 2014 年发表的研究可知，BNP 和 NT-proBNP 在心肌病中的诊断价值并未被验证。

2.6　鉴别诊断

2.6.1　心肌炎

心肌炎诊断的难点在于其症状与体征均为非特异性，特别是氯氮平所引起的心肌炎经常表现为流行性感冒的症状或偶尔表现如胃肠道感染，少数还可出现类似尿路感染的症状（Ronaldson et al, 2011b, 2015a）。另外，心肌炎的一些症状，如心动过速，发热和嗜酸性粒细胞增多症可能在开始服用氯氮平时就已出现（Ronaldson et al, 2010, 2011b）。因此，当主治医生在没有考虑心肌炎的情况下又主动尝试调查其症状原因时，心肌炎的病例就可能被误诊。

目前尚没有证据表明，家族因素、个人史或心血管疾病的危险因素可影响心肌炎的进展。然而，这样的风险因素可能会影响心脏或心血管疾病的诊断（Caforio et al, 2013）。若心肌炎出现在氯氮平开始服用 4 周内，且病例记录中有 CRP、肌钙蛋白、左心室功能的改变，并对氯氮平停药有快速反应时，就很有可能为氯氮平所致的心肌炎。尽管这样，也可能会误诊（图 2-3）。心肌炎可能会随病毒感染或其他可引起心肌炎的药物的使用而加重（Caforio et al, 2013；Cooper, 2009；Magnani and Dec, 2006）。在一定的时间窗下服用这样的药物可能提示存在其他病因。在这种情况下如果该药物已使用 5 周，需与氯氮平同时停用并建议使用其他药物替代。

由于目前推荐的心肌炎的监测和诊断策略很大程度上依赖于肌钙蛋白，但必须清楚的是，虽然肌钙蛋白对心肌炎很敏感，但它在心肌梗死、高血压、败血症、肺栓塞和明显的肾功能不全等情况下也可能会升高（Wu et al, 2007）。冠状动脉造影和压力测试也可排除或确诊冠状动脉疾病，但观测氯氮平停药后的反应可能足以确定疾病的病因。很多患者发展为心肌炎后都伴随低血压，且大多数出现在心肌炎刚发病时（Ronaldson et al, 2011b）。确保患者基线时就存在的高血压得到适当治疗，并在氯氮平开始服用后监测血压，可避免高血压成为诊断时的混淆因素。当患者患有严重传染性疾病时，其症状与体征也可能使败血症混淆心肌炎的诊断。超声心电图出现左心室功能失调或 CMR 所提供的心肌炎证据均可明确诊断，不过并不是所有心肌炎病例中都可

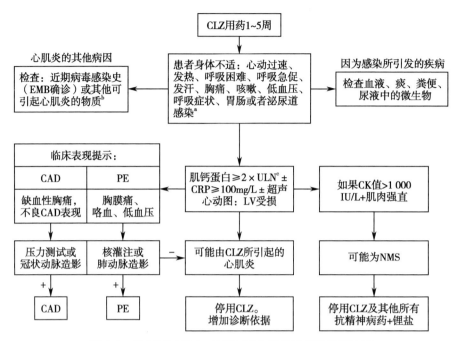

图 2-3　服用氯氮平 1 ~ 5 周可疑心肌炎患者的鉴别诊断

[a] 这些体征和症状具有引导作用。并不是所有（症状或体征）都会出现，出现数量也不一定，需进一步的研究

[b] 其他潜在引起心肌炎的病因：抗肿瘤药（氟尿嘧啶、多柔比星、吉非替尼、去氧甲基柔红霉素、环磷酰胺），抗生素（氨苄西林、甲氧苄啶／磺胺甲噁唑、头孢克洛、米诺环素），药物滥用（酒精、安非他命、可卡因、摇头丸）和其他（卡马西平、ACE 抑制剂、美沙拉秦、多巴酚丁胺）

[c] 发病时或者 CRP 开始增高时肌钙蛋白水平正常不能排除心肌炎。肌钙蛋白的水平应每日检测直到疾病治愈或得出诊断为止

BP，血压；CAD，冠状动脉疾病；CLZ，氯氮平；CK，肌酸激酶；CRP，C- 反应蛋白；CTPA，肺动脉造影；Echo，超声心电图；EMB，心内膜心肌活检；LV，左心室；NMS，神经阻滞剂恶性综合征；PE，肺栓塞

出现。氯氮平停药后心肌炎有所恢复且样本病原体培养阴性均可提示氯氮平是该疾病的病因；如氯氮平的服用是在 2～4 周之前，也支持心肌炎的诊断。

　　肺炎与心肌炎之间有很多共同的症状与体征，例如发热、呼吸困难、心动过速和胸痛等，都在服用氯氮平的患者中出现过，尤其是用药初期（Kuo et al，2013；Ronaldson et al，2015a；Taylor et al，2009）。由于过敏性反应，一些心肌炎病例中也可伴有肺炎。医生应在氯氮平用药初期，对可疑肺炎的患者进行感染疾病的评估，并联合心内科专家检查心肌炎相关的心脏功能。

　　目前认为，肺栓塞是氯氮平的不良反应之一（Tripp，2011）。在本书的其他章节会有详细介绍(参见第三章)。肺栓塞可引起肌钙蛋白升高且伴有一些常见症状,故成为另一个混淆诊断的因素。核素肺通气/灌注显像或计算机断层成像的肺血管造影均可确诊或排除肺栓塞。

五羟色胺综合征和神经阻滞剂恶性综合征(neuroleptic malignant syndrome,NMS)可能与心肌炎也有相似的特点(参见第十章)。五羟色胺综合征与服用氯氮平无关,也不会在用药初期发生,且在没有合用使五羟色胺升高的药物时也不大可能会发生(Fitzsimons et al,2005;Raja,2011)。然而,氯氮平所致的神经阻滞剂恶性综合征的病例,包括用药初期出现的病例都已有报道。神经阻滞剂恶性综合征原本定义以发热,僵化和肌酸激酶增高作为主要症状(Levenson,1985),但也有人提出氯氮平可引起症状不明显的非典型的神经阻滞剂恶性综合征(Karagianis et al,1999)。当僵化和肌酸激酶升高(>1 000IU/L)不被认为是神经阻滞剂恶性综合征诊断的必要条件且未检查心脏损伤时,心肌炎患者就有可能被误诊为 NMS,特别是疾病发生在氯氮平用药一个月内(Baciewicz et al,2002;Karagianis et al,1999)。

2.6.2　心肌病

长期服用氯氮平的患者发展为心肌病可能有其他病因参与,尤其是当患者肥胖并患糖尿病时(这两种情况在精神分裂症患者中很常见,特别是患者服用氯氮平时)(Fitzsimons et al,2005;Marder et al,2004;Raja,2011)。另外,原发性心肌病,多发性心肌梗死所引起的心力衰竭、结节病或自身免疫性疾病相关的心力衰竭,以及酒精、可卡因和甲基苯丙胺滥用都是可能的病因。因此,氯氮平所引起的心肌病的鉴别诊断包括心血管疾病的个人史及家族史、近期药物滥用情况、BMI 指数信息及糖尿病相关检查等内容。心肌病的家族性病例可能会被报道为"心脏病发作",但这一类报道并无实际价值。即使有其他多种致病因素存在时,氯氮平也不应轻易被排除。

心肌病最常见的症状为劳累型呼吸困难,但心肌病进展隐匿,也可以不伴有任何症状(Chow et al,2014a;Floreani and Bastiampillai,2008;Hoehns et al,2001;Rostagno et al,2011b)。心肌病也可能会出现心动过速,但发热仅在发病后 6 周内出现,且可能出现心肌炎典型的炎性反应(Kikuchi et al,2013;Pastor and Mehta,2008)。肌钙蛋白 I/T 和 CRP 浓度在已报道的病例中一般都正常。几乎所有报道病例都是通过超声心动图诊断,该方法可检查出扩张型心肌病的典型特征即左心室功能失调及心室腔扩大(Makhoul et al,2008;Novo et al,2010;Rostagno et al,2008),偶尔也会出现肥厚型心肌病的室壁增厚的情况(Bobb et al,2010;Roh et al,2006;Tanner and Culling,2003)。超声心动图是可选择的诊断方法之一(Chow et al,2014a)。而肥厚型心肌病也可使用心电图进行检测（Wexler et al，2009）。另外，也可使用 BNP 水平来鉴别心力衰竭与其他病因所引起的呼吸困难（Wexler et al，2009），进而对心肌病进行诊断，但是其特异性和敏感性尚未得到进一步证实。BNP 的高值（正常<100pg/ml）可能对失代偿型的心力衰竭有较准确的指示作用。

心肌病患者停用氯氮平并不会使症状在短期内有所改善，但几个月后左心室的功能可有缓解甚至完全恢复（Rostagno et al，2008；Tanner and Culling，2003）。

2.7 并发症和明显的后遗症

氯氮平引起的心肌炎可能致命，致死率为 0%~75%（Ronaldson et al，2015a）。澳大利亚一项研究表明（Ronaldson et al，2015a），如果在开始服用氯氮平时进行心肌炎的监测可减少死亡率，甚至可能低于 10%。原因可能为两方面，一方面监测心肌炎可确诊更多的病例（增加分母），另一方面这些诊断可使患者在心肌炎威胁生命前就停止服用氯氮平（降低分子）。严重或暴发性患者更有可能在心肌炎急性期死亡，例如严重的致死性心力衰竭，如果发生心律失常，即便是轻度或无症状性的病例也可能死亡（Kitulwatte et al，2010；Ronaldson et al，2011a）。

研究表明，除发生严重的左心室损伤外，那些经历过心肌炎急性期的患者在停用氯氮平后都可完全恢复（Annamraju et al，2007；Merrill et al，2006；Ronaldson et al，2010）。例如，2014 年报道的一个病例左心室的损伤（LVEF 54%）很小，是通过肌酸激酶升高及 CMR 表现出的延迟增强诊断的。该患者在 14 个月后发现有持续性的心肌瘢痕存在，尽管超声心动图显示为正常（LVEF 58%）（Chow et al，2014a）。尽管症状恢复可能彻底，但心肌炎对心脏健康长期的影响仍不清楚。目前尚没有方法对这些患者进行长时间的监测和药物干预。

如果心肌炎患者不停用氯氮平其远期的后遗症也会有所不同。首先，5例轻型病例的研究结果表明，氯氮平是否暂停后继续使用或者剂量是否降低对心肌功能似乎都没有风险（Ronaldson et al，2012a）。这些病例的轻型诊断基于肌钙蛋白的结果（范围 0.08～0.8μg/L；ULN 0.03～0.2μg/L），其中有三例患者的超声心动图为正常。其次，即使是中度严重的心肌炎也有可能未被识别而继续使用氯氮平。在这样的病例中，若病因持续存在就可能会导致心肌病（Kilian et al，1999）。很明显，目前仍无可靠的数据来全面描述这些病例的情况。有个案报道心肌病可在心肌炎发病的 4 周后出现（Leo et al，1996），其在第 6 个月时 LVEF 为 18%。氯氮平停药后使用呋塞米和依那普利进行治疗可使心肌功能在一定程度上恢复，3 个月后 LVEF 恢复到 33%。

氯氮平引起的心肌病可能发生在并未曾因其他原因例如心动过速而发生过心肌炎的患者中（参见 2.4.2）。氯氮平所引起的心肌病的预后数据都非常有限，不管是否持续服用氯氮平，或者是否使用心脏类药物进行干预。两例已报道的患者均已死亡，且直到尸检前都未诊断（Hoehns et al，2001；Reinders et al，2004），而 Kilian 等人在 1999 年报道的 8 例病例中的一例则在诊断 2 年后死亡。尽管如此，Rostagno 等人于 2008 年报道的一个病例中，患者可在使用卡维地洛和卡托普利的同时重新开始服用氯氮平进行治疗。而且，尽管继续服用氯氮平，但该患者的左心室功能可持续改善，LVEF 可达到 60% 以上。

2.8 死亡或永久性致残的危险分级

在 76 例氯氮平所引起的心肌炎病例中，Ronaldson 等（2011a）综述了 10 例在尸检时诊断为心肌炎的死亡病例，3 例为无症状型。只有 4 例患者接受过心脏特异性检查（肌钙蛋白或肌酸激酶 MB）且 1 例检查结果正常（心脏停搏时），其他三例虽然检测值有所升高但不是特别严重。三例患者的肌酸激酶值都超过 1 000U/L。由于 65 例存活患者中仅有 3 例肌酸激酶值超过 1 000U/L（P=0.000 4），因此肌酸激酶对致死结局有一定的指示作用（Ronaldson et al，2011a）。通过与存活病例比较发现可能存在其他两个可致死的风险因素：BMI 大于 30kg/m^2（60% vs 26%；P=0.03），因心肌炎停药前已长期服用氯氮平（mean 21 vs 17d；P=0.006）。年龄和吸烟并不能影响死亡的风险。

一例已报道的死亡病例中 BNP 值极高（12 265pg/ml）（Annamraju et al，2007），但 BNP 值也可受心力衰竭程度外的其他因素影响，且 BNP 升高的程度也对预后一定的提示意义（Guglin et al，2007；Law et al，2010）。

尽管多数非致死性的心肌炎病例可完全或基本恢复，但心肌炎或心肌病所致的严重左心室损伤（LVEF<30%）对患者今后留有永久性的损害或死亡前心脏功能下降有提示作用（Kilian et al，1999）。

2.9 管理

2.9.1 心肌炎

氯氮平所引起的心肌炎患者多数在停药后都可恢复并不需要进一步干预。通过超声心动图或其他心脏可视化检查所诊断的严重病例需进行经验性及辅助治疗，例如血管紧张素转化酶（angiotensin-converting enzyme，ACE）抑

制剂、血管紧张素Ⅱ受体拮抗剂或 β- 肾上腺素受体阻滞剂合用或不合用机械
通气设备（Caforio et al, 2013）。氢化可的松或其他免疫抑制药物可对非病毒
性心肌炎产生不同的结果（Caforio et al, 2013）。曾有报道称，可使用氢化可
的松来治疗氯氮平所引起的心肌炎（Annamraju et al, 2007；Pieroni et al, 2004；
Razminia et al, 2006）。实验研究提示，类固醇治疗可能会预防心律失常的发
生（Park et al, 2014），而心律失常被认为是心肌炎致死的首要原因。持续性左
心室功能失调的患者特别是当 LVEF 小于 40% 时，可能需要心脏药物治疗直
到心脏功能完全恢复。

因过敏性反应而出现心肌炎的患者可能不会被药物再次激发。但是 50%
的病例在罹患心肌炎后使用氯氮平再次激发都能成功（Manu et al, 2012；
Ronaldson et al, 2012b）。经氯氮平治疗几周后（尚未引起心肌炎），这种风险
试验所带来的刺激在精神正常的患者中已有所改善。这通常由于其他抗精神
病药反应不充分所致。

2.9.1.1　激发试验

一项病例分析认为影响激发试验成功率的因素有首发病情的严重性、
首发至激发试验的时间间隔、激发试验时氯氮平滴定缓慢（Ronaldson et al,
2012b）。但这些因素都不是非常关键。但是如果认为激发试验有价值，就应
在沟通过风险后征得患者和家属的同意，并注意监测不良反应。如果可能，
慢性剂量滴定和避免使用丙戊酸钠在激发试验时不会造成损伤反而可能会改
善试验结果，同时使用 ACE 拮抗剂和 β- 肾上腺素受体阻滞剂可预防心肌炎，
尽管目前尚没有临床数据支持这一策略（Abdel-Wahab et al, 2014；Wang et al,
2008）。

2.9.2　心肌病

患者诊断为心肌病后一般会自然停用氯氮平。而心肌病患者也应使用 ACE
拮抗剂、血管紧张素Ⅱ受体拮抗剂和 β- 肾上腺素受体阻滞剂进行治疗（Wexler
et al, 2009）。

如果患者出现外周水肿或其他体液潴留的情况都应使用利尿剂。建议
减少盐的摄入，但是在饮食条件不佳的患者中很难实现。即使轻度心肌炎患
者也不应滥用酒精、可卡因和安非他命，而持久性和竞争性的运动也应停止。
同时建议戒烟。对于那些有严重心脏收缩功能失调的患者，植入心律转复除
颤器可减少突发性心脏病死亡的风险（Lakdawala et al, 2013）。心脏功能不能
明显改善及心力衰竭症状严重的患者可考虑心脏移植（Lakdawala et al, 2013；
Wexler et al, 2009）。

病例报道提示，由氯氮平所引起的心肌病通常在几个月之后恢复，但是大多数患者在停用氯氮平并使用心脏相关药物治疗后，即使未能完全恢复，左心室功能也会有所改善（Leo et al，1996；Pastor and Mehta，2008；Phan and Taylor，2002）。即使是 2 例严重左心室功能受损的患者（LVEF 分别为 18% 和 9%），经 ACE 拮抗剂和利尿药合用 / 不合用 β- 肾上腺素受体阻滞剂进行治疗后，三个月内心室功能可分别显著改善至 LVEF 33% 和 43%（Leo et al，1996；Tanner and Culling，2003）。

2.9.2.1　激发试验

对于很多患者来说，氯氮平是唯一能控制症状并使患者回归正常生活的抗精神病药。当这些患者停用氯氮平后，患者会快速的回到精神病状态，且其他治疗无效（Bobb et al，2010；Rostagno et al，2011a）。虽然这种情况尚未充分研究，但该患者发展为心肌病或者至少已出现左心室功能失调或尚不严重的肥厚型心肌病时，服用治疗心力衰竭的药物后可能还会继续服用氯氮平（Rostagno et al，2008）。

2.10　预防

2.10.1　心肌炎

早期的病例对照研究表明，服用氯氮平的患者罹患心肌炎的风险因素可通过减慢氯氮平剂量的滴定和避免使用丙戊酸盐的方法来降低，但这些预防措施并不能完全消除危险因素（Ronaldson et al，2012d）。事实上，1/3 的病例都没有明确的危险因素。另一种策略为遵循有效的基于证据的监测方案。这样虽不能预防心肌炎，但可在病情变得严重至威胁生命或持久损伤而造成心肌病和进一步的功能损害前控制心肌炎，进而降低其短期和长期严重后果的风险。

在对 75 例心肌炎和 95 例虽使用氯氮平但未患心肌炎的对照病例进行分析，形成了一个氯氮平引起心肌炎的监测方案（图 2-4）（Ronaldson et al，2011b）。对照组患者可允许存在氯氮平开始服用时的一些症状，但不一定会导致心肌炎的发生。

下面是对监测指南内容意义的描述。多数心肌炎病例都发生在氯氮平治疗第三周，几乎所有患者都在服药后的一个月内发病。因此，在氯氮平使用的最初 4 周内进行监测是较为合理的方案。在开始服用氯氮平前，可使用超声心电图探查需要干预的基线的心肌疾病，同时也能够确保之后心肌炎诊断的特异性（Murch et al, 2013; Ronaldson et al, 2012c）。氯氮平开始服用后，对患者重要的体征进行检查和记录可帮助临床医生区分氯氮平的效应还是心肌炎的症状，例如心率的增加以及血压的降低。

CRP 和肌钙蛋白 I/T 是监测心肌炎最有效的指标；不管是否罹患心肌炎，嗜酸性粒细胞增多症都可发生，且在肌钙蛋白升高几天后延迟出现（Ronaldson et al, 2010, 2011b）。因此监测嗜酸性粒细胞数并无诊断价值。发热和 CRP 中度增高在伴随其他症状时可提示有感染性疾病，通常在肌钙蛋白升高前的 3～5d 出现（图 2-1，点 2；图 2-2）。监测时有必要认识到，即使在疾病的症状和体征出现时，肌钙蛋白值正常或 CRP 的升高均不能排除心肌炎。

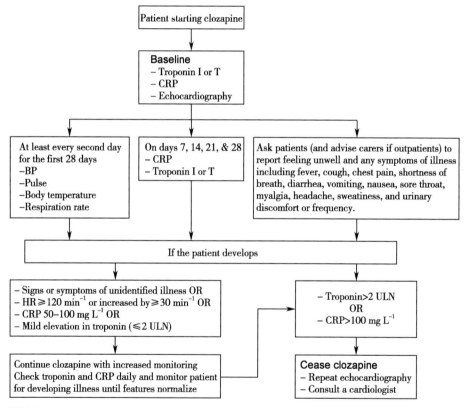

FIGURE 2.4　Protocol for monitoring patients commenced on clozapine for clozapine-induced myocarditis. Abbreviations: BP, blood pressure; CRP, C-reactive protein; HR, heart rate; ULN, upper limit of normal. Used with permission from Ronaldson, K.J., Taylor, A.J., Fitzgerald, P.B., Topliss, D.J., McNeil, J.J., 2011b. A new monitoring protocol for clozapine induced myocarditis based on an analysis of 75 cases and 94 controls. Aust. N. Z. J. Psychiatry 45(6), 458–465. Available from: http://dx.doi.org/10.3109/00048674.2011.572852.

（本图根据版权要求保留英文版，译文如下图）

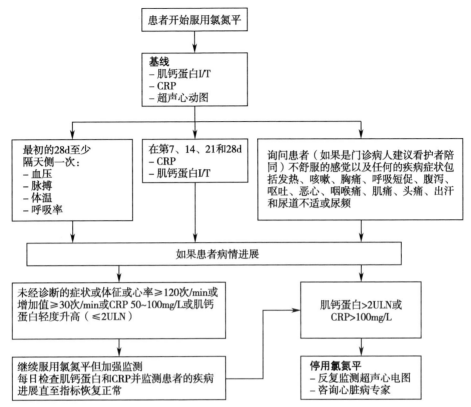

图 2-4　开始服用氯氮平患者的监测方案。CRP，C- 反应蛋白；HR，心率；ULN，正常值上限

鉴于心肌炎的特点，指南建议在疾病的特征症状恢复正常或确诊心肌炎之前需每日监测肌钙蛋白和 CRP。尽管肌钙蛋白是心肌炎的敏感指标，但一些病例心肌炎发病时并没有记录到肌钙蛋白水平升高（Ronaldson et al，2011b）。但几乎所有病例 CRP 值都超过了 100mg/L。这些病例中所涉及的心脏疾病已使用超声心动图进行确诊。超声心动图也是评估左心室损伤的另一必要检查。一位患者其肌钙蛋白水平可能仅轻度升高，但可能已存在中至重度的左心室损伤。相反，肌钙蛋白水平的极度升高并不是重度左心室损伤的必要指标。无论患者是否需要药物或机械干预，超声心电图都有一定的指示作用（Ronaldson et al，2011b）。

心肌炎也可表现为无症状，一些无症状的病例在尸检时才得以确诊（Ronaldson et al，2011a）。健在的无症状型病例则可通过常规监测进行诊断（Ronaldson et al，2011b）。因此，即使缺乏疾病症状和体征也应在患者服用氯氮平的前 4 周每周对肌钙蛋白和 CRP 进行监测。

2.10.2　心肌病

曾有研究建议，每年通过超声心电图检查来对氯氮平所引起的心肌病进行监测（Berk et al，2007），但是随后该建议被认为不具有效益性（Murch et al，2013）。虽然监测心肌炎并不能预防心肌病的发生，但可在出现症状或病情严重前提高早期发现的概率。理想情况下，策略应先通过临床检查和生物标记物检查对长期使用氯氮平的患者进行筛查，再对可疑患者进行超声心电图检查，如此便可解决费用过高的问题。然而，心肌病在早期为亚临床状态，Chow 等（2014a）提出，即使是常规检查中最有意义的生物标记物，NT-proBNP 依然不能充分的评估左心室的功能。因此，目前并没有更廉价的检查手段能够替代超声心动图的监测作用。

然而，尽管尚未被证实，还有一种可能的预防策略。对于持续心动过速的患者，如果使用 β- 肾上腺素受体阻滞剂或其他药物将心率控制到合适的程度则可能患心肌病的风险降低（Cohen et al，2001；Stryjer et al，2009），但需注意可能会出现体位性低血压（参见第四章）（Bradley and Davis，2003）。显然，持续性心动过速与心肌病的发展存在联系，对长期服用氯氮平的患者而言，其治疗降低心率的益处以及进行心肌病监测的成本问题仍需进一步的研究。

参考文献

Abdel-Wahab, B.A., Metwally, M.E., El-khawanki, M.M., Hashim, A.M., 2014. Protective effect of captopril against clozapine-induced myocarditis in rats: role of oxidative stress, proinflammatory cytokines and DNA damage. Chem. Biol. Interact. 216, 43–52.

Alpert, M.A., Lavie, C.J., Agrawal, H., Aggarwal, K.B., Kumar, S.A., 2014. Obesity and heart failure: epidemiology, pathophysiology, clinical manifestations, and management. Transl. Res. 164 (4), 345–356.

Annamraju, S., Sheitman, B., Saik, S., Stephenson, A., 2007. Early recognition of clozapine-induced myocarditis. J. Clin. Psychopharmacol. 27 (5), 479–483.

Ansari, A., Maron, B.J., Berntson, D.G., 2003. Drug-induced toxic myocarditis. Tex. Heart. Inst. J. 30 (1), 76–79.

Ariyarajah, V., Shaikh, N., Garber, P.J., Kirkpatrick, I., McGregor, R., Jassal, D.S., 2010. Cardiovascular magnetic resonance in mild to moderate clozapine-induced myocarditis: is there a role in the absence of electrocardiographic and echocardiographic abnormalities?. J. Magn. Reson. Imaging 31 (6), 1473–1476.

Baciewicz, A.M., Chandra, R., Whelan, P., 2002. Clozapine-associated neuroleptic malignant syndrome. Ann. Intern. Med. 137 (5 Pt 1), 374.

Barnes, T.R., McPhillips, M.A., 1999. Critical analysis and comparison of the side-effect and safety profiles of the new antipsychotics. Br. J. Psychiatry 174 (Suppl. 38), 34–43.

Belloni, E., De Cobelli, F., Esposito, A., Mellone, R., Gentinetta, F., Meloni, C., et al., 2007. Myocarditis associated with clozapine studied by cardiovascular magnetic resonance. J. Cardiovasc. Magn. Reson. 9 (3), 591–593.

Berk, M., Fitzsimons, J., Lambert, T., Pantelis, C., Kulkarni, J., Castle, D., et al., 2007. Monitoring the safe use of clozapine: a consensus view from Victoria, Australia. CNS Drugs 21 (2), 117−127.

Bhatia, M.S., Gupta, R., Dhawan, J., 2009. Myocarditis after overdose of conventional antipsychotics. World J. Biol. Psychiatry 10 (4 Pt 2), 606−608. Available from: http://dx.doi.org/10.1080/15622970701678815.

Bobb, V.T., Jarskog, L.F., Coffey, B.J., 2010. Adolescent with treatment-refractory schizophrenia and clozapine-induced cardiomyopathy managed with high-dose olanzapine. J. Child Adolesc. Psychopharmacol. 20 (6), 539−543.

Bradley, J.G., Davis, K.A., 2003. Orthostatic hypotension. Am. Fam. Physician 68 (12), 2393−2398.

Brakoulias, V., Bannan, E., Cohen, P., Geary, G., 2005. Amisulpride and cardiomyopathy. Aust. N. Z. J. Psychiatry 39 (8), 738.

Brownlowe, K., Sola, C., 2008. Clozapine toxicity in smoking cessation and with ciprofloxacin. Psychosomatics 49 (2), 176.

Bush, A., Burgess, C., 2008. Fatal cardiomyopathy due to quetiapine. N. Z. Med. J. 121 (1268), 78−79. Available from: <http://www.nzma.org.nz/journal/120-1268/2909/>.

Caforio, A.L., Pankuweit, S., Arbustini, E., Basso, C., Gimeno-Blanes, J., Felix, S.B., et al., 2013. Current state of knowledge on aetiology, diagnosis, management, and therapy of myocarditis: a position statement of the European Society of Cardiology Working Group on Myocardial and Pericardial Diseases. Eur. Heart. J. 34 (33), 2636−2648. Available from: http://dx.doi.org/10.1093/eurheartj/eht210.

Chow, V., Feijo, I., Trieu, J., Starling, J., Kritharides, L., 2014a. Successful rechallenge of clozapine therapy following previous clozapine-induced myocarditis confirmed on cardiac MRI. J. Child Adolesc. Psychopharmacol. 24 (2), 99−101. Available from: http://dx.doi.org/10.1089/cap.2013.0098.

Chow, V., Yeoh, T., Ng, A.C.C., Pasqualon, T., Scott, E., Plater, J., et al., 2014b. Asymptomatic left ventricular dysfunction with long-term clozapine treatment for schizophrenia: a multicentre cross-sectional cohort study. Open Heart 1, e000030. Available from: http://dx.doi.org/10.1136/openhrt-2013-000030.

Christoffersen, R.K., Vestergard, L.D., Hoimark, L., Vesterby, A., 2011. [Eosinophilic myocarditis and sudden unexpected death in a younger patient treated with antipsychotics]. [Danish]. Ugeskr. Laeger. 173 (44), 2799−2800.

Chung, W.H., Hung, S.I., Hong, H.S., Hsih, M.S., Yang, L.C., Ho, H.C., et al., 2004. A marker for Stevens Johnson syndrome. Nature 428, 486.

Coffey, S., Williams, M., 2011. Quetiapine-associated cardiomyopathy. N. Z. Med. J. 124 (1337), 105−107. Available from: <http://www.nzma.org.nz/journal/124-1337/4744/>.

Cohen, H., Loewenthal, U., Matar, M., Kotler, M., 2001. Association of autonomic dysfunction and clozapine. Heart rate variability and risk for sudden death in patients with schizophrenia on long-term psychotropic medication. Br. J. Psychiatry 179, 167−171.

Cohen, D., Bogers, J.P., van Dijk, D., Bakker, B., Schulte, P.F., 2012. Beyond white blood cell monitoring: screening in the initial phase of clozapine therapy. J. Clin. Psychiatry 73 (10), 1307−1312.

Cooper, L.T., 2009. Myocarditis. N. Engl. J. Med. 360 (15), 1526−1538.

Couchman, L., Morgan, P.E., Spencer, E.P., Flanagan, R.J., 2010. Plasma clozapine, norclozapine, and the clozapine:norclozapine ratio in relation to prescribed dose and other factors: data from a therapeutic drug monitoring service, 1993-2007. Ther. Drug Monit. 32 (4), 438−447.

Coulter, D.M., Bate, A., Meyboom, R.H., Lindquist, M., Edwards, I.R., 2001. Antipsychotic drugs and heart muscle disorder in international pharmacovigilance: data mining study. Br. Med. J. 322 (7296), 1207−1209.

Daly, A.K., Donaldson, P.T., Bhatnagar, P., Shen, Y., Pe'er, I., Floratos, A., et al., 2009. HLA-B*5701 genotype is a major determinant of drug-induced liver injury due to flucloxacillin. Nat. Genet. 41 (7), 816−819.

Danti, M., Sbarbati, S., Alsadi, N., et al., 2009. Cardiac magnetic resonance imaging: diagnostic value and utility in the follow-up of patients with acute myocarditis mimicking myocardial infarction. Radiol. Med. 114, 229−238.

Diaz, F.J., Santoro, V., Spina, E., Cogollo, M., Rivera, T.E., Botts, S., et al., 2008. Estimating the size of the effects of co-medications on plasma clozapine concentrations using a model that controls for clozapine doses and confounding variables. Pharmacopsychiatry 41 (3), 81−91.

Diaz, F.J., Eap, C.B., Ansermot, N., Crettol, S., Spina, E., de Leon, J., 2014. Can valproic acid be an inducer of clozapine metabolism? Pharmacopsychiatry 47 (3), 89−96.

Escaut, L., Liotier, J.Y., Albengres, E., Cheminot, N., Vittecoq, D., 1999. Abacavir rechallenge has to be avoided in case of hypersensitivity reaction. AIDS 13 (11), 1419−1420.

Fitzsimons, J., Berk, M., Lambert, T., Bourin, M., Dodd, S., 2005. A review of clozapine safety. Expert Opin. Drug Saf. 4 (4), 731−744.

Floreani, J., Bastiampillai, T., 2008. Successful re-challenge with clozapine following development of clozapine-induced cardiomyopathy. Aust. N. Z. J. Psychiatry 42 (8), 747−748.

Goldstein, J.I., Fredrik Jarskog, L., Hilliard, C., Alfirevic, A., Duncan, L., Fourches, D., et al., 2014. Clozapine-induced agranulocytosis is associated with rare HLA-DQB1 and HLA-B alleles. Nat. Commun. 5, 4757. Available from: http://dx.doi.org/10.1038/ncomms5757.

Guglin, M., Hourani, R., Pitta, S., 2007. Factors determining extreme brain natriuretic peptide elevation. Congest. Heart Fail. 13 (3), 136−141.

Gullestad, L., Ueland, T., Vinge, L.E., Finsen, A., Yndestad, A., Aukrust, P., 2012. Inflammatory cytokines in heart failure: mediators and markers. Cardiology 122 (1), 23−35.

Gupta, S., Figueredo, V.M., 2014. Tachycardia mediated cardiomyopathy: pathophysiology, mechanisms, clinical features and management. Int. J. Cardiol. 172 (1), 40−46.

Haas, S.J., Hill, R., Krum, H., Liew, D., Tonkin, A., Demos, L., et al., 2007. Clozapine-associated myocarditis: a review of 116 cases of suspected myocarditis associated with the use of clozapine in Australia during 1993-2003. Drug Saf. 30 (1), 47−57.

Hetherington, S., McGuirk, S., Powell, G., Cutrell, A., Naderer, O., Spreen, B., et al., 2001. Hypersensitivity reactions during therapy with the nucleoside reverse transcriptase inhibitor abacavir. Clin. Ther. 23 (10), 1603−1614.

Hoehns, J.D., Fouts, M.M., Kelly, M.W., Tu, K.B., 2001. Sudden cardiac death with clozapine and sertraline combination. Ann. Pharmacother. 35 (7−8), 862−866.

Holmvang, G., Dec, G.W., 2012. CMR in myocarditis: valuable tool, room for improvement. JACC Cardiovasc. Imaging 5 (5), 525−527.

Hung, S.-I., Chung, W.-H., Liou, L.-B., Chu, C.-C., Lin, M., Huang, H.-P., et al., 2005. HLA-B*5801 allele as a genetic marker for severe cutaneous adverse reactions caused by allopurinol. Proc. Natl. Acad. Sci. U.S.A. 102 (11), 4134−4139.

Karagianis, J.L., Phillips, L.C., Hogan, K.P., LeDrew, K.K., 1999. Clozapine-associated neuroleptic malignant syndrome: two new cases and a review of the literature. Ann. Pharmacother. 33 (5), 623−630.

Kelly, D.L., Wehring, H.J., Linthicum, J., Feldman, S., McMahon, R.P., Love, R.C., et al., 2009. Cardiac-related findings at autopsy in people with severe mental illness treated with clozapine or risperidone. Schizophr. Res. 107 (2−3), 134−138.

Kenchaiah, S., Evans, J.C., Levy, D., Wilson, P.W., Benjamin, E.J., Larson, M.G., et al., 2002. Obesity and the risk of heart failure. N. Engl. J. Med. 347 (5), 305−313.

Kidd, S., Chopra, P., Stone, J., Jackson, T., Gwee, K., Maynard, S., et al., 2013. Monitoring of long-term cardiac complications in patients receiving clozapine. Australas. Psychiatry 21 (1), 77−78.

Kikuchi, Y., Ataka, K., Yagisawa, K., Omori, Y., Shimizu, K., Kanbayashi, T., et al., 2013. Clozapine-induced cardiomyopathy: a first case in Japan. Schizophr. Res. 150 (2−3), 586−587.

Kilian, J.G., Kerr, K., Lawrence, C., Celermajer, D.S., 1999. Myocarditis and cardiomyopathy associated with clozapine. Lancet 354 (9193), 1841−1845.

Kitulwatte, I.D., Kim, P.J.H., Pollanen, M.S., 2010. Sudden death related myocarditis: a study of 56 cases. Forensic Sci. Med. Pathol. 6 (1), 13−19.

Kluge, M., Schuld, A., Schacht, A., Himmerich, H., Dalal, M.A., Wehmeier, P.M., et al., 2009. Effects of clozapine and olanzapine on cytokine systems are closely linked to weight gain and drug-induced fever. Psychoneuroendocrinology 34 (1), 118−128.

Kuo, C., Yang, S.Y., Liao, Y.T., Chen, W.J., Lee, W.C., Shau, W.Y., et al., 2013. Second-generation antipsychotic medications and risk of pneumonia in schizophrenia. Schizophr. Bull. 39 (3), 648−657.

Lakdawala, N.K., Winterfield, J.R., Funke, B.H., 2013. Dilated cardiomyopathy. Circ. Arrhythm. Electrophysiol. 6 (1), 228−237.

Law, C., Glover, C., Benson, K., Guglin, M., 2010. Extremely high brain natriuretic peptide does not reflect the severity of heart failure. Congest. Heart Fail. 16 (5), 221−225.

Leo, R.J., Kreeger, J.L., Kim, K.Y., 1996. Cardiomyopathy associated with clozapine. Ann. Pharmacother. 30 (6), 603−605.

Leung, J.G., Nelson, S., Takala, C.R., Goren, J.L., 2014. Infection and inflammation leading to clozapine toxicity and intensive care: a case series. Ann. Pharmacother. 48 (6), 801−805.

Levenson, J.L., 1985. Neuroleptic malignant syndrome. Am. J. Psychiatry 142, 1137−1145.

Magnani, J.W., Dec, G.W., 2006. Myocarditis: current trends in diagnosis and treatment. Circulation 113, 876−890.

Makhoul, B., Hochberg, I., Rispler, S., Azzam, Z.S., 2008. Dilated cardiomyopathy: an unusual complication of clozapine therapy. Nat. Clin. Pract. Cardiovasc. Med. 5 (9), 566−570.

Mallal, S., Phillips, E., Carosi, G., Molina, J.-M., Workman, C., Tomazic, J., et al., 2008. HLA-B*5701 screening for hypersensitivity to abacavir. N. Engl. J. Med. 358 (6), 568−579.

Manu, P., Sarpal, D., Muir, O., Kane, J.M., Correll, C.U., 2012. When can patients with potentially life-threatening adverse effects be rechallenged with clozapine? A systematic review of the published literature. Schizophr. Res. 134 (2−3), 180−186.

Marder, S.R., Essock, S.M., Miller, A.L., Buchanan, R.W., Casey, D.E., Davis, J.M., et al., 2004. Physical health monitoring of patients with schizophrenia. Am. J. Psychiatry 161 (8), 1334−1349.

Marti, V., 2005. Sudden cardiac death due to risperidone therapy in a patient with possible hypertrophic cardiomyopathy. Ann. Pharmacother. 39 (5), 973.

Merrill, D.B., Ahmari, S.E., Bradford, J.-M.E., Lieberman, J.A., 2006. Myocarditis during clozapine treatment. Am. J. Psychiatry 163 (2), 204−208.

Meth, M.J., Sperber, K.E., 2006. Phenotypic diversity in delayed drug hypersensitivity: an immunologic explanation. Mt. Sinai J. Med. 73 (5), 769−776.

Montastruc, G., Favreliere, S., Sommet, A., Pathak, A., Lapeyre-Mestre, M., Perault-Pochat, M.C., et al., 2010. Drugs and dilated cardiomyopathies: a case/noncase study in the French PharmacoVigilance Database. Br. J. Clin. Pharmacol. 69 (3), 287−294.

Murch, S., Tran, N., Liew, D., Petrakis, M., Prior, D., Castle, D., 2013. Echocardiographic monitoring for clozapine cardiac toxicity: lessons from real-world experience. Australas.

Psychiatry 21 (3), 258−261.

Novo, G., Assennato, P., Augugliaro, S., Fazio, G., Ciaramitaro, G., Coppola, G., et al., 2010. Midventricular dyskinesia during clozapine treatment? J. Cardiovasc. Med. 11 (8), 619−621.

Nymark, T.B., Hovland, A., Bjornstad, H., Nielsen, E.W., 2008. A young man with acute dilated cardiomyopathy associated with methylphenidate. Vasc. Health Risk Manag. 4 (2), 477−479.

O'Connell, K.E., Thakore, J., Dev, K.K., 2014. Pro-inflammatory cytokine levels are raised in female schizophrenia patients treated with clozapine. Schizophr. Res. 156 (1), 1−8.

Park, H., Park, H., Lee, D., et al., 2014. Increased phosphorylation of Ca(2+) handling proteins as a proarrhythmic mechanism in myocarditis. Circ. J. 78, 2292−2301.

Pastor, C.A., Mehta, M., 2008. Masked clozapine-induced cardiomyopathy. J. Am. Board Fam. Med. 21 (1), 70−74.

Phan, K.L., Taylor, S.F., 2002. Clozapine-associated cardiomyopathy. Psychosomatics 43 (3), 248.

Pieroni, M., Cavallaro, R., Chimenti, C., Smeraldi, E., Frustaci, A., 2004. Clozapine-induced hypersensitivity myocarditis. Chest 126 (5), 1703−1705.

Pollmacher, T., Hinze-Selch, D., Mullington, J., 1996. Effects of clozapine on plasma cytokine and soluble cytokine receptor levels. J. Clin. Psychopharmacol. 16 (5), 403−409.

Raja, M., 2011. Clozapine safety, 35 years later. Curr. Drug Saf. 6 (3), 164−184.

Razminia, M., Salem, Y., Devaki, S., Shah, N., Khosla, S., 2006. Clozapine induced myopericarditis: early recognition improves clinical outcome. Am. J. Ther. 13 (3), 274−276.

Reinders, J., Parsonage, W., Lange, D., Potter, J.M., Plever, S., 2004. Clozapine-related myocarditis and cardiomyopathy in an Australian metropolitan psychiatric service. Aust. N. Z. J. Psychiatry 38 (11−12), 915−922.

Roesch-Ely, D., Van Einsiedel, R., Kathofer, S., Schwaninger, M., Weisbrod, M., 2002. Myocarditis with quetiapine. Am. J. Psychiatry 159 (9), 1607−1608.

Roh, S., Ahn, D.H., Nam, J.H., Yang, B.H., Lee, B.H., Kim, Y.S., 2006. Cardiomyopathy associated with clozapine. Exp. Clin. Psychopharmacol. 14 (1), 94−98.

Ronaldson, K.J., Taylor, A.J., Fitzgerald, P.B., Topliss, D.J., Elsik, M., McNeil, J.J., 2010. Diagnostic characteristics of clozapine induced myocarditis identified by an analysis of 38 cases and 47 controls. J. Clin. Psychiatry 71 (8), 976−981.

Ronaldson, K.J., Taylor, A.J., Fitzgerald, P.B., Topliss, D.J., McNeil, J.J., 2011a. Clinical course and analysis of ten fatal cases of clozapine-induced myocarditis and comparison with 66 surviving cases. Schizophr. Res. 128, 161−165.

Ronaldson, K.J., Taylor, A.J., Fitzgerald, P.B., Topliss, D.J., McNeil, J.J., 2011b. A new monitoring protocol for clozapine induced myocarditis based on an analysis of 75 cases and 94 controls. Aust. N. Z. J. Psychiatry 45 (6), 458−465.

Ronaldson, K.J., Fitzgerald, P.B., Taylor, A.J., McNeil, J.J., 2012a. Continuation of clozapine following mild myocarditis. Aust. N. Z. J. Psychiatry 46 (9), 910−911.

Ronaldson, K.J., Fitzgerald, P.B., Taylor, A.J., McNeil, J.J., 2012b. Observations from 8 cases of clozapine rechallenge after development of myocarditis. J. Clin. Psychiatry 73 (2), 252−254.

Ronaldson, K.J., Fitzgerald, P.B., Taylor, A.J., Topliss, D.J., McNeil, J.J., 2012c. Clozapine-induced myocarditis and baseline echocardiography. Aust. N. Z. J. Psychiatry 46 (10), 1006−1007.

Ronaldson, K.J., Fitzgerald, P.B., Taylor, A.J., Topliss, D.J., Wolfe, R., McNeil, J.J., 2012d. Rapid clozapine dose titration and concomitant sodium valproate increase the risk of myocarditis with clozapine: a case-control study. Schizophr. Res. 141 (2−3), 173−178.

Ronaldson, K.J., Fitzgerald, P.B., McNeil, J.J., 2015a. Clozapine-induced myocarditis, a widely overlooked adverse reaction. Acta Psychiatr. Scand. 132 (4), 231−240. Available from: http://dx.doi.org/10.1111/acps.12416.

Ronaldson, K.J., Fitzgerald, P.B., McNeil, J.J., 2015b. Evolution of troponin, C-reactive protein and eosinophil count with the onset of clozapine-induced myocarditis. Aust. N. Z. J. Psychiatry 49 (5), 486−487. Available from: http://dx.doi.org/10.1177/0004867414566871.

Rostagno, C., Di Norscia, G., Placidi, G.F., Gensini, G.F., 2008. Beta-blocker and angiotensin-converting enzyme inhibitor may limit certain cardiac adverse effects of clozapine. Gen. Hosp. Psychiatry 30 (3), 280−283.

Rostagno, C., Domenichetti, S., Gensini, G.F., 2012. Does a subclinical cardiotoxic effect of clozapine exist? Results from a follow-up pilot study. Cardiovasc. Hematol. Agents Med. Chem. 10 (2), 148−153.

Rostagno, C., Domenichetti, S., Pastorelli, F., Gensini, G.F., 2011a. Clozapine associated cardiomyopathy: a cluster of 3 cases. Intern. Emerg. Med. 6 (3), 281−283.

Rostagno, C., Domenichetti, S., Pastorelli, F., Gensini, G.F., 2011b. Usefulness of NT-pro-BNP and echocardiography in the diagnosis of subclinical clozapine-related cardiotoxicity. J. Clin. Psychopharmacol. 31 (6), 712−716.

Rostagno, C., Pastorelli, F., Domenichetti, S., Gensini, G.F., 2011c. Cardio-vascular risks associated with clozapine treatment. Curr. Psychiatry Rev. 7 (3), 170−176.

Roussel, O., Dumillard, C., Sadeg, N., Belhadj Tahar, H., 2006. [Amisulpride poisoning. A case report]. [French]. Therapie 61 (6), 534−536.

Sagar, R., Berry, N., Sadhu, R., Mishra, S., Kahn, D.A., 2008. Clozapine-induced cardiomyopathy presenting as panic attacks. J. Psychiatr. Pract. 14 (3), 182−185.

Serrano, A., Rangel, N., Carrizo, E., Uzcategui, E., Sandia, I., Zabala, A., et al., 2014. Safety of long-term clozapine administration. Frequency of cardiomyopathy and hyponatraemia: two cross-sectional, naturalistic studies. Aust. N. Z. J. Psychiatry 48 (2), 183−192.

Stevenson, L.W., Loscalzo, J., 2012. Chapter 238. Cardiomyopathy and myocarditis. In: 18th ed. Longo, D.L., Fauci, A.S., Kasper, D.L., Stephen, L.H., Jameson, J.L., Loscalzo, J. (Eds.), Harrison's Principles of Internal Medicine, vol. 2. McGraw-Hill Medical, New York, NY, pp. 1951−1970.

Stryjer, R., Timinsky, I., Reznik, I., Weizman, A., Spivak, B., 2009. Beta-adrenergic antagonists for the treatment of clozapine-induced sinus tachycardia: a retrospective study. Clin. Neuropharmacol. 32 (5), 290−292.

Tanner, M.A., Culling, W., 2003. Clozapine associated dilated cardiomyopathy. Postgrad. Med. J. 79 (933), 412−413.

Taylor, D.M., Douglas-Hall, P., Olofinjana, B., Whiskey, E., Thomas, A., 2009. Reasons for discontinuing clozapine: matched, case-control comparison with risperidone long-acting injection. Br. J. Psychiatry 194 (2), 165−167.

Therapeutic Goods Administration. Australian Government. Database of Adverse Event Notifications (DAEN). Retrieved (January 12, 2015) from: <https://www.tga.gov.au/database-adverse-event-notifications-daen>.

Tripp, A.C., 2011. Nonfatal pulmonary embolus associated with clozapine treatment: a case series. Gen. Hosp. Psychiatry 33 (1), 85.e85-86.

Umana, E., Solares, A., Alpert, M.A., 2003. Tachycardia-induced cardiomyopathy. Am. J. Med. 114, 51−55.

Vaddadi, K.S., Soosai, E., Vaddadi, G., 2003. Low blood selenium concentrations in schizophrenic patients on clozapine. Br. J. Clin. Pharmacol. 55 (3), 307−309.

Wang, J.-F., Min, J.-Y., Hampton, T.G., Amende, I., Yan, X., Malek, S., et al., 2008. Clozapine-induced myocarditis: role of catecholamines in a murine model. Eur. J. Pharmacol. 592 (1−3), 123−127.

Wassef, N., Khan, N., Shahzad, M., 2015. Quetiapine-induced myocarditis presenting as acute STEMI. BMJ Case Rep. 2015. Available from: http://dx.doi.org/10.1136/bcr-2014-207151.

Wexler, R.K., Elton, T., Pleister, A., Feldman, D., 2009. Cardiomyopathy: an overview. Am. Fam. Physician 79 (9), 778−784.

Wrigley, B.J., Lip, G.Y., Shantsila, E., 2011. The role of monocytes and inflammation in the pathophysiology of heart failure. Eur. J. Heart Fail. 13 (11), 1161−1171.

Wu, A.H., Jaffe, A.S., Apple, F.S., Jesse, R.L., Francis, G.L., Morrow, D.A., et al., 2007. National Academy of Clinical Biochemistry laboratory medicine practice guidelines: use of cardiac troponin and B-type natriuretic peptide or N-terminal proB-type natriuretic peptide for etiologies other than acute coronary syndromes and heart failure. Clin. Chem. 53 (12), 2086−2096.

第三章

肺 栓 塞

3.1 流行病学

  肺栓塞是一种常见疾病（每年 4/10 000～21/10 000 例成年人），若得不到治疗则死亡率非常高（23%～87%）（Levin et al，2015）。大多数死于肺栓塞的患者死前并未被诊断出来，这与其临床表现多样化有关，包括猝死、风险评估不准确、缺乏先进的成像技术。肺栓塞与深静脉血栓都是急性静脉栓塞（VTE）病程中不同阶段临床表现的一部分。在美国，45 岁患肺栓塞和 / 或深静脉血栓的终生风险是 8.1%，其中有肥胖、镰状细胞病的患者，以及凝血因子 VLeiden 突变的个体发生率都较高（Bell et al，2016）。已有研究发现服用抗精神病药治疗的患者出现 VTE 的危险最高可增加 50%（Zornberg and Jick，2000；Hagg et al，2008；Parker et al，2010；Barbui et al，2014）。最易导致 VTE 的药物是低效的第一代抗精神病药氯氮平和奥氮平（Jonsson et al，2012）。这种情况是有生命危险的，如一项研究（Walker et al，1997）所示，目前服用氯氮平的患者因肺栓塞死亡的比例是过去服用过该药物的患者的五倍［30/（10 万人·年）vs 6/（10 万人·年）］。

  新西兰开展了第一个有关抗精神病药与肺栓塞之间关系的流行病学调查，对全国范围内因服用抗精神病药而引起肺栓塞死亡的案例进行了病例对照研究（Parkin et al，2003）。从 1990 年到 1998 年，全国范围内年龄在 15～59 岁的被登记为因肺栓塞死亡的病例共 122 人，通过肺动脉造影、通气 / 灌注扫描和 / 或多专家使用统一诊断标准进行会诊的一系列全面检查，最终确认 75 例。同时为每一例肺栓塞死亡患者在年龄、性别相匹配的接受同样治疗的患者库中随机选取 4 例作为对照，在索引日期三个月内至少服用一种精神科药物（抗精神病药，抗抑郁药或其他）均被认为是目前服药者，并在调整了体重和使用避孕药 / 激素治疗的因素后，对肺栓塞死亡组和对照组进行比较。75 例死亡案例中的 62 例个案以及 243 例对照组个体没有明确显著的危险因素，比如，先前有过静脉栓塞病史、长期不动、大手术或怀孕等。有 8 例死亡的病例和 2 例对照组患者目前正在服用抗精神病药，这 8 例死亡病例中有 6 例接受硫利达嗪治疗，2 例接受氟哌啶醇治疗。与没有使用抗精神病药的肺栓塞患者相比，使用抗精神病药的肺栓塞死亡者调整后的风险 OR 为 13.3（95%CI：2.3～76.3）。过去使用过抗精神病药的肺栓塞死亡的风险并未明显高于从未使用过抗精神病药的个体（OR=5.3，95%CI：0.6～45.8）。同样，目前使用抗抑郁药和未使用者的肺栓塞死亡的 OR=4.9（95%CI：1.1～22.5），作者将其归因于三环类药物和吩噻嗪的化学成分具有相似性。

继新西兰的研究之后是日本的一项研究，该研究由北滨大学法律医学系的病理学工作人员对 1998 年 1 月到 2002 年 12 月突然意外死亡、并进行了尸检的 1 125 例病例进行了回顾性研究（Hamanaka et al, 2004）。34 例服用抗精神病药治疗的患者中（3%），精神分裂症 32 例、分裂情感障碍和精神发育迟滞各 1 例。28 例死因被确定为肺栓塞的患者中，8 例（29%）一直服用抗精神病药。逻辑回归分析表明，抗精神病药的使用明显增加了肺栓塞死亡的风险，OR=10.49，95%CI：3.95～27.85。

8 例在服用抗精神病药治疗期间死于肺栓塞的患者均为女性，年龄在 32 岁到 65 岁之间（平均值 55 岁，标准差为 11），其中 7 例一直接受抗精神病药多药联合治疗，包括传统抗精神病药（氯丙嗪、左美沙芬、右美沙芬、奋乃静、氟哌啶醇和 / 或溴哌啶醇）与非典型抗精神病药（利培酮和 / 或佐替平）。抗精神病药的总剂量是重要的，其中一个病例每日服用 175mg 氯丙嗪、50mg 左美丙嗪、18mg 氟哌啶醇和 6mg 利培酮治疗。尸检发现其中 5 例患者有深静脉血栓形成、1 例患者有被认为是血栓性疾病危险因素的胶原蛋白血管病。没有一例患者抗心磷脂抗体测试呈阳性。4 例患者体重指数属于超重类别（25～29.9kg/m²）。在该研究中，年龄和体重指数不是肺栓塞的独立预测因素。

第三个流行病学调查对美国 2006 年 500 家医院急诊的数据库进行回顾性评估，以了解肺栓塞的危险因素（Allenet et al, 2012）。数据库提供了28 723 771 例 18 岁以上患者的信息，其中 450 951 例曾使用过抗精神病药。整个样本中患有肺部血栓栓塞的有 76 814 例（0.3%），其中大约 3 764 人曾使用抗精神病药治疗（0.83%）。在调整了重要的混杂因素，如年龄、性别、肥胖、怀孕、激素治疗、血栓栓塞、住院治疗后，与未使用抗精神病药的患者相比，使用抗精神病药而导致肺部血栓栓塞的 OR=1.17（95%CI：1.13～1.21）。常规抗精神病药（1.19；95%CI：1.13～1.25）和非典型抗精神病药的 OR 值（1.15；95%CI：1.09～1.21）在统计学上相似。氯氮平导致肺血栓栓塞的风险最高（OR=1.46；95%CI：1.05～2.02），然后是齐拉西酮（OR=1.21；95%CI：1.07～1.38）和氯丙嗪（OR=1.19；95%CI：1.03～1.38）。风险最低的是喹硫平（OR=0.97；95%CI：0.91～1.04）和阿立哌唑（OR=0.98；95%CI：0.83～1.15）。调整后的 OR 值随药物的低剂量（1.07）、通常剂量（1.16）、耐受剂量（1.21）和高剂量（1.28）呈线性上升。

迄今为止，最新的一项研究是对意大利伦巴第地区卫生服务机构 2012 年和 2013 年所有 18 岁以上服用抗精神病药治疗的患者（$n=5\,144\,129$）进行回顾性分析（Conti et al, 2015）。病例组是因肺栓塞而至少住院一次的患者，同时从起始队列研究中按顺序提取、在过去 12 个月内没有接受过抗凝剂治疗、在性别和年龄与病例组相匹配的 20 例患者作为对照组，并排除诊断为肿瘤、髋关节或下肢骨折以及怀孕的个体。在索引日期前一年多服用抗精神病药的患者归为过去使用者，在 4～12 个月内服用过精神病药物的归为近期使用者，在过去 3 个月内使用的则被划归为当前使用者。该研究共收录了 269 例肺栓塞案例，即发病率为 305 例 /（10 万人·年）。病例组比对照组更可能有冠状动脉疾病史、心力衰竭史、卒中史和慢性肝或肾病史。关于具体的抗精神病药和血栓形成的临床结局的数据没有包括在该研究报道中。

大部分肺血栓栓塞事件（84.1%）发生在近期使用抗精神病药的患者中，在调整共病因素后，不包括体重指数或身体活动水平，近期使用抗精神病药患病的风险是过去使用抗精神病药的患者的 2 倍（$OR=2.31$，$95\%CI$：$1.16～4.59$）。近期使用抗精神病药没有增加肺部血栓栓塞的风险（$OR=0.96$，$95\%CI$：$0.44～2.07$）；单独使用常规抗精神病药导致肺血栓栓塞的风险（$OR=3.52$，$95\%CI$：$1.61～7.35$）高于非典型抗精神病药（$OR=2.01$，$95\%CI$：$1.01～4.03$），近期接受常规和非典型抗精神病药的风险发生率类似（$OR=4.21$，$95\%CI$：$1.53～11.59$），而在过去 3 个月内接受两种或两种以上抗精神病药治疗的风险最大（$OR=5.87$；$95\%CI$：$2.48～13.89$）。与前三项研究结合起来，数据有效支持目前使用抗精神病药的患者出现肺栓塞的风险增高的结论（表 3-1）。值得注意的是，后两项研究（Allenet et al, 2012；Conti et al, 2015）没有进行独立的调查来确认肺栓塞的诊断。

表 3-1　接受抗精神病药治疗的患者的肺栓塞的危险度比值比

作者（年）	OR	95%CI	n	比较类型
Parkin 等（2003）[a]	13.30	2.30～76.60	75	使用者与未使用者
Hamanaka 等（2004）[a]	10.49	3.95～27.85	28	使用者与未使用者
Allenet 等（2012）[b]	1.17	1.13～1.21	3 764	开药与未开药[c]
Conti 等（2015）[b]	2.31	1.1～4.59	232	当前使用者与过去使用者

[a] 死于肺栓塞风险的分析

[b] 研究没有区分死亡和未死亡病例

[c] 对照组包含了研究期间因任何原因而住院的一般人群，就是说，没有精神障碍诊断的患者，没有服用抗精神病药的患者也包含在其中

3.2　病理学

抗精神病药增加 VTE 风险的机制至今还没有明确定论。学者们提出的可能机制包括血小板聚集的增强、抗磷脂异常、高催乳素血症、由于行走减少而导致的静脉淤滞（Jonsson et al，2012），但相关的数据不足，且没有得到独立确认。比较公认的一个关键因素可能是大多数接受这些药物治疗的患者超重和处于肥胖状态。Virchow 的静脉淤滞三联症、高凝状态和内皮损伤（Wolberg et al，2012）是理解血栓栓塞发展的有用工具，并为理解抗精神病药如何增加 VTE 的风险提供了一个有用的框架（图 3-1）。

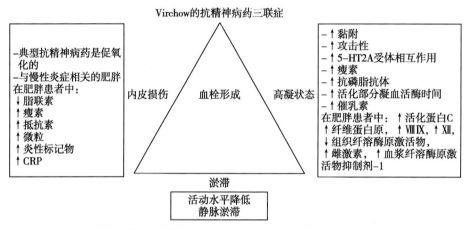

图 3-1　服用抗精神病药治疗的患者的 Virchow 三联症的内容和相关机制

3.2.1　作为肥胖和身体不活动后果的静脉淤滞

抗精神病药三联症增加患者的肺栓塞风险，对其淤滞因素的分析是至关重要的，因为它与肥胖和低水平的身体活动有关。慢性精神病患者的生活方式和抗精神病药治疗往往导致患者身体活动少，热量摄入比较高（Urban et al，2007；Ehrlich et al，2012；Manu et al，2015）。

肥胖会显著增加肺栓塞的风险。美国最新的大型流行病学研究调查了十年（1998—2008）中 1800 万病例，肥胖者中的 1.1%、非肥胖者中的 0.6% 被诊断为肺栓塞，相对风险值为 2.03（Stein et al，2011）。肥胖妇女的相对风险高于男性（2.08：1.74）。11～20 岁的肥胖青年的相对风险最高（5.80）。相比之下，61～70 岁年龄组的相对风险最低（1.41）。使用应变计流出体积描记法、静脉连续多普勒超声检查和被动静脉引流补充测试进行仔细评估，发现无论是否有过 VTE 史，体重指数增加都是静脉淤滞综合征的独立危险因素（Ashrani et al，2009）。要谨慎解释肥胖通过静脉阻滞而成为肺栓塞的风险因素，因为肥胖也是一个血栓前状态，表现为纤溶酶原激活物抑制剂 -1（PAI-1）表达的增加和血小板活化的增强（Stein et al，2011；Samad and Ruf，2013）。PAI-1 水平的变化通过破坏血纤维蛋白溶酶原转化为胞质素而减低纤维蛋白溶解活性，导致纤维蛋白清除率降低，脂联素缺乏和内皮细胞阿替普酶减少（Craft and Reed，2010）。抗纤维蛋白溶解蛋白的表达也可以通过提升肥胖相关水平而增强（Schafer and Konstantinides，2014）。凝血模式是后天形成的，正如在一项肥胖情况不一致的单卵双胞胎研究中所指出的 PAI-1、纤维蛋白原和 IX、XI 和 XII 因子在肥胖双胞胎中显著增加（Kaye et al，2012）。PAI-1 和纤维蛋白原的差异与肥胖的严重程度相关。

肥胖是 VTE 和动脉粥样硬化血栓形成的危险因素，流行病学研究发现这可能是由于它们存在共同的炎症机制，主要表现在细胞因子如白介素 -6、白介素 -1β 和肿瘤坏死因子 α 的水平升高，以及 C- 反应蛋白滴度的显著升高（Piazza，2015）。

3.2.2　高凝状态

3.2.2.1　抗精神病药和血小板功能

抗精神病药对血小板功能的影响仍存在较大争议。Axelsson 等（2007）观察到服用氯氮平后血小板黏附和聚集增加；而另一方面，氯氮平（420ng/ml）、利培酮（65ng/ml）和氟哌啶醇（20ng/ml）能显著降低 ADP 诱导和胶原诱导的血小板聚集（Dietrich-Muszalska et al，2010a，b）。

3.2.2.2　抗磷脂抗体

自 20 世纪 70 年代以来就已发现，氯丙嗪的使用与狼疮样抗凝血剂（一种潜在的血栓形成抗磷脂抗体）有关（Zarrabi et al，1979）。目前在服用氯丙嗪的 30 例患者中有 11 例检查出此抗体，而在全部 17 例停药一年以上的患者身上则没有检出（Canoso and Sise，1982）。有肺栓塞、梗死和微血栓形成的患者比有动脉血栓形成的对照组患者的狼疮抗凝剂更多（Stojanovich et al，2015）。很难对这些数据进行解释，因为除狼疮抗凝剂外，还有其他许多抗磷脂抗体，如抗心磷脂、抗 β$_2$ 糖蛋白 I、抗凝血酶原、抗磷脂酰丝氨酸和抗磷脂酰乙醇胺，他们是诱发静脉和动脉血栓倾向的异质组（Reynaud et al，2014）。但仍值得注意的是，虽然已经在高达 27% 的抗精神病药使用者身上发现了抗磷脂抗体，但这与未使用抗精神病药的患者的比例相似（Delluc et al，2014）。

3.2.2.3　催乳素介导的高凝状态

大多数抗精神病药会增加催乳素水平,这可能会导致血小板激活(Wallaschofski et al,2003),甚至在某些情况下单剂量也会导致上述状况(Reuwer et al,2009)。在健康对照组中,更高的催乳素与凝血因子增加相关,血栓形成的风险随着催乳素水平的增高而增加(Stuijver et al,2012)。催乳素与凝血因子Ⅷ和 vWF(Stuijver et al,2012),以及 VTE 的生物标志物(如 D- 二聚体 / 纤维蛋白 / 纤维蛋白原降解产物和凝血酶 - 抗凝血酶复合物)的增加有关(Ishioka et al,2015)。然而,ADP 诱导的血小板激活的催乳素依赖性增强或聚集尚未有令人信服的证据(Reuwer et al,2009)。

3.2.2.4　肥胖介导的高凝状态

肥胖是许多抗精神病药的另一个常见副作用,与许多增加血栓形成风险的因素有关,包括因子Ⅷ、Ⅸ、Ⅻ和纤维蛋白原的水平的增加;雌激素水平的增加和抗血栓形成分子水平的降低(Ehrlich et al,2012)。

3.2.3　内皮损伤

内皮损伤可以通过各种机制对精神障碍患者产生影响。身体束缚可能会导致精神障碍患者血管创伤。典型抗精神病药是促氧化剂(Jeding et al,1995),可能会造成血管壁的氧化损伤。肥胖可能会导致慢性炎症,增加瘦素、抵抗素和微粒,降低脂连蛋白(Ehrlich et al,2012),并增加 C- 反应蛋白(Carrizo et al,2008),进而影响血管内皮。

3.3　临床与实验室特征

3.3.1　临床表现

如果新出现胸痛发作、呼吸困难和低血压,或者这些问题出现恶化,必须考虑肺血栓栓塞。低氧血症、咯血、下肢疼痛或不对称水肿会增加急性肺栓塞的可能性。临床医生也应该注意有肺栓塞的精神障碍患者可能只报告疲劳症状,或者会减少参加小组治疗的次数,而没有注意到自己呼吸困难的问题(Tripp,2011)。

血液动力不稳定的患者,即持续性低血压患者或休克的肺栓塞患者的全因死亡率为 31.8%,而具有稳定的血流动力学参数的肺栓塞患者的死亡率为 3.4%(Casazza et al,2012)。幸存者可能主要发展为慢性血栓栓塞性肺动脉高压，但不常见（小于 4%）（Agnelli and Becattini，2010）。肺栓塞的内在危险因素包括：70 岁以上、以前患过 VTE 和遗传的高凝状态（Lapner，2013），同时还有许多获得性危险因素（Lapner，2013），比如肥胖和长时间不运动在精神障碍患者中很常见（表 3-2）。一项对明尼苏达州 Olmsted 追踪 15 年的肺栓塞相对危险因素的评估表明最高的危险是住院手术（24%）或身体疾病（22%），以及住在养老院（22%）和恶性肿瘤的患者（16%）（Heit et al，2002）。

表 3-2　肺栓塞获得性危险因素

恶性肿瘤或目前接受癌症化疗
肢体瘫痪，重大创伤或者骨科手术
肥胖
怀孕或者产褥期
长时间制动
全身麻醉
抗磷脂抗体
肝素诱导性血小板减少症
雌激素治疗

　　用抗精神病药治疗的患者的肺栓塞通常以经典的胸痛 - 呼吸困难 - 低血压三联症为特征。一个 25 岁患有分裂情感性精神障碍的患者每日服用 20mg 奥氮平治疗 3 个月，肺栓塞导致突然出现背部牵扯左胸疼痛的问题。几小时后就是胸部疼痛，伴有呼吸短促和咯血（Borras et al，2008）。患者没有缺氧，也没有下肢深静脉血栓的超声波证据，而肺栓塞的诊断源自计算机化层析肺血管造影术，并经过彻底的检查后排除了凝血病。患者维持华法林治疗，没有并发症，但阶段性出现不依从服药的情况。然后他开始利培酮（3mg/d）治疗，但 3 周后，他出现胸痛、呼吸困难和咯血，计算机断层扫描证实这与多发性外周肺栓塞有关。患者继续服用利培酮并充分抗凝，但 4 个月后第三次出现上述症状。这与用氯氮平治疗的患者肺栓塞反复发作出现的急性呼吸困难的临床表现相似（Munoli et al，2013）。
　　开始使用抗精神病药物治疗与出现肺栓塞之间的时间窗长短是多变的。一名 32 岁的患者曾经服用奥氮平一年，10mg/d，后由于双侧大血管肺栓塞和右下叶梗死而出现胸膜炎性胸痛、发热和咯血。相比之下，一名 62 岁的患者因躁动服用奥氮平 4d 后就出现了致命的鞍状栓塞阻塞右心室流出道的状况

（Hill et al，2008）。

其他例子是出现在精神病科机构的案例，特别是近期使用过身体限制措施的患者（Cecchi et al，2012）或有合并抗精神病药物恶性综合征（Pandya et al，2007）或紧张症的患者（Larsen et al，2011；Clinebell et al，2014）。一个案例是 35 岁的身体健康的男性精神分裂症患者，因严重的躁动和急性迫害妄想而入院（Cecchi et al，2012），没有凝血病或 VTE 病史，没有在躁动状态时产生创伤性损伤的证据，除长时间吸烟史外，无其他已知的危险因素。患者接受每日三次 4mg 的利培酮、5mg 氟哌啶醇和 100mg 氯丙嗪的常规治疗，但仍然很躁动和暴力，所以使用棉质手环对其进行 6d 的身体约束，其中在第 2 日取消限制 45min，在第 5 日解除限制 60min。在第 6 日取消限制的瞬间，患者就头晕，并倒在地板上。他没有意识、口唇青紫、呼吸困难，被转移到重症监护室。推测诊断为肺部栓塞，使用普通肝素给予患者恰当的抗凝治疗，但仍然昏迷，5d 后死亡。尸体解剖确定了右股 - 腘静脉轴（femoral-popliteal veinous axis）血栓形成和右肺动脉的栓塞。血栓的显微镜检查显示中性粒细胞、巨噬细胞和纤维蛋白带状沉积，表明死亡前的 8d 内就出现了血栓栓塞。另一个有启发性的病例是 27 岁的女性肥胖患者，因紧张症而住院，接受利培酮、喹硫平、舍曲林和劳拉西泮的治疗（Tripp，2011）。患者住院的第二天出现低血压，然后出现心肺阻塞。经尸体解剖确认死因是双侧肺血栓栓塞。

发热、白细胞增多、炎症标志物（高红细胞沉速率）和胸部 X 线片上不明确的浑浊已被视为奥氮平相关肺栓塞的临床表现的一部分（Toringhibel et al，2011），并使得很难将其从肺炎中分辨出来。发烧也是与帕潘立酮相关的肺栓塞的 40 岁男性患者的主要问题，常与烦躁不安和轻度呼吸困难一起出现（Sengu et al，2014）。

抗精神病药治疗（剂量或类型）的变化可能会增加肺栓塞的风险，如临床治疗中所显示的，一名 42 岁的难治性分裂情感障碍女性患者用氟哌噻吨癸酸酯（每周 200mg 肌内注射）和氨磺必利（每日两次，每次 400mg）治疗（McInerney and McDonald，2012）。在 12 周的住院期间，针对躁动症状，她的药物方案改为氟哌噻吨癸酸酯 400mg/ 周、氨磺必利 1 200mg/d、阿立哌唑 30mg/d 加奥氮平 10mg/d。在药物滴定期，她没有身体问题。但后来出现了与呼吸困难或低血压无关胸痛，同时心电图和胸片显示无异常，D- 二聚体水平却是正常上限的三倍，计算机断层扫描肺血管造影显示下叶肺栓塞。然而，在其他案例中，药物改变的影响与剂量无关，比如一例患者每日服用喹硫平 600mg，但将药物换为氯氮平 175mg/d 后出现了胸痛和呼吸困难（Tripp，2011）。至少两例（Munoli et al，2013；Chate et al，2013）患者从氯氮平换到氟哌啶醇后无复发。

3.3.2　在精神障碍患者中诊断肺栓塞

3.3.2.1　可能性评估

对疑似肺栓塞患者的诊断,首先要根据 Wells 评分和修订版 Geneva 评分的临床决策规则,评估该疾病发生的可能性(Penaloza et al,2013)。

根据 Wells 评分,深静脉血栓的临床体征评为 3 分,如水肿和疼痛;既往静脉血栓或肺栓塞史、过去 4 周制动或者外科手术,或者心率>100 次/min 的情况评为 1.5 分;现在有咯血和恶性肿瘤病史的情况评为 1.0 分(Wells et al,2000),没有比肺栓塞更明确的替代性诊断则增加 3 分。7 分及以上表示肺栓塞可能性大,2~6 分考虑肺栓塞临床可能性为中等;0~1 分被认为肺栓塞临床可能性小。

在修订版 Geneva 评分中,心率>94 次/min 记为 5 分;单侧下肢水肿或深静脉系统触痛记为 5 分;深静脉血栓或肺栓塞史,单侧下肢疼痛和心率 75~94 次/min 记为 3 分;过去 4 周内下肢骨折或进行了全身麻醉的手术,活动性恶性肿瘤,和咯血记为 2 分;65 岁以上的人记为 1 分(Le Gal et al,2006)。10 分以上表示肺栓塞临床可能性高,4~10 分表示肺栓塞临床可能性中等。

使用 Wells 评分的前瞻性评估表明肺栓塞发生的低概率为 1.3%,中等概率为 16.2%,高概率占 37.5%(Wells et al,2001)。最近的数据表明,非结构化临床医师至少能够评估出识别低和高概率肺栓塞患者的得分(Penaloza et al,2013)。修订版 Geneva 评分似乎与死亡率相关,低概率的死亡危险为 0%(95%*CI*:0~5.4),高概率死亡危险为 14.3%(95%*CI*:6.3~28.2)(Bertoletti et al,2013)。如果满足以下所有条件,则可能不需要肺栓塞检查:既往无静脉栓塞史、无雌激素治疗史、近期无创伤性手术史、年龄小于 50 岁、室内空气动脉血氧饱和度大于 94%、心率小于 100 次/min、无咯血、无单侧腿肿胀(Kline et al,2008;Freund et al,2015)。这些情况下的肺栓塞发生概率为 1%,95%*CI*:0.6~1.6%(Kline et al,2008)。

3.3.2.2　实验室检查和影像学检查

3.3.2.2.1　D-二聚体

D-二聚体,是纤维蛋白急性血栓降解的产物,对 D-二聚体的测定是对有肺栓塞症状患者的常用的第一步检查。免疫比浊分析和酶联免疫吸附实验的敏感性至少达到 95%,但特异性只有约 40%(Lapner,2013;Le Gal et al,2015),所以阳性概率比为 1.64(Le Gal et al,2015)。这种特异性受到临床个案状况的影响,即在没有急性血栓形成的情况下,D-二聚体水平也会升高,如怀孕、感染、炎症、创伤、恶性肿瘤和术后状态（Lapner，2013；Le Gal et al，2015）。由于较高的假阳性结果，D-二聚体不应视为优先于临床评估的主要的筛查指标（Lapner，2013）。如果 D-二聚体值低于 500ng/ml，则考虑排除低概率患者的肺栓塞诊断（Le Gal et al，2015）。D-二聚体测试结果为"阳性"的患者应立即转介进行可用的最精确的诊断成像工具的检查（Le Gal et al，2015）。D-二聚体浓度随着年龄增长而降低，降低了上述阈值在排除 50 岁以上患者肺栓塞中的效用。按年龄（年）×10 计算出的年龄调整后的分界值，已在一项前瞻性研究中得到验证，该研究中的患者的 D-二聚体值在常规和年龄调整后分界值之间，但并没有进行进一步研究，也没有进行抗凝治疗（Righini et al，2014）。在 331 例观察到的患者中，仅有 1 例在 3 个月随访期间内诊断出血栓栓塞。

3.3.2.2.2　计算机断层扫描肺动脉造影

使用静脉注射造影剂的计算机断层扫描成为鉴定肺栓塞的主要检测方式，其灵敏度和特异性都比较高，但诊断准确性，即阳性预测值与闭塞动脉的大小有关（Lapner，2013），发生在主肺动脉或其肺叶分支的孤立性分段血栓从较低的 25% 到 97% 之间变化。从临床观点看，若计算机断层扫描肺血管造影术中没有发现血栓，则被认为可排除血栓栓塞，其中只有 1.3%（95%CI：0.70%～2.0%）的患者在接下来的 3 个月内发展为静脉血栓（Van Belle et al，2006）。最近的数据（Mos et al，2014）显示计算机断层扫描血管造影呈阴性的患者发展为静脉血栓的风险略有增高（2.8%；95%CI：1.2～5.5），且 253 例患者中有 1 人死亡（0.4%；95%CI：0.02～1.9）。多探测器计算机断层扫描技术的阴性预测值相当高（95%），日后可通过超声或断层扫描对下肢静脉的评估进一步提高至 97%（Agnelli and Becattini，2010）。

3.3.2.2.3　通气灌注扫描

当没有条件进行计算机断层扫描肺血管造影或者受限于肾功能不全或对注射造影剂有过敏反应史时，则使用通气灌注扫描诊断肺栓塞。阳性预测值较高的研究发现准确诊断肺动脉栓塞的概率在 85%～90%（Agnelli and Becattini，2010）。当检查结果是正常的，检查才更有价值，因为该方法阴性预测值达到 97%，基本上就可排除肺动脉的急性血栓形成（Agnelli and Becattini，2010）。在一项排除了急性血栓形成患者的随机对照研究中，通气灌注扫描呈阴性结果的 611 例患者中的 6 例（1%）和通过计算机断层造影肺血管造影扫描排除了急性血栓的 561 例患者中的 2 例患者，在 3 个月的随访期间出现了 VTE 的临床表现（Anderson et al，2007）。通气灌注扫描的操作可以通过单光子发射计算机断层扫描而得到改善，尤其对于没有显著异常的胸片或严重慢性阻塞性肺部疾病患者而言更是如此（Leblanc and Paul，2010）。

3.3.2.2.4　静脉超声检查

对血流动力学稳定、超声检查下肢深静脉血栓形成呈阳性的疑似肺栓塞患者，则允许开始抗凝治疗，通常无须使用计算机断层扫描或通气灌注扫描进行额外的影像学检查确认（Agnelli and Becattini，2010）。

3.3.2.2.5　超声心动图

评估右心室功能障碍的超声心动图限制了其效用，建议用于血流动力学不稳定的患者，尤其是不能使用计算机断层扫描肺动脉造影的危重患者（Agnelli and Becattini，2010）。诊断急性肺栓塞的 72h 内进行超声心动图检查而提示舒张功能异常可能对预后有一定提示意义，与有正常舒张功能的患者（Chot et al，2014）相比，他们住院死亡率的 OR=2.71（95%CI：0.59～12.44）。有右心室超负荷迹象、肌钙蛋白或脑利钠肽升高的患者需要仔细监测，因为它们可能发展为血流动力学失代偿，并需要系统溶栓用于再灌注（Konstantinides，2014）。

3.4　预防与管理

3.4.1　静脉注射肝素和口服维生素 K 拮抗剂

急性肺栓塞的标准治疗是快速抗凝，通常静脉内注射普通肝素，随后长期口服维生素 K 拮抗剂维持治疗。而溶栓治疗和手术取栓适用于严重心肺功能不全的病例。

3.4.2　皮下低分子量肝素和口服维生素 K 拮抗剂

目前的做法已经挑战了普通肝素的使用，并且已经证明其他抗凝剂模式的非劣效性，其中一些可能使住院时间更短，甚至仅通过门诊治疗即可。在欧洲，每日一次皮下注射低分子肝素亭扎是静脉注射肝素的第一替代方案，且在最初发作的 1 周（2.9% vs 3.0%）和 90d（5.9% vs 7.1%）后的血栓栓塞复发率与肝素相似，和肝素导致的大出血风险也类似（Simonneau et al，1997）。同样，北美使用的低分子量肝素依诺肝素每日皮下注射两次，根据体重调整剂量（1mg/kg 每剂量），1 周（0% vs 3.3%）和 90d 后（3.4% vs 10%）VTE 的复发频率与静脉注射普通肝素比较并无差异，且两组均无严重出血或死亡病例（Findik et al，2002）。长达 3 个月的依诺肝素单药治疗，而没有口服抗凝也被证明有良好的治疗效果（Beckman et al，2003）。

急性肺栓塞患者可以在门诊接受抗凝治疗，而不需要住院治疗。在对瑞士、法国、比利时和美国急诊部招募的肺栓塞病例的非劣效性开放性试验中，患者接受皮下依诺肝素治疗 5d，然后用维生素 K 拮抗剂进行口服抗凝治疗至少 90d（Aujesky et al，2011）。被随机分为门诊组的患者在确诊 24h 内出院，被分到住院组患者则留在医院接受依诺肝素治疗。所有患者均被认为患肺栓塞的危险性较低，即未发生低氧血症（动脉血气分析氧分压值至少 60mmHg 或脉搏氧饱和度值至少 90%）、收缩压大于 100mmHg、没有需要阿片类药物治疗的胸痛、没有出血的高风险、无肾功能严重受损证据、无已知的阻碍治疗依从性的问题，如精神疾病、痴呆、无家可归或酒精滥用。这群"低风险"的门诊和住院患者抗凝治疗 90d 内，复发性血栓性静脉炎发生率相似（0.6% vs 0%）。因为样本量小，所以证据的质量并不过硬（Yoo et al，2014）。尽管如此，该研究仍被视为是一个充分的证据。然而本研究排除了服用抗精神病药治疗的患者，因此该结论是否适用于这些患者仍有待考量（Howard and Salooja，2011）。

3.4.3　口服 Xa 因子抑制剂

口服 Xa 因子抑制剂——利伐沙班的引入至少在患者的便利性方面成为治疗肺栓塞至关重要的进展。主要发表的试验是一项招募了 4 832 例急性、症状性肺栓塞患者，随机分配接受皮下依诺肝素治疗，随后口服维生素 K 拮抗剂或利伐沙班，给予每日两次、每次 15mg 的固定剂量，持续 21d 后改为 20mg/d（EINSTEIN-PE Investigators et al，2012）。治疗方案与复发性 VTE（1.8% vs 2.1%，RR=1.12，95%CI：0.75～1.68）和大出血事件概率（2.2% vs 1.1%，RR=0.49，95%CI：0.31～0.79）相似。使用利伐沙班作为单一药物的治疗方案明显减少了肺栓塞诊断后的住院时间（van Bellen et al，2014）。

3.4.4　初级预防

目前还没有对服用抗精神病药治疗的患者的 VTE 的预防进行前瞻性研究，任何用于非手术患者的治疗建议都被视为是推断性的信息和指导。一项纳入了 10 项共 20 717 例患者的研究比较了有和无肝素预防的差异，结果表明肺栓塞的风险降低（相对 RR=0.69，95%CI：0.52～0.90），也就是说避免了 4‰的发生率，而大出血的风险没有显著变化（Qaseem et al，2011）。然而，预防并不能降低住院肺栓塞患者的死亡数（Spencer et al，2014）。来自 9 项实验（n=514 435）的证据表明，每日服用 2～3 次普通肝素和皮下注射一次低分子肝素在预防肺栓塞上有同样的效果（Qaseem et al，2011）。

最近由美国胸科医师协会出版的指南（Kahn et al，2012）建议对接受抗精神病药治疗的住院患者常规使用帕多瓦预测评分（Barbar et al，2010）（表 3-3）。如果患者风险评分大于 4 则考虑出现 VTE 的危险增加，并在低风险的情况下进行预防性治疗。通常情况下，接受抗精神病药治疗的肥胖个体需要进行预防性治疗，因为这些患者会有由于心血管功能失调或使用身体约束而行动功能受损、精神状态紧张、近期跌倒或冲突而导致的肢体创伤等问题。VTE 风险与非手术制动持续时间之间的关联尚未确定（Cushman，2007），但制动持续时间超过 24h 就应值得注意了。对于心脏或呼吸衰竭的阿尔茨海默病患者，以及为了控制行为障碍而使用抗精神病药造成的急性感染的患者也应考虑到他们出现 VTE 的高风险。非外科手术患者出血最重要的危险因素是活动期胃溃疡、血小板减少症（血小板计数小于 50 000/mm³）、大于 85 岁的高龄患者，以及肝、肾衰竭患者（Kahn et al，2012）。

表 3-3　精神障碍患者静脉栓塞风险评分

风险因素	得分
精神障碍患者普遍风险因素	
行动减少（自愿、受限、病理因素的）	3
使用抗精神病药治疗	1
肥胖	1
非外科手术患者的标准风险因素	
以前静脉栓塞史	3
易血栓病理学	3
活性恶性肿瘤	3
近期肢体创伤	2
70 岁或者以上	1
主要的急性或者慢性病理（分配 1 分 / 情况）	1
雌激素治疗	1

3.4.5　二级预防

肺栓塞发作后口服抗凝药时长的标准要以评估血栓形成是由暂时的、可逆的情况引起，还是由无端的、复发的或不可逆转相关因素造成的为基础（Agnelli and Becattini，2010）。第一类患者应抗凝治疗 3 个月，其他患者应考虑长期口服抗凝药治疗，除非定期重新评估风险获益比后有正当理由可以停止服药（Agnelli and Becattini，2010）。3 个月的强制抗凝治疗被认为是确诊了的血栓栓塞的"积极治疗"，而延长治疗被认为是"二级预防"，如果用维生素 K 拮抗剂将凝血酶原时间国际标准化率（INR）维持在 2.5 左右，则 VTE 复发风险降低约 90%（Kearon and Akl，2014）。特别是如果患者有其他 VTE 的危险因素，例如肥胖症和显著的活动减少，那么持续抗凝治疗则是必要的。

维生素 K 拮抗剂的低成本使其具有吸引力，但是严重精神障碍患者可能无法实现维持目标 INR 的监测要求。如果需要延长或无期限抗凝治疗，可使用价格略贵但效果一样的替代治疗方案，包括利伐沙班（20mg/d）、阿哌沙班（2.5mg/d）或达比加群酯（150mg，每日两次）（Kearon and Akl，2014）。这些药物更安全，因为它们可以显著降低颅内出血风险（Kearon and Akl，2014）。出血并发症更可能发生在以前有出血发作史的 65 岁以上患者，以及转移性恶性肿瘤、肝或肾衰竭、血小板减少症、贫血和伴随抗血小板药物治疗的患者中（Kearon and Akl，2014）。拒绝口服药物治疗的精神障碍患者可以使用依诺肝素或其他低分子量肝素来进行抗凝。拒绝抗凝治疗的患者可从低剂量阿司匹林治疗中获益（Kearon and Akl，2014），该方法已被证明可以将复发的 VTE 的风险降低 35%（Piazza，2015）。

参考文献

Agnelli, G., Becattini, C., 2010. Acute pulmonary embolism. N. Engl. J. Med. 363, 266−274.

Allenet, B., Schmidlin, S., Genty, C., Bosson, J.L., 2012. Antipsychotic drugs and risk of pulmonary embolism. Pharmacoepidemiol. Drug Saf. 21, 42−48.

Anderson, D.R., Khan, S.R., Rodger, M.A., Kovacs, M.J., Morris, T., Hirsch, A., et al., 2007. Computed tomographic pulmonary angiography vs. ventilation-perfusion lung scanning in patients with suspected pulmonary embolism: a randomized controlled trial. JAMA 298 (23), 2743−2753.

Ashrani, A.A., Silverstein, M.D., Lahr, B.D., Petterson, T.M., Bailey, K.R., Melton 3rd, L.J., et al., 2009. Risk factors and underlying mechanisms for venous stasis syndrome: a population-based case-control study. Vasc. Med. 14 (4), 339−349.

Aujesky, D., Roy, P.M., Verschuren, F., Righini, M., Osterwalder, J., Egloff, M., et al., 2011. Outpatient versus inpatient treatment for patients with acute pulmonary embolism: an international, open-label, randomized, non-inferiority trial. Lancet 378 (9785), 41−48.

Axelsson, S., Hägg, S., Eriksson, A.C., Lindahl, T.L., Whiss, P.A., 2007. In vitro effects of antipsychotics on human platelet adhesion and aggregation and plasma coagulation. Clin. Exp. Pharmacol. Physiol. 34 (8), 775−780.

Barbar, S., Noventa, F., Rossetto, V., Ferrari, A., Brandolin, B., Perlati, M., et al., 2010. A risk assessment model for the identification of hospitalized medical patients at risk for venous thromboembolism: the Padua Prediction Score. J. Thromb. Haemost. 8 (11), 2450−2457.

Barbui, C., Conti, V., Cipriani, A., 2014. Antipsychotic drug exposure and risk of venous thromboembolism: a systematic review and meta-analysis of observational studies. Drug Saf. 37, 79−90.

Beckman, J.A., Dunn, K., Sasahara, A.A., Goldhaber, S.Z., 2003. Enoxaparin monotherapy without oral anticoagulation to treat acute symptomatic pulmonary embolism. Thromb. Haemost. 89 (6), 953−958.

Bell, E.J., Lutsey, P.L., Basu, S., Cushman, M., Heckbert, S.R., Lloyd-Jones, D.M., et al., 2016. Lifetime risk of venous thromboembolism in two cohort studies. Am. J. Med. 129 (3), 339. e19−339.e26, pii:S0002-9343(15)01018-9.

Bertoletti, L., Legal, G., Aujesky, D., Sanchez, O., Roy, P.M., Verschuren, F., et al., 2013. Prognostic value of the Geneva prediction rule in patients with pulmonary embolism. Thromb. Res. 132, 32−36.

Borras, L., Eytan, A., de Timary, P., Constant, E., Huguelet, P., Hermans, C., 2008. Pulmonary thromboembolism associated with olanzapine and risperidone. J. Emerg. Med. 35, 159−161.

Canoso, R.T., Sise, H.S., 1982. Chlorpromazine-induced lupus anticoagulant and associated immunologic abnormalities. Am. J. Hematol. 13 (2), 121−129.

Carrizo, E., Fernández, V., Quintero, J., Connell, L., Rodríguez, Z., Mosquera, M., et al., 2008. Coagulation and inflammation markers during atypical or typical antipsychotic treatment in schizophrenia patients and drug-free first-degree relatives. Schizophr. Res. 103 (1), 83−93.

Casazza, F., Becattini, C., Bongarzoni, A., Cuccia, C., Roncon, L., Favretto, G., et al., 2012. Clinical features and short term outcomes of patients with acute pulmonary embolism. The Italian Pulmonary Embolism Registry (IPER). Thromb. Res. 130, 847−852.

Cecchi, R., Lazzaro, A., Catanese, M., Mandarelli, G., Ferracuti, S., 2012. Fatal thromboembolism following physical restraint in a patient with schizophrenia. Int. J. Legal Med. 126, 477−482.

Chate, S., Patted, S., Nayak, R., Patil, N., Pandurangi, A., 2013. Pulmonary thromboembolism associated with clozapine. J. Neuropsychiatry Clin. Neurosci. 25, e3−e6.

Cho, J.H., Kaw, R., Chhabra, J., Kola, S., Mahata, I., Shahani, S., et al., 2014. Prognostic implications of diastolic dysfunction in patients with acute pulmonary embolism. BMC Res. Notes 7, 610 (September 6; epub).

Clinebell, K., Azzam, P.N., Gopalan, P., Haskett, R., 2014. Guidelines for preventing common complications of catatonia: case report and literature review. J. Clin. Psychiatry 75, 644−651.

Conti, V., Venegoni, M., Cocci, A., Fortino, I., Lora, A., Barbui, C., 2015. Antipsychotic drug exposure and risk of pulmonary embolism: a population-based, nested case-control study. BMC Psychiatry 15, 92 (epub). Available from: http://dx.doi.org/10.1186/s12888-015-0479-9.

Craft, M.K., Reed, M.J., 2010. Venous thromboembolic disease and hematologic considerations in obesity. Crit. Care Clin. 26 (4), 637−640.

Cushman, M., 2007. Epidemiology and risk factors for venous thrombosis. Semin. Hematol. 44, 62−69.

Delluc, A., Rousseau, A., Le Galudec, M., Canceil, O., Woodhams, B., Etienne, S., et al., 2014. Prevalence of antiphospholipid antibodies in psychiatric patients users and non-users of antipsychotics. Br. J. Haematol. 164 (2), 272−279.

Dietrich-Muszalska, A., Rabe-Jablonska, J., Nowak, P., Kontek, B., 2010a. The first-and second-generation antipsychotic drugs affect ADP-induced platelet aggregation. World J. Biol. Psychiatry 11 (2−2), 268−275.

Dietrich-Muszalska, A., Rabe-Jabłońska, J., Olas, B., 2010b. The effects of the second generation antipsychotics and a typical neuroleptic on collagen-induced platelet aggregation in vitro. World J. Biol. Psychiatry 11 (2−2), 293−299.

Ehrlich, S., Leopold, K., Merle, J.V., Theophil, I., Haag, W., Lautenschlager, M., et al., 2012. Trajectories of agouti-related protein and leptin levels during antipsychotic-associated weight gain in patients with schizophrenia. J. Clin. Psychopharmacol. 32 (6), 767−772.

EINSTEIN-PE Investigators, Buller, H.R., Prins, M.H., Lensin, A.W., Decousus, H., Jacobson, B.F., et al., 2012. Oral rivaroxaban for the treatment of symptomatic pulmonary embolism. N. Engl. J. Med. 366, 1287−1297.

Findik, S., Erkan, M.L., Selcuk, M.B., Albavrak, S., Atici, A.G., Doru, F., 2002. Low-molecular weight heparin versus unfractionated heparin in the treatment of patients with acute pulmonary thromboembolism. Respiration 69, 440−444.

Freund, Y., Rousseau, A., Guyot-Rousseau, F., Claessens, Y.E., Hugli, O., Sanchez, O., et al., 2015. PERC rule to exclude the diagnosis of pulmonary embolism in emergency low-risk patients: study protocol for the PROPER randomized controlled study. Trials 16 (1), 537.

Hagg, S., Bate, A., Stahl, M., Spigset, O., 2008. Association between venous thromboembolism and antipsychotics. A study of the WHO database of adverse drug reactions. Drug Saf. 31, 685−694.

Hamanaka, S., Kamijo, Y., nagai, T., Kurihara, K., Tanaka, K., Soma, K., et al., 2004. Massive pulmonary thromboembolism demonstrated at necropsy in Japanese psychiatric patients treated with neuroleptics including atypical antipsychotics. Circ. J. 68, 850−852.

Heit, J.A., Ofallon, W.M., Petterson, T.M., Lohse, C.M., Silverstein, M.D., Mohr, D.N., et al., 2002. Relative impact of risk factors for deep vein thrombosis and pulmonary embolism: a population-based study. Arch. Intern. Med. 162, 1245−1248.

Hill, M.A., MacRedmond, R., Hollywood, P., O'Neill, S., Morgan, R., 2008. Massive pulmonary emboli associated with olanzapine. Ir. Med. J. 101, 186.

Howard, L., Salooja, N., 2011. Outpatient management of pulmonary embolism. Lancet 378, 5−6.

Ishioka, M., Yasui-Furukori, N., Sugawara, N., Furukori, H., Kudo, S., Nakamura, K., 2015. Hyperprolactinemia during antipsychotics treatment increases the level of coagulation markers. Neuropsychiatr. Dis. Treat. 11, 477.

Jeding, I., Evans, P.J., Akanmu, D., Dexter, D., Spencer, J.D., Aruoma, O.I., et al., 1995. Characterization of the potential antioxidant and pro-oxidant actions of some neuroleptic drugs. Biochem. Pharmacol. 49 (3), 359−365.

Jönsson, A.K., Spigset, O., Hägg, S., 2012. Venous thromboembolism in recipients of antipsychotics: incidence, mechanisms and management. CNS Drugs 26 (8), 649−662.

Kahn,, S., Lim, W., Dunn,, A.S., Cushman,, M., Dentali,, F., Akl,, E.A., et al., 2012. Prevention of VTE in nonsurgical patients: antithrombotic therapy and prevention of thrombosis, 9th ed: American College of Chest Physicians Evidence-Based Clinical Practice Guidelines. Chest 141 (2 Suppl.), 195S−225S.

Kaye, S.M., Pietilainene, K.H., Kotronen, A., Joutsi-Korhonen, L., Kaprio, J., Yki-Jarvinen, H., et al., 2012. Obesity-related derangements of coagulation and fibrinolysis: a study of obesity-discordant monozygotic twin pairs. Obesity 20, 88−94.

Kearon, C., Akl, E.A., 2014. Duration of anticoagulant therapy for deep vein thrombosis and pulmonary embolism. Blood 123, 1794−1801.

Kline, J.A., Courtney, D.M., Kabrhel, C., Moore, C.L., Smithline, H.A., Plewa, M.C., et al., 2008. Prospective multicenter evaluation of the pulmonary embolism rule-out criteria. J. Thromb. Haemost. 6 (5), 772−780.

Konstantinides, S., 2014. 2014 ESC Guidelines on the diagnosis and management of acute pulmonary embolism. Eur. Heart J. 35, 3145−3151.

Lapner, S.T., 2013. Diagnosis and management of pulmonary embolism. BMJ 346, f757.

Larsen, H.H., Ritchie, J.C., McNutt, M.D., Musselman, D.L., 2011. Pulmonary embolism in a patient with catatonia: an old disease, changing times. Psychosomatics 52, 387−391.

Le Gal, G., Righini, M., Roy, P.M., Sanchez, O., Aujesky, D., Bounameaux, H., et al., 2006. Prediction of pulmonary embolism in the emergency department: the revised Geneva score. Ann. Intern. Med. 144, 165−171.

Le Gal, G., Righini, M., Wells, P.S., 2015. D-dimer for pulmonary embolism. JAMA 313, 1668−1669.

Leblanc, M., Paul, N., 2010. V/Q SPECT and computed tomographic pulmonary angiography. Semin. Nucl. Med. 40, 426−441.

Levin, D., Seo, J.B., Kiely, D.G., Hatabu, H., Gefter, W., van Beek, E.J.R., et al., 2015. Triage for suspected acute pulmonary embolism: think before opening Pandora's box. Eur. J. Radiol. 84 (6), 1202−1211 (epub).

Manu, P., Dima, L., Shulman, M., Vancampfort, D., De Hert, M., Correll, C.U., 2015. Weight gain and obesity in schizophrenia: epidemiology, pathobiology, and management. Acta Psychiatr. Scand. 132 (2), 97−108 (epub).

McInerney, S.J., McDonald, C., 2012. Idiopathic pulmonary thromboembolism in the course of intensive psychiatric inpatient care: case report and treatment guidelines. BMJ Case Rep. 2012, (epub).

Mos, I.C., Douma, R.A., Erkens, P.M., Kruip, M.J., Hovens, M.M., van Houten, A.A., et al., 2014. Diagnostic outcome management study in patients with clinically suspected recurrent acute pulmonary embolism with a structured algorithm. Thromb. Res. 133, 1039−1044.

Munoli, R.N., Praharaj, S.K., Bhat, S.M., 2013. Clozapine-induced recurrent pulmonary thromboembolism. J. Neuropsychtry Clin. Neurosci. 25, 3.

Pandya, H.N., Keyes, M.J., Christenson, B.C., 2007. Electroconvulsive therapy in a schizophrenic patient with neuroleptic malignant syndrome and pulmonary embolism: a case report. Psychiatry (Edgmont) 4 (4), 21.

Parker, C., Coupland, C., Hippisley-Cox, J., 2010. Antipsychotic drugs and risk of venous thromboembolism: nested case-control study. BMJ 341, c4245.

Parkin, L., Skegg, D.C., Herbison, G.P., Paul, C., 2003. Psychotropic drugs and fatal pulmonary embolism. Pharmacoepidemiol. Drug Saf. 12, 647−652.

Penaloza, A., Verschuren, F., Meyer, G., Quentin-Georget, S., Soulie, C., Thys, F., et al., 2013. Comparison of the unstructured gestalt, the Wells score, and the revised Geneva score to estimate pretest probability for suspected pulmonary embolism. Ann. Emerg. Med. 62, 117−126.

Piazza, G., 2015. Beyond Virchow's triad: does cardiovascular inflammation explain the recurrent nature of venous thromboembolism? Vasc. Med. 20, 102−104.

Qaseem, A., Chou, R., Humphrey, L.L., Starkey, M., Shekelle, P., Clinical Guideline Committee of the American College of Physicians, 2011. Venous thromboembolism prophylaxis in hospitalized patients: a clinical practice guideline from the American College of Physicians. Ann. Intern. Med. 155, 625−632.

Reuwer, A.Q., Nieuwland, R., Fernandez, I., Goffin, V., van Tiel, C.M., Schaap, M.C., et al., 2009. Prolactin does not affect human platelet aggregation or secretion. Thromb. Haemost. 101 (6), 1119−1127.

Reynaud, Q., Lega, J.C., Mismetti, P., Chapelle, C., Wahl, D., Cathébras, P., et al., 2014. Risk of venous and arterial thrombosis according to type of antiphospholipid antibodies in adults without systemic lupus erythematosus: a systematic review and meta-analysis. Autoimmun. Rev. 13 (6), 595−608.

Righini, M., Van Es, J., Den Exter, P.L., Roy, P.M., Verschuren, F., Ghuysen, A., et al., 2014. Age-adjusted D-dimer cutoff levels to rule out pulmonary embolism: the ADJUST-PE study. JAMA 311, 1117−1124.

Samad, F., Ruf, W., 2013. Inflammation, obesity, and thrombosis. Blood 122, 3415−3422.

Schäfer, K., Konstantinides, S., 2014. Mechanisms linking leptin to arterial and venous thrombosis: potential pharmacological targets. Curr. Pharm. Des. 20 (4), 635−640.

Şengül, M.C., Kaya, K., Yilmaz, A., Şengül, C., Serinken, M., 2014. Pulmonary thromboembolism due to paliperidone: report of 2 cases. Am. J. Emerg. Med. 32 (7), 814.e1−814.e2.

Simonneau, G., Sors, H., Charbonnier, B., Page, Y., Laaban, J.P., Azarian, R., et al., 1997. A comparison of low-molecular weight heparin with unfractionated heparin for acute pulmonary embolism. The THESEE Study Group. Tinzaparine ou Heparine Standard: Evaluations dans l'Embolie Pulmonaire. N. Engl. J. Med. 337, 663−669.

Spencer, A., Cawood, T., Frampton, C., Jardine, D., 2014. Heparin-based treatment to prevent symptomatic deep venous thrombosis, pulmonary embolism or death in general medical inpatients is not supported by best evidence. Intern. Med. J. 44, 1054−1065.

Stein, P.D., Matta, F., Goldman, J., 2011. Obesity and pulmonary embolism: the mounting evidence of risk and the mortality paradox. Thromb. Res. 128, 518−523.

Stojanovich, L., Djokovic, A., Kontic, M., 2015. Antiphospholipid-mediated thrombosis: interplay between type of antibodies and localisation of lung, and cardiovascular incidences in primary antiphospholipid syndrome. Clin. Exp. Rheumatol. 33 (4), 531−536.

Stuijver, D.J., Debeij, J., van Zaane, B., Dekkers, O.M., Smit, J.W., Büller, H.R., et al., 2012. Levels of prolactin in relation to coagulation factors and risk of venous thrombosis. Results of a large population-based case-control study (MEGA-study). Thromb. Haemost. 108 (3), 499.

Toringhibel, M., Adam, T., Arghir, O.C., Gima, E., 2011. Acute massive pulmonary embolism associated with olanzapine therapy and no significant personal history in a young male— case report and literature review. Pneumologia 60, 82−84.

Tripp, A.C., 2011. Nonfatal pulmonary embolus associated with clozapine treatment: a case series. Gen. Hosp. Psychiatry 33, 85e5−85e6.

Urban, A., Masopust, J., Malý, R., Hosak, L., Kalnicka, D., 2007. Prolactin as a factor for increased platelet aggregation. Neuroendocrinol. Lett. 28 (4), 518−523.

Van Belle, A., Buller, H.R., Huisman, M.V., Kaasiager, K., Kamphuisen, P.W., Kramer, M.H., et al., 2006. Effectiveness of managing suspected pulmonary embolism using an algorithm combining clinical probability, D-Dimer testing, and computed tomography. JAMA 295, 172−179.

van Bellen, B., Bmaber, L., Correa de Cravalho, F., Prins, M., Wang, M., Lensing, A.W., 2014. Reduction in the length of stay with rivaroxaban as a single-drug regimen for the treatment of deep vein thrombosis and pulmonary embolism. Curr. Med. Res. Opin. 30, 829−837.

Walker, A.M., Lanza, L.L., Arellano, F., Rothman, K.J., 1997. Mortality in current and former users of clozapine. Epidemiology 8 (6), 671−677.

Wallaschofski, H., Eigenthaler, M., Kiefer, M., Donne, M., Hentschel, B., Gertz, H.J., et al., 2003. Hyperprolactinemia in patients on antipsychotic drugs causes ADP-stimulated platelet activation that might explain the increased risk for venous thromboembolism: pilot study. J. Clin. Psychopharmacol. 23 (5), 479−483.

Wells, P.S., Anderson, D.R., Rodger, M., Ginsberg, J.S., Kearon, C., Gent, M., et al., 2000. Derivation of a simple clinical model to characterize patients probability of pulmonary embolism: increasing the models utility with the SimpliRED D-dimer. Thromb. Haemost. 83, 416−420.

Wells, P.S., Anderson, D.R., Rodger, M., Stiell, J., Dreyer, J.F., Barnes, D., et al., 2001. Excluding pulmonary embolism at bedside without diagnostic imaging: management of patients with suspected pulmonary embolism presenting to the emergency department by using a simple clinical model and D-dimer. Ann. Intern. Med. 135, 98−107.

Wolberg, A.S., Aleman, M.M., Leiderman, K., Machlus, K.R., 2012. Procoagulant activity in hemostasis and thrombosis: Virchow's triad revisited. Anesth. Analg. 114 (2), 275−285.

Yoo, H.H., Queluz, T.H., El Dib, R., 2014. Outpatient versus inpatient treatment for acute pulmonary embolism. Cochrane Database Syst. Rev. 11, CD010019. Available from: http://dx.doi.org/10.1002/14651858.CD010019.pub2.

Zarrabi, M.H., Zucker, S., Miller, F., Derman, R.M., Romano, G.S., Hartnett, J.A., et al., 1979. Immunologic and coagulation disorders in chlorpromazine-treated patients. Ann. Intern. Med. 91 (2), 194−199.

Zornberg, G.L., Jick, H., 2000. Antipsychotic drug use and risk of first-time idiopathic venous thromboembolism: a case-control study. Lancet 356, 1219−1223.

第四章

体位性低血压

4.1 流行病学

4.1.1 患病率

直立性低血压或体位性低血压的定义为站立位 2～5min 内出现以下一项或多项标准：①收缩压下降≥20mmHg；②舒张压下降≥10mmHg；③出现脑供血不足的症状（Michelsen and Meyer，2007；Drici and Priori，2007；Casey，1997；Consensus Statement，1996）。它是使用抗精神病药期间出现的最为常见的心血管副作用之一，因此使用抗精神病药期间要缓慢滴定，让患者以小剂量维持一段时间，可以减少体位性低血压的发生。很多情况下，由于出现体位性低血压，抗精神病药的剂量将无法增加至控制精神症状的最佳剂量。体位性低血压与神经退行性疾病、老年体弱患者、慢性心脏病、高血压和糖尿病密切相关。识别增加体位性低血压的相关因素并给予恰当的治疗，可以减小由抗精神病药使用所带来的严重的药物副作用。这篇综述列举了抗精神病药产生体位性低血压的危险因素，并提供了综合的治疗方案。文献通过美国生物医学文献数据库对 1977—2015 年的文献进行检索，检索的关键词为：抗精神病药和体位性低血压。在这篇综述中也列举了抗精神病药副作用的相关临床数据实验及检索的参考文献。在关于体位性低血压的治疗建议中指出体位性低血压常继发于三环类抗抑郁药或单胺氧化酶抑制剂使用，或继发于自主神经衰竭。

所有抗精神病药都与体位性低血压相关（Michelsen and Meyer，2007；Drici and Priori，2007；Casey，1997），但是不同药物引起体位性低血压的发病率和严重程度各不相同。使用抗精神病药后出现体位性低血压的发病率，可见如下描述。值得注意的是，由于人口学特征的差异及我们使用不同的评估方法，我们需要以更加谨慎的态度去看待这些研究的数据结果。

该研究由联邦政府资助，其绝大多数数据资源由抗精神病药干预效果临床实验研究（CATIE）提供。项目比较了非典型抗精神病药与第一代抗精神病

71

药（以中效吩噻嗪类，奋乃静为代表）的相对有效性和耐受性。希望了解是否非典型抗精神病药优于传统抗精神病药。表 4-1 显示了参与 CATIE 研究 1～3 阶段的精神分裂症患者出现体位性低血压的比例（Lieberman et al，2005；McEvoy et al，2006；Stroup et al，2006，2007，2009）。其中使用氯氮平和喹硫平出现体位性低血压的发病率最高，分别高达 24% 和 27%，可能是由于这两个药物均对 α_1- 肾上腺素受体有高亲和力。最近一项随机对照试验发现抗精神病新药伊潘立酮导致的体位性低血压发病率为 19.5% 最高（而服用安慰剂的患者仅为 8.3%）（Citrome，2009a），在另一项研究中显示服用帕立哌酮、鲁拉西酮和阿塞那平后的体位性低血压的发生率均小于 2%（Product Information，2013；Meltzer et al，2008；Citrome，2009b）。

吩噻嗪类抗精神病药氯丙嗪和硫利达嗪为低效价药物（低效阻断多巴胺 D_2 受体），虽然相关的研究数据很少，但通常被认为是最可能引起体位性低血压的传统抗精神病药（Casey，1997）。高效价吩噻嗪类抗精神病药（如奋乃静，洛沙平，三氟拉嗪，氟奋乃静和硫代噻吩）（Casey，1997；Michelsen and Meyer，2007；Mackin，2008；Swett et al，1977；Bishop and Gallant，1970；Gershon et al，1970；Hansen et al，1997；Simpson and Cuculic，1976）引起体位性低血压的研究数据几乎没有，通常认为他们是不引起体位性低血压的。在伊潘立酮的那项随机对照研究中，作为对照组的氟哌啶醇引起体位性低血压的发病率为 15.3%，而服用安慰剂的患者仅为 8.3%（Weiden et al，2008）。

研究认为肌内注射通常比口服给药造成血药浓度升高更快（Product Information，2014a；Curry，1971），所以理论上肌内注射的给药方式也更可能引起体位性低血压。一个大型研究涉及了 2 011 个样本，研究比较了肌内注射奥氮平与其他传统抗精神病药（主要为氟哌啶醇），评估肌内注射的安全性及副作用。在接受奥氮平肌内注射的患者中仅有 2.4% 出现体位性低血压，而在接受其他药物肌内注射的患者中为 4.2%（Chandrasena et al，2009）。关于其他抗精神病药肌内注射安全性的相关数据几乎没有。

在一个肌内注射氯丙嗪治疗偏头痛的试验中（剂量按照 1mg/kg 体重，最大剂量为 100mg），发现 18%（18/100）的患者出现了体位性低血压的症状（Iserson，1983）。研究中虽然没有提及体位性低血压发生的频率，但是这是氯丙嗪最常见的副作用。这个研究比较了 2 组，每组 50 个激越患者，分别给予氟哌啶醇注射及氯丙嗪注射，比较二组的疗效，在氟哌啶醇的药物副作用中没有体位性低血压（Ritter et al，1972）。

CATIE 试验的介绍：将精神分裂症随机分为不同的药物治疗组，在不同的治疗阶段发生服用不同的药物出现体位性低血压的百分比不同。

表 4-1　CATIE 试验 1～3 阶段发生体位性低血压的百分比

CATIE 研究	阿立哌唑	氯氮平	2 种药	癸氟奋乃静注射液	奥氮平	奋乃静	喹硫平	利培酮	齐拉西酮
阶段	—	—	—	—	9	11	11	11	13
阶段 1					8		18	3	
阶段 2					7		13	6	4
阶段 2E		12			5		27	6	
阶段 3	6	24	10	0	10	0	12	0	8

4.1.2　遗传易感性

患者使用抗精神病药后出现体位性低血压和晕厥的遗传风险目前尚没有得到数据支持。研究发现由于各种细胞色素 P450 酶中基金编码发生突变，使得药物的代谢受到影响，药物蓄积后会出现这种药物不良反应。一项研究表明，在 180 例服用氯氮平的患者中，其基因分型为 *CYP1A221545C*，其中拥有 T 多态性（rs2470890），也就是说有 *TT* 基因型的患者比具有野生基因型的患者更容易发生体位性低血压，且症状更频繁、更严重（82% vs 71%）（但是统计结果无显著性差异）。研究人员表明，以上结果只是初步的结论，仍需通过较大的样本来确定这种多态性对使用氯氮平后出现不良反应的影响（Viikki et al，2014）。

4.2　病理学

当人从仰卧位起立会使 0.5～1L 的血液流入下肢和内脏循环，使静脉回流和心室充盈血量减少，使每搏输出量和心输出量下降。位于主动脉弓和颈动脉窦的压力感受器，检测到血压下降并激活交感神经系统，通过肾上腺素释放增加，激活突触后膜介导的血管平滑肌细胞上的 α_1- 肾上腺素受体，导致全身血管阻力增加。通过激活突触后心肌 β_1- 肾上腺素受体，使心肌收缩力增加、心率加快（Westfall and Westfall，2006a；Smith et al，1994）。这个反应有利于我们在改变姿势后维持血压。然而抗精神病药中的 α_1- 肾上腺素受体拮抗剂可以减弱全身血管阻力，从而导致体位性低血压的发生。伴随血压下降出现大脑灌注不足，患者主诉头昏或头晕、认知障碍、虚弱、头痛和视觉障碍等神经系统症状（Mets，1995）。

使用 α_1- 肾上腺素受体拮抗剂治疗年轻患者时多发生窦性心动过速，而其姿势血压变化很小，反映年轻患者具有足够自主神经反射。这在氯氮平的使用中特别常见，因为它是具有抗胆碱能受体的 α_1- 肾上腺素受体拮抗剂的抗精神病药,更容易发生心动过速(Young et al,1998)。而用 α₁- 肾上腺素受体拮抗剂治疗老年患者,体位性血压变化更加常见,而没有明显的心率增加,可能由于压力感受性反射随年龄增加而出现依赖性下降(Tonkin and Wing,1994; Laitinen et al,2004)。这解释了为何在老人群体中出现跌倒和其他不良反应。

4.3 临床与实验室特征

　　体位性低血压的症状是千变万化的,可能包括头晕、眩晕、认知障碍、乏力、头痛、视觉障碍(Mets,1995)。复杂的是,关于姿势性眩晕的主观报告与体位性低血压之间的相关性很弱(Ensrud et al,1992;Scalco et al,2000)。此外,由于精神病患者常有的一些阴性症状、偏执症状及思维形式障碍,他们往往无法有效地区分症状是否由脑供血不足所产生(Kaplan,1959)。另外,他们的抱怨可能显得离奇或看起来与体位性低血压没有关系。例如,一项报道描述了用氯丙嗪治疗 2 位患者后出现体位性低血压的表现类似于一种睡眠状态(Jefferson,1972)。体位性低血压的症状依赖于患者的主观报告,患者认识不足会增加并发症的风险。目前尚不明确如果定期检测体位性血压的变化是否会降低体位性低血压的并发症,但在住院患者中,在最初使用抗精神病药或快速滴定阶段都会密切而仔细地监测患者的体位性低血压。虽然体位性低血压被定义为急性、药物剂量相关的副作用,但有证据表明它也是一种慢性的副作用。一项研究报道,身体健康且持续稳定剂量服药达 6 个月的精神分裂症患者,有 77% 的人会出现体位性低血压(Silver et al,1990)。应在抗精神病药使用之前对体位性低血压潜在的危险因素进行全面评估。在了解患者既往史的时候,应特别注意是否存在影响病情的自主神经系统疾病和液体状态(表 4-2)。由于联合用药可能会影响血流动力学并增加体位性低血压的风险,因此评价患者的药物治疗方案非常重要。

表4-2 与自主神经功能障碍和脱水相关的疾病状态	
自主神经功能障碍(1996 年共识)(Bradley and Davis,2003;Figueroa et al,2010; Freeman,2008;Goldstein et al,2002; Jordan,2005;Jordan et al,2000)	脱水(Figueroa 等 2010;LaWall,1980; Pirke,1996)
糖尿病	厌食
酒精依赖	呕吐
帕金森病	腹泻
多系统萎缩	紧张症
单纯性自主神经衰竭	发热性疾病

4.3.1 自主神经衰竭

在自主神经衰竭中，交感神经系统的神经节后纤维不能释放足量的去甲肾上腺素以减轻体位性低血压带来的应激反应（Kaufmann，2002）。当患者有潜在或未识别的自主神经系统疾病时，在服用对 α_1- 肾上腺素受体高亲和力的抗精神病药时可出现严重的体位性低血压。自主神经功能障碍可能作为糖尿病神经病变或酒精性神经病变的结果（Silver et al，1990）。自主神经衰竭是突触核蛋白病中一种常见的表现形式：包含多种运动障碍，如帕金森病、路易体痴呆、多系统萎缩。低效价的药物如喹硫平和氯氮平等抗精神病药致锥体外系副作用的发病率较低，常用于控制帕金森病患者伴随的精神病症状（Friedman and Factor，2000），但是这种药物组合会升高体位性低血压的发病率，而且体位性低血压会随着药物的叠加作用和本身的疾病状态而加重。对于那些慢性酒精依赖患者，糖尿病控制不佳的患者、运动障碍和其他疾病状态的自主神经衰竭患者，应仔细滴定其抗精神病药剂量。

4.3.2 脱水

那些低循环血浆容量的患者常处于肾上腺素能激活的状态以保障有足够的心输出量。这种状态可以通过加入 α_1- 肾上腺素受体阻滞剂来补偿。例如一位 45 岁的患者因精神分裂症急性加重而出现在急诊室（LaWall，1980）。她得到 200mg 氯丙嗪用于治疗激越，随后出现 30min 晕厥。她的心率加快，并出现严重的低血压和昏迷。作者在报道中假设导致患者出现严重的低血压及晕厥的原因可能为氯丙嗪 α_1- 肾上腺素受体阻滞剂的叠加效应和患者的低血浆容量状态所致。对于急诊医生而言，认识到药物的相互作用是非常重要的，因为患者在到达急诊室之前常常未进食或未给予足够的液体摄入，而这些原因会导致低血浆容量状态的出现。患者进入急诊室后，会给予较高初始剂量的抗精神病药，并常通过肌内注射给药，所以对于那些营养不良、紧张症，有呕吐或腹泻既往史的患者，医生应特别注意其体液平衡。治疗脱水的精神病患者，肌内注射给予 a_1 低亲和力的抗精神病药如氟哌啶醇，齐拉西酮或阿立哌唑比氯丙嗪或奥氮平更安全。

4.3.3 药物与药物的相互作用

在治疗前评估患者的药物治疗方案是必需的，因为药物相互作用（如抗高血压药和抗精神病药联用）可引起或加重体位性低血压。大多数药物相互作用是源于药效学而不是药代动力学，因为相互作用可以改变血流动力学而出现严重的姿势性血压变化（表 4-3）。合并使用其中之一的药物可能会增加体位性低血压的风险或程度。导致体位性低血压的高风险药物包括 β- 肾上腺素受体阻滞剂,利尿剂,钙通道阻断剂和 α$_2$- 肾上腺素受体激动剂(Thomas et al,1965;Bradley and Davis,2003;Aronow,2009)。所有抗高血压药物都可能会使老年患者出现症状性体位性低血压(Aronow,2009)。

表4-3 导致体位性低血压的非精神病药物

机制	药物与药物种类
变时性与变力性的负向作用	β- 肾上腺素受体阻滞剂(普萘洛尔、美托洛尔、阿替洛尔)(Westfall and Westfall,2006a),非二氢吡啶类,钙通道阻滞剂(地尔硫䓬、维拉帕米)(Weber,2002)
降低全身血管阻力	α$_1$- 肾上腺素受体阻滞剂如良性前列腺增生常规用药(哌唑嗪,特拉唑嗪,多沙唑嗪)(Westfall and Westfall,2006a),三环类抗抑郁药(Kranzler and Cardoni,1988;Maskall and Lam,1993;Forster,1989)和曲唑酮(Poon and Braun,2005);小动脉血管扩张剂(如肼屈嗪,米诺地尔)(Campese,1981);二氢吡啶钙通道阻断剂(如氨氯地平,硝苯地平)(Weber,2002;Campese,1981);血管紧张素转化酶抑制剂(赖诺普利,依那普利),血管紧张素Ⅱ受体拮抗剂(氯沙坦,缬沙坦)(Wong et al,2004);阿片类物质(Thomas et al,1965;Crawford et al,1996;Chambers,1988);磷酸二酯酶5抑制剂(如西地那非)(Prisant,2006);酒精(Chaudhuri et al,1994;Narkiewicz et al,2000)
减少前负荷	硝酸盐类抗心绞痛药物(单硝酸异山梨酯,硝酸甘油)(Fung,2004)
减少交感神经流出	α$_2$- 肾上腺素受体激动剂(如可乐定,胍法辛)(MacMillan et al,1996),苯二氮䓬类,特别是肠胃外给药(Lindqvist et al,1996;van den Berg et al,1996),多巴胺激动剂(如普拉克索,罗匹尼罗)和左旋多巴(Durrieu et al,1991;Haapaniemi et al,2000)
血管内容积减少	利尿剂(如呋塞米,氢氯噻嗪)(Poon and Braun,2005)
肾上腺素能末梢的去甲肾上腺素耗竭	单胺氧化酶抑制剂(Haapaniemi et al,2000;Turkka et al,1997;Churchyard et al,1997)

4.3.3.1 β- 肾上腺素受体阻滞剂

β- 肾上腺素受体阻滞剂通常用于治疗抗精神病药引起的静坐不能,所以意识到这种药效学的相互作用非常重要。β- 肾上腺素受体阻滞剂拮抗心肌细胞 β$_1$- 肾上腺素受体从而降低心率和心脏收缩力,可以降低心输出量(Westfall and Westfall,2006b)。如果患者正在服用 α$_1$- 肾上腺素受体高亲和力的抗精神病药,β- 肾上腺素受体阻滞剂会减轻 α$_1$- 肾上腺素受体阻滞剂的补偿性上升作用（如心肌收缩及心率加快）。交感神经反射损害可能会降低患者的耐受姿势改变的能力，从而导致晕厥或近晕厥。

许多报道指出用氟哌啶醇及普萘洛尔治疗后，晕厥会出现正性反弹（Alexander et al，1984），而用氯丙嗪和普萘洛尔治疗后出现严重的体位性低血压（Vestal et al，1979）。虽然氯丙嗪与普萘洛尔之间有小的药代动力学相互作用，但最有可能解释体位性低血压原因是 α_1- 肾上腺素受体阻滞剂（氯丙嗪）和 β- 肾上腺素受体阻滞剂之间的药效学相互作用。一项研究表明一个没有精神障碍的高血压患者，联合使用哌唑嗪（一种高效 α_1- 肾上腺素受体拮抗剂），在给予单次剂量的哌唑嗪后使用一种 β- 肾上腺素受体阻滞剂时会出现严重的体位性低血压（Seideman et al，1982），作者建议对于那些服用 β- 肾上腺素受体阻滞剂的患者开始服用 α_1- 肾上腺素受体阻滞剂时应使用较低剂量。让我们对这个研究做一个理性的拓展，对那些正在接受 β- 肾上腺素受体阻滞剂治疗的患者，当开始服用抗精神病药时，需要小心滴定，开始用药应使用较低剂量的剂型，缓慢调整药物剂量，并对 β- 肾上腺素受体阻滞剂治疗进行严格监测。年轻患者在服用抗精神病药，特别是氯氮平时，往往会出现反射性心动过速而无体位性低血压（Young et al，1998）。一些作者推荐使用低剂量普萘洛尔来治疗抗精神病药引起的反射性心动过速（Young et al，1998；Freitas et al，2000；Raj et al，2009）。然而，特别需要注意的是，窦性心动过速是对抗精神病药的血流动力学作用的补偿性反应（Bradley and Davis，2003），可以维持心输出量血压。当加入 β- 肾上腺素受体阻滞剂将进一步削弱交感神经系统的压力反射。

4.3.3.2　α_2- 肾上腺素受体激动剂的应用

α_2- 肾上腺素受体激动剂（如可乐定、胍法辛、甲基多巴）刺激脑干突触前的 α_2- 肾上腺素受体导致交感神经流出减少出现血管舒张和心率下降（Westfall and Westfall，2006b）。当患者再次服用具有高水平的 α_1- 肾上腺素受体拮抗的抗精神病药，可能无法耐受体位改变，因 α_2- 肾上腺素受体激动剂治疗使交感神经反射受损。Fruncillo 报道了两名患者服用可乐定和典型的抗精神病药（一名患者服用氯丙嗪和另一名患者服用氟哌啶醇）后出现严重低血压（Fruncillo et al，1985）。

4.3.3.3　α_1- 肾上腺素受体拮抗剂的应用

哌唑嗪可以用来治疗创伤后应激障碍患者出现的噩梦，多沙唑嗪，特拉唑嗪，阿夫唑嗪，盐酸坦洛新和西洛多辛通常用于治疗良性前列腺增生症（BPH）。虽然，目前没有病例报道记录此种药物间的相互作用，但同时使用两

种 α_1- 肾上腺素受体拮抗剂类药物（如哌唑嗪和氯氮平）可能增加体位性低血压的风险。

α_{1A}- 肾上腺素受体可以调节平滑肌张力，它作用于膀胱颈和前列腺收缩血管平滑肌，α_{1B}- 肾上腺素受体也可以调控血管平滑肌收缩，α_{1D}- 肾上腺素受体控制膀胱平滑肌收缩并支配骶脊神经。多沙唑嗪，特拉唑嗪和阿夫唑嗪对 α_1- 肾上腺素受体三种亚型都具有相似的亲和力。坦洛新和西洛多辛可选择性阻断 α_{1A}- 肾上腺素受体，对 α_{1B}- 肾上腺素受体具有低亲和力，虽然体位性低血压的可能性低，但依然存在风险（Schwinn and Roehrborn，2008；Cantrell et al，2010）。当联合使用抗精神病药及抗前列腺增生药物时，规定使用坦洛新和西洛多辛用于 BPH 以减轻 α_1- 肾上腺素受体所带来的体位性低血压风险。

4.3.3.4　血管紧张素转化酶抑制剂的应用

抗精神病药与血管紧张素转化酶抑制剂联合使用可导致严重的体位性低血压。当给正在服用依那普利和地尔硫䓬的患者使用氯氮平时，可出现晕厥。如果仍需滴定氯氮平至 800mg/d，需要减少依那普利剂量（Aronowitz et al，1994）。在另一种情况下，联合给予卡托普利和氯丙嗪时也导致体位性低血压和晕厥。这种副作用在分别给药时没有出现（White，1986）。

4.3.4　并发症和严重后遗症

体位性低血压最广为人知的并发症是晕厥，它可能会导致骨折和颅内出血。但体位性低血压也与短暂性脑缺血发作、缺血性脑卒中，心肌梗死和死亡相关（Rosati，1964；Rutan et al，1992；Masaki et al，1998；Eigenbrodt et al，2000；Rose et al，2006）。

4.3.5　死亡或永久性残疾的危险分层

最近一项关于前瞻性观察性研究的荟萃分析报道了流行性体位性低血压与突发主要心脏和脑血管事件不良反应和死亡之间的关系。发现全因死亡风险显著增加[风险比（RR）1.50，95%CI：1.24～1.81]，以及冠心病（RR=1.41，95%CI：1.22～1.63），心力衰竭（RR=2.25，95%CI：1.52～3.33）和卒中（RR=1.64，95%CI：1.13±2.37）（Ricci et al，2015），并在大规模试验中检查抗精神病药和心源性猝死的关系，自主神经功能障碍被认为是可能的病因学因素（Ray et al，2009）。尚不清楚原发性静脉血栓形成是否增加了缺血并发症和死亡率的风险，但可能与低灌注引起的先前存在的动脉硬化失代偿有关。鉴于体位性低血压与血管并发症如心肌梗死和卒中之间的关联，建议在患有心血管疾病危险因素的患者中避免应用具有高度体位性低血压发生率的抗精神病药。考虑到代谢综合征和 QT 间期延长的风险,在该患者群体中进行抗精神病药的选择将进一步复杂化。遗憾的是,没有这些副作用的药物不存在。鉴于许多不利的心血管作用,抗精神病药应在有强适应证的情况下用于有心血管疾病危险因素的患者。

4.4　预防与管理

4.4.1　抗精神病药的选择

在具有抗精神病药治疗强适应证和倾向于体位性低血压(如老年患者、脱水并具有自主神经功能障碍或服用影响血流动力学药物的患者)的患者中,谨慎选择抗精神病药和延长剂量滴定是必要的。避免使用强效的 α_1- 肾上腺素受体拮抗剂如氯丙嗪、氯氮平、喹硫平和伊洛培酮是理想的,但可能不可行。例如,在治疗帕金森病的精神病中,低效价抗精神病药如喹硫平或氯氮平是减轻帕金森综合征恶化的危险所必需的。在这种情况下,可能最低初始剂量(氯氮平或喹硫平 12.5mg/d)和延长的滴定时间是必要的,这样可使偏瘫和帕金森综合征恶化风险到最低。

4.4.2　抗精神病药重新服用

当患者停用药物时,临床医生通常会让患者按照以前的剂量重新开始服药,或者迅速升高剂量。这种方法对于氯氮平来说是危险的,因为存在癫痫发作和严重的晕厥风险。氯氮平有一个黑盒警告,指出氯氮平的快速加量可引起严重的体位性低血压,导致心脏或呼吸停止。如果治疗中断两天或更长时间,应以起始剂量重新服用氯氮平,每日 12.5~25mg/d(Product Information Clozapine,2014b)。快速重建其他抗精神病药治疗剂量的安全性可以从评估快速初始剂量升高方案的研究中获得。喹硫平可以 100mg 的剂量每日两次开始,随后 200mg/d 的剂量增加(Smith et al,2005;Boidi and Ferro,2007)。奥氮平(Karagianis et al,2001;Baker et al,2003)和利培酮(Feifel et al,2000)也可以分开剂量分别以每日多达 40mg 和 6mg 的剂量安全启动。

4.4.3　抗精神病药给药频率

官方标签上每日两次给药的抗精神病药(如喹硫平、齐拉西酮、阿替那定、伊立替宁)通常被每日一次的频率给予患者,以增强依从性。然而,给药频率的变化导致药代动力学特征的变化,这可能增加体位性低血压的风险。在一项试验性研究中,评估了每日一次和每日两次的喹硫平给药方案的相对安全性，患者（n=21）首先使用喹硫平，并在 4 周内滴定至 400 或 600mg/d，然后随机分至每日一次或每日两次给药组，连续给药 4 周。然后将两个给药组交叉 4 周。在加量期，4/21（19%）患者发生症状性体位性低血压，其中 2 例（10%）患者在交叉期间出现症状性体位性低血压复发（Chengappa et al，2003）。这可能表明给药频率的变化（不改变总的每日剂量）可能增加症状性体位性低血压的风险。将给药频率从每日两次给药改为每日一次给药导致更高的峰值血药浓度和更高的峰 - 谷变异性。当采用每日一次给予喹硫平和氯氮平的给药方案，患者出现体位性低血压时，在一天内多次给药，通过降低峰值血浆浓度和峰谷变异性，通常能有效地改善体位性低血压症状。通过使用延长释放的剂型也可以使体位性低血压的风险最小。与喹硫平的即刻释放剂型相比，喹硫平缓释剂具有延长的药物释放期，导致药物血浆浓度降低和峰 - 谷变异性较低（Figueroa et al，2009）。

当抗精神病药在一天中以多次给药的形式给患者时，临床医生可能能够更积极地滴定剂量。对非典型抗精神病药初始剂量快速升级方案的评估支持了这种策略。在这些研究中，使用每日多次给药方案，喹硫平快速给药，在 4d 内到达 800mg（Pae et al，2007；Boidi and Ferro，2007；Smith et al，2005；Baker et al，2003），奥氮平给药，24h 加至 40mg（Baker et al，2003；Karagianis et al，2001）和利培酮给药，24h 内加至 6mg（Feifel et al，2000）是可行的。

4.4.4　非药物治疗

应建议所有患者避免突然改变姿势，特别是早晨起床时。应告知患者体力活动、摄入含酒精的饮料、碳水化合物丰富的膳食以及暴露于高温可能会加重体位性低血压。用于施加轻微压力的腹带可以压缩腹部静脉床，减少体位性低血压的症状。早晨起床前应将腹带绑上，然后睡前取下，以避免睡眠期间的仰卧位高压，如果腹部压迫不足，则可以通过腿部加压进一步获益（Figueroa et al，2010）。

4.4.5　扩容

对于没有液体使用禁忌的患者，建议将液体摄入量增加至每日 1.25～2.5L（5～8 杯水）（Freeman，2008）。通过增加血管床的肾上腺素能动力，单次剂量的水可以迅速缓解患有自主神经衰竭的患者的体位性低血压症状（Jordan，2005）。在严重自主神经衰竭（多系统萎缩）患者（精神状态不限）中，使用 480ml 自来水，30～35min 内，收缩压平均最大升高（33±5）mmHg，作用持续 60min 以上（Jordan et al，2000）。经验证据表明，积极的摄入液体也是部分逆转体位性低血压的有效措施，这是通过抗精神病药的 α_1- 肾上腺素受体阻断作用实现的（LaWall，1980）。

　　建议对体位性低血压患者进行积极输液并且合并将盐摄入量加至每日 10g 钠（Freeman，2008）。有一项报道中，描述了加用精神科药物（曲唑酮，曲米帕明和苯乙嗪）期间出现症状性体位性低血压的患者，每日补充 1～2g 剂量的氯化钠可减少体位造成的血压变化和促进药物加量（Kranzler and Cardoni，1988）。如果无法食用咸的食物或汤，1g/ 片的氯化钠（Munjack，1948）是最合理的选择。有饮食禁忌的患者，比如具有高血压危险因素的体重超负荷（如充血性心力衰竭、肾脏或肝功能衰竭）的患者不应增加液体和盐摄入量（Bradley and Davis，2003；Figueroa et al，2010）。

4.4.6　药物治疗

　　对于有体位性低血压和脑灌注不足症状的患者、具有抗精神病药治疗有利指征的患者，以及对非药物疗法和抗精神病药剂量优化效果差的患者来说，可以保留药物治疗。药理学方法包括用氟氢化可的松或去氨加压素扩张血管内体积，以及用拟交感神经药物增强肾上腺素能。

4.4.6.1　氟氢化可的松

　　氟氢化可的松是一种合成的皮质类固醇，用于治疗肾上腺皮质功能不全，并且在说明书指征以外，还用于治疗自主神经衰竭引起的体位性低血压。历史上，氟氢化可的松用于治疗单胺氧化酶抑制剂的降血压作用（Aronow，2009；Westfall and Westfall，2006b）。Testani（1994）报道了两名服用氯氮平造成的症状性低血压患者，在应用非药物治疗失败后，使用氟氢化可的松治疗成功的案例。第一名患者是位 30 岁的偏执型精神分裂症患者。在使用 325mg/d 的氯氮平治疗 6 个月后，精神病症状轻度减少。将剂量增加到 350mg/d 时，经多次尝试，患者出现症状性的体位性低血压，尝试高腰丝袜和增加盐和液体摄入也不能避免。2 周内，从 0.1mg/d 氟氢化可的松开始逐渐加至 0.3mg/d。该剂量在 5 个月内能够防止体位性低血压并帮助氯氮平加量至 500mg/d。6 个月后，患者出现轻度仰卧位高血压，氟氢化可的松减少至 0.05mg/d，氟氢化可的松的实验性停用导致症状性体位性低血压再次出现。第二名患者是位 33 岁的未分化型精神分裂症患者，在氯氮平治疗 12 周后出现症状性的体位性低血压。尽管盐和液体摄入量增加，但是体位性低血压仍然持续。开始使用 0.1mg/d 的氟氢化可的松后症状部分改善，加至 0.2mg/d 后症状缓解（Testani，1994）。

　　根据这项报道，氟氢化可的松对抗精神病药导致症状性体位性低血压的患者来说是一个合理的治疗方法，与液体和其他非药物疗法没有影响。氟氢化可的松应以 0.1mg/d 的剂量开始,目标剂量为每日 0.3～0.4mg(Freeman,2008)。用药后症状改善至少需要 4～5d(Kaufmann,2002),因此加量应每周一次。尽管氟氢化可的松具有轻度的糖皮质激素活性(Schimmer and Parker,2006),尚没有精神疾病恶化的文献报道。较高的剂量可能导致水肿,流体过剩和充血性心力衰竭、糖尿病、低镁血症、低钾血症和仰卧位高血压。电解质和仰卧位血压的常规监测对使用氟氢化可的松的患者至关重要。糖尿病患者血糖监测应加强。当患者能够耐受治疗剂量的抗精神病药而没有症状性体位性低血压时,逐渐减量氟氢化可的松是合理的。对代谢综合征患者来说,试验性停药是特别合理的策略,因为氟氢化可的松有可能加重高血压和糖尿病。应监测患者在减药期间重新出现体位导致的血压变化和脑灌注不足症状。

4.4.6.2　去氨加压素

去氨加压素是用于治疗中枢性尿崩症的血管加压素类似物。鼻内给药(5～40μg/d)或口服给药(100～800μg/d)可有效减轻自主神经衰竭患者的晨起症状(Mathias et al,1986;Freeman,2008;Stumpf and Mitrzyk,1994)。遗憾的是,缺乏去氨加压素治疗抗精神病药引起的体位性低血压的有效性支持。另外,根据使用去氨加压素治疗精神分裂症患者服用氯氮平引起的尿失禁的经验,其安全性问题并不可取。它与严重的低钠血症和癫痫发作相关,特别是在不受监管的水摄入的患者(Sarma et al,2005)。鉴于没有文献支持治疗抗精神病药治疗的原发性静脉阻滞和严重副作用的可能性,因此不应将去氨加压素用作一线治疗。如果患者患有心力衰竭症状的病史或无法调控水的摄入和常规监测血清钠,则不应被视为该药物的候选者。

4.4.6.3　拟交感神经药物

对于适当的扩容后,症状性体位性低血压仍然存在的患者,推荐使用拟交感神经药物(Kaufmann,2002;Freeman,2008)。据报道,增强肾上腺素能的药物能用于治疗自主神经衰竭导致的体位性低血压,包括米多君、伪麻黄碱、去氧肾上腺素、精神兴奋剂、咖啡因、育亨宾和吡斯的明(Freeman,2008)。其中只有一例病例报道,描述了使用拟交感神经药物(米多君)治疗精神病引起的体位性低血压。米多君是美国食品药品管理局批准用于治疗体位性低血压的 α_1- 肾上腺素受体激动剂。尽管没有文献支持使用米多君用于抗精神病药引起的体位性低血压,但是病例报道显示出其对去甲替林继发的体位性低血压有效(Maskall and Lam,1993)。推荐的初始剂量为 2.5mg,每日 2～3 次;最大剂量为 10mg,每日 3 次。副作用包括仰卧位高血压、感觉异常、瞳孔扩张、瘙痒。有几例关于使用抗精神病药治疗帕金森病患者应用米多君引起肌张力障碍反应的报道（Castrioto et al，2008；Takahashi，2000），因此应密切监测患者的锥体外系症状。

4.4.7　预防

α_1-肾上腺素受体阻断与体位性低血压之间的关系是公认的。遗憾的是，临床医生容易忽视抗精神病药引起体位性低血压的作用。

由于阴性症状、偏执或思维障碍的原因，抗精神病药治疗的患者往往无法将脑供血不足的症状告知医生，因此常规的直立血压监测非常重要，特别是当抗精神病药刚给量并迅速加量时。在开始抗精神病药治疗之前，识别患者对体位性低血压的易感因素，如脱水、自主神经功能障碍和药物相互作用，可能使症状性体位性低血压发生率降到最低。患者教育，谨慎加量和非药物方法，包括增加液体摄取量和腹部加压带是通常有效的治疗方法。尽管采取了这些措施，仍出现症状性体位性低血压的患者，也可以考虑药物治疗如氟氢化可的松。一旦体位性低血压的症状缓解，临床医生可能会继续将抗精神病药加量至治疗剂量。当患者稳定时，可以在密切监测体位性低血压的复发的情况下，逐渐减少治疗体位性低血压的药物剂量。

参考文献

Alexander Jr., H.E., McCarty, K., Giffen, M.B., 1984. Hypotension and cardiopulmonary arrest associated with concurrent haloperidol and propranolol therapy. JAMA 252, 87−88.

Aronow, W.S., 2009. Treating hypertension in older adults: safety considerations. Drug Saf. 32, 111−118.

Aronowitz, J.S., Chakos, M.H., Safferman, A.Z., Lieberman, J.A., 1994. Syncope associated with the combination of clozapine and enalapril. J. Clin. Psychopharmacol. 14, 429−430.

Baker, R.W., Kinon, B.J., Maguire, G.A., Liu, H., Hill, A.L., 2003. Effectiveness of rapid initial dose escalation of up to forty milligrams per day of oral olanzapine in acute agitation. J. Clin. Psychopharmacol. 23, 342−348. Available from: http://dx.doi.org/10.1097/01.jcp.0000085406.08426.a8.

Bishop, M.P., Gallant, D.M., 1970. Loxapine: a controlled evaluation in chronic schizophrenic patients. Curr. Ther. Res. Clin. Exp. 12, 594−597.

Boidi, G., Ferro, M., 2007. Rapid dose initiation of quetiapine for the treatment of acute schizophrenia and schizoaffective disorder: a randomised, multicentre, parallel-group, open study. Hum. Psychopharmacol. 22, 299−306. Available from: http://dx.doi.org/10.1002/hup.844.

Bradley, J.G., Davis, K.A., 2003. Orthostatic hypotension. Am. Fam. Physician 68, 2393−2398.

Campese, V.M., 1981. Minoxidil: a review of its pharmacological properties and therapeutic use. Drugs 22, 257−278.

Cantrell, M.A., Bream-Rouwenhorst, H.R., Hemerson, P., Magera Jr., J.S., 2010. Silodosin for benign prostatic hyperplasia. Ann. Pharmacother. 44, 302−310. Available from: http://dx.doi.org/10.1345/aph.1M320.

Casey, D.E., 1997. The relationship of pharmacology to side effects. J. Clin. Psychiatry 58 (Suppl. 10), 55−62.

Consensus statement on the definition of orthostatic hypotension, pure autonomic failure, and multiple system atrophy. The Consensus Committee of the American Autonomic Society and the American Academy of Neurology. 1996 Neurology 46, 1470.

Castrioto, A., Tambasco, N., Rossi, A., Calabresi, P., 2008. Acute dystonia induced by the combination of midodrine and perphenazine. J. Neurol. 255, 767−768.

Chambers, J.A., 1988. The haemodynamic effects of morphine. Arch. Emerg. Med. 5, 124−125.

Chandrasena, R., Dvorakova, D., Lee, S.I., et al., 2009. Intramuscular olanzapine vs. intramuscular short-acting antipsychotics: safety, tolerability and the switch to oral antipsychotic medication in patients with schizophrenia or acute mania. Int. J. Clin. Pract. 63, 1249−1258. Available from: http://dx.doi.org/10.1111/j.1742-1241.2009.02116.x.

Chaudhuri, K.R., Maule, S., Thomaides, T., Pavitt, D., Mathias, C.J., 1994. Alcohol ingestion lowers supine blood pressure, causes splanchnic vasodilatation and worsens postural hypotension in primary autonomic failure. J. Neurol. 241, 145−152.

Chengappa, K.N., Parepally, H., Brar, J.S., Mullen, J., Shilling, A., Goldstein, J.M., 2003. A random-assignment, double-blind, clinical trial of once- vs twice-daily administration of quetiapine fumarate in patients with schizophrenia or schizoaffective disorder: a pilot study. Can. J. Psychiatry 48, 187−194.

Churchyard, A., Mathias, C.J., Boonkongchuen, P., Lees, A.J., 1997. Autonomic effects of selegiline: possible cardiovascular toxicity in Parkinson's disease. J. Neurol. Neurosurg. Psychiatry 63, 228−234.

Citrome, L., 2009a. Iloperidone for schizophrenia: a review of the efficacy and safety profile for this newly commercialised second-generation antipsychotic. Int. J. Clin. Pract. 63, 1237−1248.

Citrome, L., 2009b. Asenapine for schizophrenia and bipolar disorder: a review of the efficacy and safety profile for this newly approved sublingually absorbed second-generation antipsychotic. Int. J. Clin. Pract. 63, 1762−1784.

Crawford, M.E., Moiniche, S., Orbaek, J., Bjerrum, H., Kehlet, H., 1996. Orthostatic hypotension during postoperative continuous thoracic epidural bupivacaine-morphine in patients undergoing abdominal surgery. Anesth. Analg. 83, 1028−1032.

Curry, S.H., 1971. Chlorpromazine: concentrations in plasma, excretion in urine and duration of effect. Proc. R. Soc. Med. 64, 285−289.

Drici, M.D., Priori, S., 2007. Cardiovascular risks of atypical antipsychotic drug treatment. Pharmacoepidemiol. Drug Saf. 16, 882−890. Available from: http://dx.doi.org/10.1002/pds.1424.

Durrieu, G., Senard, J.M., Tran, M.A., Rascol, A., Montastruc, J.L., 1991. Effects of levodopa and bromocriptine on blood pressure and plasma catecholamines in parkinsonians. Clin. Neuropharmacol. 14, 84−90.

Eigenbrodt, M.L., Rose, K.M., Couper, D.J., Arnett, D.K., Smith, R., Jones, D., 2000. Orthostatic hypotension as a risk factor for stroke: the atherosclerosis risk in communities (ARIC) study, 1987-1996. Stroke 31, 2307−2313.

Ensrud, K.E., Nevitt, M.C., Yunis, C., Hulley, S.B., Grimm, R.H., Cummings, S.R., 1992. Postural hypotension and postural dizziness in elderly women. The study of osteoporotic fractures. The Study of Osteoporotic Fractures Research Group. Arch. Intern. Med. 152, 1058−1064.

Feifel, D., Moutier, C.Y., Perry, W., 2000. Safety and tolerability of a rapidly escalating dose-loading regimen for risperidone. J. Clin. Psychiatry 61, 909−911.

Figueroa, C., Brecher, M., Hamer-Maansson, J.E., Winter, H., 2009. Pharmacokinetic profiles of extended release quetiapine fumarate compared with quetiapine immediate release. Prog. Neuropsychopharmacol. Biol. Psychiatry 33, 199−204.

Figueroa, J.J., Basford, J.R., Low, P.A., 2010. Preventing and treating orthostatic hypotension: as easy as A, B, C. Cleve. Clin. J. Med. 77, 298–306. Available from: http://dx.doi.org/10.3949/ccjm.77a.09118.

Forster, H.S., 1989. Naproxen reversal of nortriptyline-induced orthostatic hypotension. J. Clin. Psychiatry 50, 356.

Freeman, R., 2008. Current pharmacologic treatment for orthostatic hypotension. Clin. Auton. Res. 18 (Suppl. 1), 14–18. Available from: http://dx.doi.org/10.1007/s10286-007-1003-1.

Freitas, J., Santos, R., Azevedo, E., Costa, O., Carvalho, M., de Freitas, A.F., 2000. Clinical improvement in patients with orthostatic intolerance after treatment with bisoprolol and fludrocortisone. Clin. Auton. Res. 10, 293–299.

Friedman, J.H., Factor, S.A., 2000. Atypical antipsychotics in the treatment of drug-induced psychosis in Parkinson's disease. Mov. Disord. 15, 201–211.

Fruncillo, R.J., Gibbons, W.J., Vlasses, P.H., Ferguson, R.K., 1985. Severe hypotension associated with concurrent clonidine and antipsychotic medication. Am. J. Psychiatry 142, 274.

Fung, H.L., 2004. Biochemical mechanism of nitroglycerin action and tolerance: is this old mystery solved? Annu. Rev. Pharmacol. Toxicol. 44, 67–85.

Gershon, S., Hekimian, L.J., Burdock, E.I., Kim, S.S., 1970. Antipsychotic properties of loxapine succinate. Curr. Ther. Res. Clin. Exp. 12, 280–285.

Goldstein, D.S., Robertson, D., Esler, M., Straus, S.E., Eisenhofer, G., 2002. Dysautonomias: clinical disorders of the autonomic nervous system. Ann. Intern. Med. 137, 753–763.

Haapaniemi, T.H., Kallio, M.A., Korpelainen, J.T., et al., 2000. Levodopa, bromocriptine and selegiline modify cardiovascular responses in Parkinson's disease. J. Neurol. 247, 868–874.

Hansen, T.E., Casey, D.E., Hoffman, W.F., 1997. Neuroleptic intolerance. Schizophr. Bull. 23, 567–582.

Iserson, K.V., 1983. Parenteral chlorpromazine treatment of migraine. Ann. Emerg. Med. 12, 756–758.

Jefferson, J.W., 1972. Atypical manifestations of postural hypotension. Arch. Gen. Psychiatry 27, 250–251.

Jordan, J., 2005. Effect of water drinking on sympathetic nervous activity and blood pressure. Curr. Hypertens. Rep. 7, 17–20.

Jordan, J., Shannon, J.R., Black, B.K., et al., 2000. The pressor response to water drinking in humans: a sympathetic reflex? Circulation 101, 504–509.

Kaplan, N.M., 1959. Hypotension as a complication of promazine therapy. AMA Arch. Intern. Med. 103, 219–223.

Karagianis, J.L., Dawe, I.C., Thakur, A., Begin, S., Raskin, J., Roychowdhury, S.M., 2001. Rapid tranquilization with olanzapine in acute psychosis: a case series. J. Clin. Psychiatry 62 (Suppl. 2), 12–16.

Kaufmann, H., 2002. Treatment of patients with orthostatic hypotension and syncope. Clin. Neuropharmacol. 25, 133–141.

Kranzler, H.R., Cardoni, A., 1988. Sodium chloride treatment of antidepressant-induced orthostatic hypotension. J. Clin. Psychiatry 49, 366–368.

Laitinen, T., Niskanen, L., Geelen, G., Lansimies, E., Hartikainen, J., 2004. Age dependency of cardiovascular autonomic responses to head-up tilt in healthy subjects. J. Appl. Physiol. 96, 2333–2340.

LaWall, J.S., 1980. Treatment of psychotropic-caused orthostatic hypotension. Psychosomatics 21, 693–694.

Lieberman, J.A., Stroup, T.S., McEvoy, J.P., et al., 2005. Effectiveness of antipsychotic drugs in patients with chronic schizophrenia. N. Engl. J. Med. 353, 1209–1223.

Lindqvist, A., Jalonen, J., Laitinen, L.A., Seppala, T., Stromberg, C., 1996. The effects of mida-zolam and ephedrine on post-exercise autonomic chronotropic control of the heart in normal subjects. Clin. Auton. Res. 6, 343–349.

Mackin, P., 2008. Cardiac side effects of psychiatric drugs. Hum. Psychopharmacol. 23 (Suppl. 1), 3–14. Available from: http://dx.doi.org/10.1002/hup.915.

MacMillan, L.B., Hein, L., Smith, M.S., Piascik, M.T., Limbird, L.E., 1996. Central hypotensive effects of the alpha2a-adrenergic receptor subtype. Science 273, 801–803.

Masaki, K.H., Schatz, I.J., Burchfiel, C.M., et al., 1998. Orthostatic hypotension predicts mortal-ity in elderly men: the Honolulu Heart Program. Circulation 98, 2290–2295.

Maskall, D.D., Lam, R.W., 1993. Midodrine for TCA-induced orthostatic hypotension. J. Psychiatry Neurosci. 18, 276–277.

Mathias, C.J., Fosbraey, P., da Costa, D.F., Thornley, A., Bannister, R., 1986. The effect of des-mopressin on nocturnal polyuria, overnight weight loss, and morning postural hypotension in patients with autonomic failure. Br. Med. J. (Clin. Res. Ed.) 293, 353–354.

McEvoy, J.P., Lieberman, J.A., Stroup, T.S., et al., 2006. Effectiveness of clozapine versus olan-zapine, quetiapine, and risperidone in patients with chronic schizophrenia who did not respond to prior atypical antipsychotic treatment. Am. J. Psychiatry 163, 600–610.

Meltzer, H.Y., Bobo, W.V., Nuamah, I.F., et al., 2008. Efficacy and tolerability of oral paliperi-done extended-release tablets in the treatment of acute schizophrenia: pooled data from three 6-week placebo-controlled studies. J. Clin. Psych. 69, 817–829.

Mets, T.F., 1995. Drug-induced orthostatic hypotension in older patients. Drugs Aging 6, 219–228.

Michelsen, J.W., Meyer, J.M., 2007. Cardiovascular effects of antipsychotics. Expert Rev. Neurother. 7, 829–839. Available from: http://dx.doi.org/10.1586/14737175.7.7.829.

Munjack, D.J., 1984. The treatment of phenelzine-induced hypotension with salt tablets: case report. J. Clin. Psychiatry 45, 89–90.

Narkiewicz, K., Cooley, R.L., Somers, V.K., 2000. Alcohol potentiates orthostatic hypotension: implications for alcohol-related syncope. Circulation 101, 398–402.

Pae, C.U., Kim, J.J., Lee, C.U., et al., 2007. Rapid versus conventional initiation of quetiapine in the treatment of schizophrenia: a randomized, parallel-group trial. J. Clin. Psychiatry 68, 399–405.

Pirke, K.M., 1996. Central and peripheral noradrenalin regulation in eating disorders. Psychiatry Res. 62, 43–49.

Poon, I.O., Braun, U., 2005. High prevalence of orthostatic hypotension and its correlation with potentially causative medications among elderly veterans. J. Clin. Pharm. Ther. 30, 173–178. Available from: http://dx.doi.org/10.1111/j.1365-2710.2005.00629.x.

Prisant, L.M., 2006. Phosphodiesterase-5 inhibitors and their hemodynamic effects. Curr. Hypertens. Rep. 8, 345–351.

Product Information, July 2013. Latuda (lurasidone hydrochloride).

Product Information, December 2014a. Zyprexa (olanzapine).

Product Information, December 2014b. Clozapine.

Raj, S.R., Black, B.K., Biaggioni, I., et al., 2009. Propranolol decreases tachycardia and improves symptoms in the postural tachycardia syndrome: less is more. Circulation 120, 725–734.

Ray, W.A., Chung, C.P., Murray, K.T., Hall, K., Stein, C.M., 2009. Atypical antipsychotic drugs and the risk of sudden cardiac death. N. Engl. J. Med. 360, 225–235.

Ricci, F., Fedorowski, A., Radico, F., Romanello, M., Tatascfiore, A., Di Nicola, M., et al., 2015. Cardiovascular morbidity and mortality related to orthostatic hypotension: a meta-analysis of prospective observational studies. Eur. Heart 36, 1609–1617.

Ritter, R.M., Davidson, D.E., Robinson, T.A., 1972. Comparison of injectable haloperidol and chlorpromazine. Am. J. Psychiatry 129, 78−81.

Rosati, D., 1964. Hypotensive side effects of phenothiazine and their management. Dis. Nerv. Syst. 25, 366−369.

Rose, K.M., Eigenbrodt, M.L., Biga, R.L., et al., 2006. Orthostatic hypotension predicts mortality in middle-aged adults: the atherosclerosis risk in communities (ARIC) study. Circulation 114, 630−636.

Rutan, G.H., Hermanson, B., Bild, D.E., Kittner, S.J., LaBaw, F., Tell, G.S., 1992. Orthostatic hypotension in older adults. The Cardiovascular Health Study. CHS Collaborative Research Group. Hypertension 19, 508−519.

Sarma, S., Ward, W., O'Brien, J., Frost, A.D., 2005. Severe hyponatraemia associated with desmopressin nasal spray to treat clozapine-induced nocturnal enuresis. Aust. N. Z. J. Psychiatry 39, 949.

Scalco, M.Z., de Almeida, O.P., Hachul, D.T., Castel, S., Serro-Azul, J., Wajngarten, M., 2000. Comparison of risk of orthostatic hypotension in elderly depressed hypertensive women treated with nortriptyline and thiazides versus elderly depressed normotensive women treated with nortriptyline. Am. J. Cardiol. 85, 1156, 1158, A9.

Schimmer, B.P., Parker, K.L., 2006. Adrenocorticotropic hormone; adrenocortical steroids and their synthetic analogs; inhibitors of the synthesis and actions of adrenocortical hormones. In: Brunton, L.L., Lazo, J.S., Parker, K.L. (Eds.), Goodman & Gilman's The Pharmacological Basis of Therapeutics, 11th ed. The McGraw-Hill Companies, Inc., New York, NY, pp. 1587−1612.

Schwinn, D.A., Roehrborn, C.G., 2008. Alpha1-adrenoceptor subtypes and lower urinary tract symptoms. Int. J. Urol. 15, 193−199.

Seideman, P., Grahnen, A., Haglund, K., Lindstrom, B., Von Bahr, C., 1982. Prazosin first dose phenomenon during combined treatment with a beta-adrenoceptor blocker in hypertensive patients. Br. J. Clin. Pharmacol. 13, 865−870.

Silver, H., Kogan, H., Zlotogorski, D., 1990. Postural hypotension in chronically medicated schizophrenics. J. Clin. Psychiatry 51, 459−462.

Simpson, G.M., Cuculic, Z., 1976. A double-blind comparison of loxapine succinate and trifluoperazine in newly admitted schizophrenic patients. J. Clin. Pharmacol. 16, 60−65.

Smith, J.J., Porth, C.M., Erickson, M., 1994. Hemodynamic response to the upright posture. J. Clin. Pharmacol. 34, 375−386.

Smith, M.A., McCoy, R., Hamer-Maansson, J., Brecher, M., 2005. Rapid dose escalation with quetiapine: a pilot study. J. Clin. Psychopharmacol. 25, 331−335.

Stroup, T.S., Lieberman, J.A., McEvoy, J.P., et al., 2006. Effectiveness of olanzapine, quetiapine, risperidone, and ziprasidone in patients with chronic schizophrenia following discontinuation of a previous atypical antipsychotic. Am. J. Psychiatry 163, 611−622.

Stroup, T.S., Lieberman, J.A., McEvoy, J.P., et al., 2007. Effectiveness of olanzapine, quetiapine, and risperidone in patients with chronic schizophrenia after discontinuing perphenazine: a CATIE study. Am. J. Psychiatry 164, 415−427.

Stroup, T.S., Lieberman, J.A., McEvoy, J.P., et al., 2009. Results of phase 3 of the CATIE schizophrenia trial. Schizophr. Res. 107, 1−12.

Stumpf, J.L., Mitrzyk, B., 1994. Management of orthostatic hypotension. Am. J. Hosp. Pharm. 51, 648, 660; quiz 697−698.

Swett Jr., C., Cole, J.O., Hartz, S.C., Shapiro, S., Slone, D., 1977. Hypotension due to chlorpromazine. Relation to cigarette smoking, blood pressure, and dosage. Arch. Gen. Psychiatry 34, 661−663.

Takahashi, H., 2000. Acute dystonia induced by adding midodrine, a selective alpha 1 agonist, to risperidone in a patient with catatonic schizophrenia. J. Neuropsychiatry Clin. Neurosci. 12, 285−286.

Testani Jr., M., 1994. Clozapine-induced orthostatic hypotension treated with fludrocortisone. J. Clin. Psychiatry 55, 497−498.

Thomas, M., Malmcrona, R., Fillmore, S., Shillingford, J., 1965. Haemodynamic effects of morphine in patients with acute myocardial infarction. Br. Heart J. 27, 863−875.

Tonkin, A.L., Wing, L.M., 1994. Effects of age and isolated systolic hypertension on cardiovascular reflexes. J. Hypertens. 12, 1083−1088.

Turkka, J., Suominen, K., Tolonen, U., Sotaniemi, K., Myllyla, V.V., 1997. Selegiline diminishes cardiovascular autonomic responses in Parkinson's disease. Neurology 48, 662−667.

van den Berg, F., Tulen, J.H., Boomsma, F., Noten, J.B., Moleman, P., Pepplinkhuizen, L., 1996. Effects of alprazolam and lorazepam on catecholaminergic and cardiovascular activity during supine rest, mental load and orthostatic challenge. Psychopharmacology (Berl.) 128, 21−30.

Vestal, R.E., Kornhauser, D.M., Hollifield, J.W., Shand, D.G., 1979. Inhibition of propranolol metabolism by chlorpromazine. Clin. Pharmacol. Ther. 25, 19−24.

Viikki, M., Kampman, O., Seppala, N., Mononen, N., Lehtimaki, T., Leinonen, E., 2014. CYP1A2 polymorphism -1545C > T (rs2470890) is associated with increased side effects to clozapine. BMC Psychiatry 14, 50.

Weber, M.A., 2002. Calcium channel antagonists in the treatment of hypertension. Am. J. Cardiovasc. Drugs 2, 415−431.

Weiden, P.J., Cutler, A.J., Polymeropoulos, M.H., Wolfgang, C.D., 2008. Safety profile of iloperidone: a pooled analysis of 6-week acute-phase pivotal trials. J. Clin. Psychopharmacol. 28, S12−S19.

Westfall, T.C., Westfall, D.P., 2006a. Neurotransmission: the autonomic and somatic motor nervous systems. In: Brunton, L.L., Lazo, J.S., Parker, K.L. (Eds.), Goodman & Gilman's The Pharmacological Basis of Therapeutics, 11th ed. The McGraw-Hill Companies, Inc., New York, NY, pp. 137−182.

Westfall, T.C., Westfall, D.P., 2006b. Adrenergic agonists and antagonists. In: Brunton, L.L., Lazo, J.S., Parker, K.L. (Eds.), Goodman & Gilman's The Pharmacological Basis of Therapeutics, 11th ed. The McGraw-Hill Companies, Inc., New York, NY, pp. 237−296.

White, W.B., 1986. Hypotension with postural syncope secondary to the combination of chlorpromazine and captopril. Arch. Intern. Med. 146, 1833−1834.

Wong, J., Patel, R.A., Kowey, P.R., 2004. The clinical use of angiotensin-converting enzyme inhibitors. Prog. Cardiovasc. Dis. 47, 116−130.

Young, C.R., Bowers Jr., M.B., Mazure, C.M., 1998. Management of the adverse effects of clozapine. Schizophr. Bull. 24, 381−390.

第二部分

抗精神病药治疗引起的
血液学并发症

第五章

严重的中性粒细胞减少症和粒细胞缺乏症

5.1 流行病学

精神科实践中可能会遇到多种血液疾病。这些血液疾病包括多种血液成分的缺陷——白细胞减少、中性粒细胞减少、粒细胞缺乏症、血小板减少症、贫血和白细胞增多症、血小板增多症、嗜酸性粒细胞增多和血小板功能改变。目前这些疾病的机制知之甚少（Chigaev et al, 2011）。有关该问题的综述是可以找到的（Duggal and Singh, 2005；Hall et al, 2003；Oyesanmi et al, 1999；Mintzer et al, 2009；Shander et al, 2011；Stuäbner et al, 2004）。白细胞减少是指白细胞计数（white blood cell count, WCC）降低。当它与抗精神病药联合发生时，通常是因为中性粒细胞减少症。中性粒细胞减少可定义为中性粒细胞计数低于 1.5/nl（表 5-1）。由于循环白细胞大部分为中性粒细胞，白细胞计数

表 5-1 血液细胞成分

细胞类型	参数	细分	成人正常范围[a]
红细胞	血红蛋白	男	140～180g/L
		女	120～160g/L
	血细胞比容	男	0.40～0.50
		女	0.36～0.46
	校正网织红细胞	—	0.5%～1.5%
血小板	细胞数量	—	130～140/nl
	细胞数量（白细胞计数）	—	4.3～10.8/nl
白细胞	细胞分类计数	中性粒细胞[b]	2.5～7.5/nl
		淋巴细胞	1.3～4.0/nl
		单核细胞	0.2～1.0/nl

[a] /nl=10^3/μl=10^9/L=10^3/mm³。

[b] "band"（未成熟中性粒细胞，成髓细胞）0%～4%，嗜碱性粒细胞 0%，嗜酸性粒细胞 0%～7%。

低于 3/nl 表明中性粒细胞减少。粒细胞缺乏症字面意思是血液循环中缺少粒细胞(中性粒细胞、嗜碱性粒细胞和嗜酸性粒细胞)(框 5-1)。实践中,它定义为中性粒细胞计数<0.5/nl,白细胞计数<3/nl。在某种程度上,这些定义是模糊的,因此可能不同研究之间略有差别。在许多情况下,红细胞和血小板在中性粒细胞减少症中不受影响,因此,血细胞比容和血小板计数通常是正常的。

框 5-1　定义

- 白细胞减少症:白细胞计数减少
- 中性粒细胞减少症:中性粒计数<1.5/nl(WCC<3/nl 亦提示)
- 粒细胞缺乏:循环血中缺少颗粒细胞(中性粒细胞、嗜酸性粒细胞、嗜碱性粒细胞)
  - 白细胞计数<0.5/nl(WCC<1/nl 亦提示)
  - 年发病率(全因)每百万人口 3～12 人
- 嗜酸性粒细胞增多:嗜酸性粒细胞计数>0.50/nl
- 血小板减少症:血小板计数<100/nl
- 全血细胞减少(贫血,中性粒细胞减少症,血小板减少症)
  - WCC<0.5/nl,血小板计数<20/nl,校正网织红细胞计数(红细胞压积校正的未成熟红细胞计数)<1%,血红蛋白<100g/L

细胞因子如粒细胞集落刺激因子(G-CSF)和粒细胞巨噬细胞集落刺激因子(GM-CSF)促进粒细胞从骨髓储存池释放到循环中,并抑制中性粒细胞凋亡。这些细胞因子可作为治疗药物(非格司亭、伊诺格拉司他),并且可以在给药 4～5h 内使血液中白细胞数量增加 2～3 倍。边缘池和肺循环中的血管内储藏池也可以释放白细胞到全身循环中。肾上腺素促进这种释放,因此压力和运动会引起中性粒细胞的反应。

平均每个男性总共有 $90×10^9$ 个粒细胞,其中 20% 为骨髓池前体,75% 在骨髓储存池,3% 在边缘池,2% 在循环池。在正常条件下,每日产生约 $120×10^9$ 个粒细胞。炎症增加粒细胞的产生。粒细胞在骨髓中存活约 9d,血液中 3～6h,组织中存活 1～4d。因此,必须记住,外周血中的测量数量占全身中性粒细胞的一小部分。来自某些种族群体的人们,例如也门犹太人和约旦人,还有一些晒黑或黑皮肤的人(如 25%～50% 的非洲人),通常中性粒细胞计数可以在 1.0～1.5/nl 的范围内,但总体并不显示中性粒细胞缺陷,且没有造成感染发生和严重感染反应的伤害。据说这些人会表现出良性种族性中性粒细胞减少症(BEN;Haddy et al,1999;Rajagopal,2005;框 5-2)。已经确定了在非洲血统中对 BEN 有贡献的遗传多态性(Reich et al,2009)。

框 5-2 良性种族性中性粒细胞减少症

- "由白人人口规范数据定义的中性粒细胞减少症的发生率,在其他健康的且没有反复或严重感染发生的个人或其他族群的情况"(Rajagopal,2005)
    - BEN 在 25%～50% 的非洲和中东人中(包括也门犹太人,约旦人)
    - 只在晒黑或黑皮肤的群体中

中性粒细胞减少可能是因为中性粒细胞的产生减少或外界破坏(框 5-3)。许多外源性药物可引起中性粒细胞减少。其机制可能是对骨髓的毒性作用;与形成针对造血前体或成熟中性粒细胞的抗体有关;或者更罕见地涉及中性粒细胞的外周破坏。各种原因引起的粒细胞缺乏症不常见,年发病率为 3～12 例 /100 万人(Andrès et al,2008)。粒细胞缺乏症的主要临床表现是继发于感染,可能包括没有明确感染灶、疲劳、不适、寒战、虚弱、咳嗽、喉咙痛、口腔黏膜感染、咽炎、牙龈炎、脓肿、肺炎、败血病和败血症休克的发热。血小板减少通常定义为血小板计数<100/nl。然而,自发性出血直到计数低于 20/nl 才显现出来。20～50/nl 范围内的血小板计数可能会加剧创伤后出血。再生障碍性贫血是一种危及生命的疾病,其中存在与全血细胞减少(贫血,中性粒细胞减少和血小板减少症)相关的骨髓衰竭(白细胞计数<0.5/nl,血小板计数<20/nl,校正的网织红细胞计数(血细胞比容校正的未成熟红细胞计数)<1%,血红蛋白<100g/L)。血细胞比容比其他参数下降慢,因为血液中的红细胞半衰期约为 120d。与通常药物诱导的粒细胞缺乏症不同,大多数情况下,再生障碍性贫血的原因仍然未知(Young et al,2008)。

框 5-3 中性粒细胞减少症 / 粒细胞缺乏症的病因

白细胞或中性粒细胞单独生成减少先天病因	循环中移除脾破坏(脾功能亢进)
• 良性家族性中性粒细胞减少 　- 良性慢性儿童粒细胞减少症 　- 慢性特发性粒细胞减少症 • 饮食 　- 维生素缺乏(维生素 B_{12},叶酸) 　- 铜缺乏 　- 营养不良 • 骨髓增生异常综合征 • 肿瘤或其他浸润骨髓的疾病 • 再生障碍性贫血 • 药物(表 5-2)	• 免疫缺陷疾病 　- 自身免疫性中性粒细胞减少症 　- 同种免疫性中性粒细胞减少症 • 代谢障碍相关的中性粒细胞减少症 • 感染 　- 细菌(伤寒、结核) 　- 病毒(EBV、肝炎、HIV、风疹) 　- 原虫(疟疾) • 药物(表 5-2)

表 5-2　与血液毒性有关的药物

药物分组	举例
镇痛 / 抗炎 / 解热 / 抗风湿性药	氨基吡嗪，氮杂广谱素，双氯芬酸，二吡喃酮，格拉芬碱，金剂，布洛芬，吲哚美辛，萘普生，尼氟酸，氧保生素，对乙酰氨基酚，青霉胺，喷他佐辛，保泰松，吡罗昔康，吡柔芬，丙苯地芬酮，水杨酸酯，柳氮磺吡啶，舒林酸
抗心律不齐药	阿格麦林，胺碘酮，阿普林定，普鲁卡因胺，托卡静
平喘药	茶碱
抗凝药	肝素
抗抑郁药	阿米替林，阿莫沙平，氯米帕明，曲米帕明，丙咪嗪，米安西林，米氮平，苯乙嗪，曲唑酮
抗癫痫药	卡马西平，加巴喷丁，拉莫三嗪，苯妥英，普瑞巴林，丙戊酸
抗组胺药	阿利马嗪，桂利嗪，醋替罗林，异丙嗪
降压药	ACE 抑制剂（卡托普利、依那普利、赖诺普利、雷米普利），钙通道拮抗剂（氨氯地平、硝苯地平），肼屈嗪，异波帕胺，甲基多巴
抗菌 / 抗感染药	头孢菌素（头孢氨苄、头孢唑啉、头孢呋辛、头孢噻肟、头孢拉定），环丙沙星，克林霉素，氯霉素，甲氧苄啶 / 磺胺甲噁唑，氨苯砜，多西环素，夫西地酸，庆大霉素，左旋咪唑，甲硝唑，萘啶酸，呋喃妥因，诺氟沙星，青霉素，乙胺嘧啶，利巴韦林，利福平，磺胺咪唑，四环素
抗肿瘤药	所有药物
抗帕金森病药	卡比多巴 / 左旋多巴
抗血小板药	噻氯匹定
抗精神病药	氯氮平，氟哌啶醇，奥氮平，吩噻嗪（氯丙嗪、氟奋乃静、甲基吡嗪、硫利达嗪），喹硫平，去氧哌啶，利培酮，齐拉西酮，
抗甲状腺药	卡比咪唑，甲基硫尿嘧啶，丙硫氧嘧啶，噻唑（甲巯咪唑）
抗溃疡药	奥美拉唑，哌仑西平
抗焦虑 / 镇静药	巴比妥类，苯二氮䓬类（氯氮䓬、氯硝西泮、地西泮、劳拉西泮），佐匹克隆
碳酸酐酶抑制剂	乙酰唑胺，甲唑胺
利尿剂	氯噻酮，氢氯噻嗪，螺内酯
H_2 拮抗剂	西咪替丁，奥美拉唑，雷尼替丁
降糖药	格列本脲，甲苯磺丁脲
情感稳定剂	锂
促尿酸剂	别嘌醇

在没有感染的情况下，白细胞增多症或红细胞或血小板计数异常的患者应被怀疑患有原发性骨髓障碍。最常见的这种骨髓疾病可以分为急性白血病、慢性白血病和骨髓增生性疾病。通常与白细胞增多相关的药物包括皮质类固醇、锂和 β- 肾上腺素受体激动剂。A 白细胞计数 >100/nl 由于脑梗死和出血的风险而代表一种临床紧急情况。

嗜酸性粒细胞或嗜碱性粒细胞计数的增加可能是由感染、过敏反应和其他原因引起，并可能导致一些患者的白细胞增多症。嗜酸性粒细胞增多是血液中大量异常的嗜酸性粒细胞导致（嗜酸性粒细胞计数 >0.50/nl）。在英国，常常由是哮喘或花粉症等疾病导致。世界范围内最常见的病因是寄生虫感染。其症状往往与潜在病因相关。嗜酸性粒细胞增多可能是由药物引起的，在罕见的情况下，以心脏为例，可能表明发生了组织损伤。

5.1.1　药物诱导的血液毒性

虽然许多药物可能引起血液毒性（框 5-4；表 5-2），但这种异常只是少数药物的不良反应（每 100 000 例患者每年出现严重血液毒性仅为 1～2 例）。新药引起罕见的毒性往往不明显，直到药物在许可后被更广泛地使用。因此这种反应只能在上市后研究或广泛使用后被证实（King and Wager，1998）。

框 5-4　药物诱导的血液毒性机制
几乎所有类型的药物都可能导致血液毒性，机制包括： ● 对骨髓的直接毒性作用 ● 形成针对造血前体的抗体 ● 细胞的周边破坏

20 世纪 50 年代，在与氯丙嗪相关的研究中，白细胞减少症首次被认为是抗精神病药的副作用。现在几乎所有的主要抗精神病药都与血液毒性有关（Stuäbner et al，2004；Levin and DeVane，1992）。通常，一种药物可能与几种不同类型的血液毒性有关（Oyesanmi et al，1999；表 5-3～表 5-5）。

表 5-3　一些抗精神病药的血液毒性

分类	药物	效应
第一代	氯丙嗪	粒细胞缺乏症，贫血（再生障碍性贫血，溶血性贫血），嗜酸性粒细胞减少症，中性粒细胞减少症，血小板减少症
	氟奋乃静	粒细胞缺乏症，嗜酸性粒细胞增多症，全血细胞减少症，白细胞增多症，中性粒细胞减少症，血小板减少症

续表

分类	药物	效应
第一代	氟哌啶醇	粒细胞缺乏症,白细胞增多症,中性粒细胞减少症,淋巴细胞增多症,红细胞计数的微小变化
	丙氯拉嗪	粒细胞缺乏症,中性粒细胞减少症,血小板减少症
	普马嗪	粒细胞缺乏症,中性粒细胞减少症,血小板减少症
	硫利达嗪	粒细胞缺乏症,中性粒细胞减少症,血小板减少症
第二代	氯氮平	粒细胞缺乏症,贫血,嗜酸性粒细胞增多,白细胞增多症,中性粒细胞减少症,淋巴细胞减少,血小板减少症,血小板增多症
	奥氮平	粒细胞缺乏症,中性粒细胞减少症,白细胞增多症,血小板减少症
	喹硫平	粒细胞缺乏症,中性粒细胞减少症,血栓性血小板减少性紫癜
	利培酮	粒细胞缺乏症,贫血,白细胞增多症,中性粒细胞减少症,血小板减少症
	齐拉西酮	粒细胞缺乏症,中性粒细胞减少症

表 5-4　抗抑郁药和苯二氮䓬类药物的血液毒性

分类	药物	效应
三环类抗抑郁药	阿米替林 / 去甲替林	粒细胞缺乏症,嗜酸性粒细胞减少症,中性粒细胞减少症,血小板减少症
	丙咪嗪 / 曲米帕明	粒细胞缺乏症,嗜酸性粒细胞减少症,中性粒细胞减少症,血小板减少症
	氯米帕明	粒细胞缺乏症,中性粒细胞减少症,全血细胞减少症,血小板减少症
单胺氧化酶抑制剂	苯环丙胺	粒细胞缺乏症,贫血,中性粒细胞减少症,血小板减少症
选择性 5-羟色胺再摄取抑制剂	西酞普兰	贫血,血小板聚集受损,白细胞增多,中性粒细胞减少
	氟西汀	弥散性血管内凝血,血小板聚集受损
	氟伏沙明	血小板聚集受损
	帕罗西汀	血小板聚集受损
	舍曲林	贫血,血小板聚集受损,血小板减少症
其他抗抑郁药	米氮平	粒细胞缺乏症,贫血,中性粒细胞减少,全血细胞减少,血小板减少症
	奈法唑酮	贫血,中性粒细胞减少症
	曲唑酮	贫血,白细胞增多症,中性粒细胞减少症
	文拉法辛	贫血,白细胞增多症,中性粒细胞减少症
苯二氮䓬类药	氯氮䓬	粒细胞缺乏症,贫血,血小板聚集受损,血小板减少症
	氯硝西泮	贫血,嗜酸性粒细胞增多,中性粒细胞减少,血小板减少症
	地西泮	粒细胞缺乏症,贫血,全血细胞减少,血小板聚集受损,血小板减少症
	劳拉西泮	中性粒细胞减少

表 5-5   一些心境稳定剂的血液毒性

药物	效应
卡马西平	粒细胞缺乏症,贫血,嗜酸性粒细胞增多,白细胞增多症,白细胞减少症,纯红细胞发育不全,血小板减少症
加巴喷丁	白细胞减少症
拉莫三嗪	贫血,全血细胞减少,纯红细胞发育不全,血小板减少症
锂	白细胞增多症,白血病,血小板增多症
丙戊酸钠	贫血,中性粒细胞减少,纯红细胞发育不全,血小板减少症

5.1.2   氯氮平诱导的中性粒细胞减少症的流行病学

氯氮平诱导的中性粒细胞减少的累积发生率为 2.7%,其中峰值风险发生在服药 6～18 周,其发生率为 1.27%(Munro et al,1999)。来自回顾性自然研究观察的数据表明,在 320 位使用氯氮平治疗的患者中,有 15 例患者(4.7%)出现了由氯氮平导致的中性粒细胞减少症(Davis et al,2014)。氯氮平诱导的粒细胞缺乏症的累积发生率在服药 1 年时为 0.8%,服药 18 个月时为 0.91%(Alvir et al,1993),也就是说,1 年后风险与氯丙嗪相似(氯丙嗪致粒细胞缺乏症风险升高至 0.13%)(King and Wager,1998)。这与来自英国氯氮平监测服务中心的数据类似,在 4、5 年研究期间氯氮平相关性粒细胞缺乏症累积发生率为 0.8%,中性粒细胞减少和粒细胞缺乏症的发生率在开始服用氯氮平后的6～18 周最高(Atkin et al,1996)。女性粒细胞缺乏症的风险增加[风险比(RR)为 1.60;校正年龄后 95%CI:0.99～2.58],随年龄增长而增长(RR=1.06;校正性别后 95%CI:1.04～1.07)(Alvir et al,1993)。

由于治疗选择的增多,非化疗药物诱导的粒细胞缺乏症的病例死亡率一直在下降。一项系统综述显示不使用 G-CSF 或 GM-CSF 时,病例报道的系统评估的死亡率为 6%,使用 G-CSF 或 GM-CSF 时为 5%(Andersohn et al,2007)。氯氮平诱导的粒细胞缺乏症的死亡率目前估计为 0.01%～0.03%,病死率估计为(2.2±4.2)%(Cohen et al,2012)。Davis 等(2014)确定病例死亡率为 0.94%(氯氮平诱导的粒细胞缺乏症治疗年死亡率为 1.5/1 000)。与其他药物相比,氯氮平诱导的粒细胞缺乏症病例死亡率降低的原因可能是许多国家要求常规监测血液进行早期识别。此外,不同药物的粒细胞缺乏症的发病速度可能有差异。

流行病学研究表明,氯氮平诱导的中性粒细胞减少的危险因素可能不同于粒细胞减少症,进一步证实了病理机制可能略有不同。因此,在成年人中,粒细胞缺乏症的风险随年龄增长而增加（Munro et al，1999；Atkin et al，1996；Alvir et al，1993），但中性粒细胞减少的风险随年龄的增长而降低。与其他患者组相比，老年白种妇女的粒细胞缺乏症更为常见，尤其见于患有其他疾病或血细胞计数异常的患者组（Alvir et al，1993；Munro et al，1999；Hall et al，2003）。较低基线白细胞计数可能与未来的中性粒细胞减少有关，但与粒细胞缺乏症无关（Gillman，2000）。有研究表明，高于之前 15% 的白细胞计数可以预测在接下来的 75d 内发生粒细胞缺乏症，因为有时在粒细胞急剧下降之前可以观察到白细胞数目增加（Alvir et al，1995），但这还没有得到证实。

　　在英国和爱尔兰，中性粒细胞减少症（不是粒细胞缺乏症），在黑种人群中更为常见。亚洲人粒细胞缺乏症的发生率是白种人的两倍以上（Munro et al，1999）。一些人类白细胞抗原（HLA）等位基因，例如德系犹太人中的 HLA-B38 表型可能与氯氮平诱导的粒细胞缺乏症有关（Meged et al，1999；Valevski et al，1998）。

　　研究表明，由于临床工作人员需要定期进行血液监测，对氯氮平的依从性有所改善（Patel et al，2005）。然而，以下方面仍然存在争议：①氯氮平诱导的血液毒性的机制；②可以根据种族之间健康人群白细胞的固有变异性背景来制订氯氮平血液毒性的标准（Kelly et al，2007；Rajagopal，2005）；③由于白细胞计数低于临界值而暂停氯氮平治疗的氯氮平再激发标准；④在白细胞计数大幅下降的情况下选择是否继续使用氯氮平进行治疗；不管继续或不继续氯氮平的治疗，如何提高白细胞计数（Berk et al，2007）。

　　在英国，只有在患者、具有处方权的精神科医师和药剂师共同注册氯氮平监测服务［氯氮平监测服务（CPMS，诺华）、Denzapine 监测服务（DMS，梅茨制药公司）或 Zaponex 治疗访问系统（ZTAS，Ivax/Genthon）］时，才可以开出氯氮平。氯氮平的配药取决于治疗开始前理想的全血细胞计数（FBC）。如果氯氮平治疗中 FBC 计数一直维持正常，治疗的前 18 周需要每周监测一次 FBC，之后每两周监测一次直至治疗的第一年结束，之后是每 4 周监测一次（Nielsen and Meyer，2016）。在美国，这个要求是 6 个月内每周监测一次，之后是每两周监测一次，一年后每 4 周监测一次。在荷兰为有心理健全和充分了解情况的患者，允许氯氮平治疗前 6 个月内每季度进行监测（Cohen and Monden，2013）。另一方面，如果 FBC 结果异常或发现可能表现出发展中感染的特征的发生，则可以在任何阶段实施更频繁的监测。

　　目前尚无明确的预测中性粒细胞减少症 / 粒细胞减少症发生的标准（框 5-5）。据报道，68 名高加索人中有 22% 在首次给予氯氮平出现短暂的中性粒细胞减少，即中性粒细胞计数下降，然后恢复到正常值（Hummer et al，1994）。5 例亚洲患者（Ahn et al，2004）也报道了短暂的（2～5d）中性粒细胞减少和中性粒细胞计数的周期良性变化，这期间不需要停止氯氮平治疗。目前尚不清楚为什么一些接受氯氮平治疗的患者会发生过度的中性粒细胞减少症，但不会进一步恶化；而另外一些患者如果维持氯氮平使用量，会进一步发展为粒细胞缺乏症。在这种所谓的良性中性粒细胞减少症中，通过细胞因子如 G-CSF 的成功补偿可能会刺激粒细胞生成。有人提出，如果细胞因子补偿不足，可能会发展进行性中性粒细胞减少症（Hummer et al，1994）。

框 5-5　氯氮平和粒细胞缺乏症

- 在成人中，粒细胞缺乏症的风险随年龄增长而增加，但中性粒细胞减少的风险降低
- 粒细胞缺乏症在女性中更常见
- 与白种人相比，亚洲人超过 23 次
- 中性粒细胞减少，而不是粒细胞缺乏症，在黑种中更常见
- 低基线 WCC 可能与未来的中性粒细胞减少有关，而不是粒细胞缺乏症
- 当 WCC 峰值超过 15% 以上时可能预测，在之后的 75d 内或许存在细胞凋亡

5.2　病理学

中性粒细胞减少症和粒细胞缺乏症是临床上最重要的与药物有关的血液毒性，它们会增加死亡风险（Andersohn et al，2007）。粒细胞缺乏症需要紧急管理（框 5-6）。定期评估和及时治疗可以挽救生命。

框 5-6　药物诱导的粒细胞缺乏症

- 粒细胞缺乏症是最重要的药物相关性血液毒性
- 特异性（即遗传基础），但通常是剂量相关的成分
- 相关机制（免疫 / 过敏、有毒代谢物、药理学机制）：可能的机制组合
- 老年人常见 - 特别是长期共患疾病 / 合并用药
- 女性更频繁（可能与年龄发生效应）
- 可能会导致发烧，发冷，喉咙痛，肺炎，败血症，脓毒症休克
- 一般来说，药物导致的致病因素是可逆的
- 西方国家中药物诱导的粒细胞缺乏症的死亡率为 5%～10%～其中 2% 是由感染导致的
- 需要积极的治疗（广谱抗生素静脉注射，骨髓刺激剂）

即使使用化学治疗剂，几乎所有常见的药物都可能引起中性粒细胞减少 / 粒细胞缺乏症，鉴于连续使用药物的必要性，这一风险是可以接受的。适当地及时撤出激惹因素往往可以有效预防致命的结果（Andersohn et al，2007）。高危非化疗药物包括抗甲状腺药物（如丙硫氧嘧啶），羟苯磺酸钙，卡马西平，

氯氮平，去铁酮（L1），双氯芬酸，二吡喃酮，β- 内酰胺抗生素，螺内酯，甲氧苄啶 / 磺胺甲噁唑，柳氮磺吡啶，噻氯匹定和万古霉素（Curtis，2014；Garbe，2007；Pontikoglou and Papadaki，2010）。当然也会存在一些至今未知的风险，例如滥用四氯化碳的非法可卡因，近年来可能混淆了对违规药物的识别（Buchanan et al，2010）。

　　不同药物之间中性粒细胞减少的机制不同。一些药物会导致骨髓抑制，有些会造成白细胞的周期性破坏。大多数药物诱导的粒细胞增多症是与剂量相关的。在精神科药物中，抗精神病药氯氮平（30 例患者中有接近 1 粒患者会发生粒细胞减少症的风险），氯丙嗪（10 000 例患者中的有 1 例有性粒细胞减少的风险），巴比妥类和苯二氮䓬类都是引起中性粒细胞减少和粒细胞缺乏症的最常见药物。部分观点认为奥氮平在第一代和第二代抗精神病药中发生中性粒细胞减少的发生率排在第三位（Duggal and Singh，2005）。抗癫痫药 / 情绪稳定剂（特别是卡马西平，200 例患者有 1 例发生中性粒细胞减少的风险）也被公认为是能导致中性粒细胞减少症的药物。与抗抑郁药有关的粒细胞缺乏症是罕见的，但由于疲劳和不适等早期特征也是抑郁症的表现，因此容易被忽视（Demler and Trigoboff，2011；Oyesanmi et al，1999）。

　　药物诱导的中性粒细胞减少症通常在接受治疗的 1 或 2 周后显现，中性粒细胞减少程度取决于剂量和使用时间。据报道，5 岁的儿童急性摄入氯丙嗪可以在 45h 后引起中性粒细胞减少（Burckart et al，1981）。白细胞计数的恢复通常在治疗结束后的 3～4 周内发生。有可能发生反弹性白细胞增多症。如果中性粒细胞减少症是轻度的，并且该药物被认为对患者至关重要，密切监测下通常需要继续治疗。如果中性粒细胞绝对值高于 0.5～0.7/nl 左右，并且没有主动感染，在咨询血液学家后，该药物有时可能会继续使用。骨髓活检显示骨髓细胞可以提示白细胞外周的破坏，这在临床上可能不那么重要。相反，如果骨髓抽吸显示出发育不良的骨髓，则表明中性粒细胞减少期可能会延长（持续 1 周时间），这可能需要使用造血生长因子来促进粒细胞生成。

　　可能危及生命的粒细胞缺乏症通常在治疗开始 3 周内出现，并且在老年人中更加频繁，也更严重。这可能是因为这类患者往往还患有其他疾病，并且骨髓储备相对于年轻患者少，因此需要在较长时间内给予更多的药物（Andrès et al，2004）。女性发生粒细胞缺乏症比男性更多见。在使用抗生素前，与粒细胞缺乏症有关的死亡率约为 80%。由于药物诱导的粒细胞缺乏症的死亡率得到迅速的认识和适当的管理，现在已经下降到 5%～10%（Andersohn et al，2007；Pontikoglou and Papadaki，2010）。与死亡率增加相关的危险因素包括大于 65 岁，并发症如肾衰竭或败血症，中性粒细胞计数低于 0.1/nl（Andrès et al，2011）。

5.2.1 氯氮平诱导的中性粒细胞减少／粒细胞缺乏症的机制

与一般的药物诱导的中性粒细胞减少／粒细胞缺乏症相比来说，氯氮平对骨髓和血液循环中性粒细胞产生毒性作用的机制具有较大的特异性（遗传）成分。有报道表明，部分患者经过几年暴露于氯氮平后，粒细胞缺乏症又突然出现，且没有能够检测到的不良血液学反应（Patel et al，2002；Lahdelma and Appelberg，2012；Sedky et al，2005），这表明基因外的因素可能也起到了一定的作用。氯氮平相关中性粒细胞缺乏似乎与氯氮平的剂量无关（Alvir et al，1993）。尽管戒烟会导致有效氯氮平剂量的增加，但是没有相关的文献报道 - 改变吸烟习惯会引起的中性粒细胞减少症或粒细胞缺乏症。患有或不患有粒细胞缺乏症的患者血浆氯氮平和诺氯氮平（N- 去甲基氯氮平）浓度似乎没有差异（Hasegawa et al，1994；Centorrino et al，1995）。

已经有研究表明氯氮平剂量与氯氮平相关的中性粒细胞减少症和粒细胞缺乏症的发生之间的呈现反比关系，但是不清楚这一分析是否对氯氮平治疗的持续时间进行了校正（Munro ct al，1999）。在治疗的前 2 周或几周内要滴定氯氮平的剂量，并且之后要逐渐增加剂量，直到达到临床反应。在氯氮平治疗的前 6～18 周内，反比剂量关系可能反映中性粒细胞减少症或粒细胞缺乏症的早期发生。

氯氮平，诺氯氮平和／或其他代谢产物，氯氮平 N- 氧化物对亲电子硝酸离子的活化可能是导致中性粒细胞减少、粒细胞缺乏症的初始步骤（Pirmohamed and Park，1997；Pereira and Dean，2006；框 5-7）。

已有研究证明，中性粒细胞产生的次氯酸（HOCl）通过 NADPH 氧化酶／髓过氧化物酶系统来氧化氯氮平（Dettling et al，2000；Gardner et al，2005；Hsuanyu and Dunford，1999；Mosyagin et al，2004）。这些离子通常能够被还原型谷胱甘肽解毒。然而，离子也可能结合中性粒细胞导致细胞死亡，或可能引起氧化应激诱导的中性粒细胞凋亡（Husain et al，2006）。粒细胞缺乏症的靶目标可能是基质细胞、骨髓中的中性粒细胞前体（Pereira and Dean，2006）及成熟的外周中性粒细胞，而中性粒细胞减少症的主要靶点可能只是外周血中性粒细胞（Duggal and Singh，2005）。硝基离子与中性粒细胞蛋白质反应产生半抗原，后形成抗中性粒细胞抗体可能也参与氯氮平诱导的中性粒细胞减少症。以下事实表明，这种现象可能是通过 T 淋巴细胞介导的免疫反应来介导的：在先前已经出现氯氮平诱导的中性粒细胞减少症的患者中，中性粒细胞缺乏症发生得更快且更严重（Dunk et al，2006）。Fehsel 等（2005）提出在氯氮平治疗的患者中，氧化线粒体应激可能导致中性粒细胞的凋亡。诱导细胞凋亡出现在开始氯氮平治疗后的第 4 周，这正好也是粒细胞缺乏症最有可能发生的时期。在氯氮平治疗的且出现粒细胞缺乏症的患者中发现了大量凋亡的中性粒细胞。因此，在开始氯氮平之前，应该停用可能引起白细胞氧化应激的药物，从而降低防止氯氮平诱发的线粒体分解效应所必需的抗氧化防御。这些药物包括核苷酸逆转录酶组抑制剂，例如齐多夫定（AZT）、双氯芬酸、氯丙嗪、多柔比星（Deavall et al，2012）和丙戊酸钠（Fehsel et al，2005）。在精神分裂症中，血小板聚集能力的变化也可能是由于氧化应激引起的（Dietrich-Muszalska and Olas，2009）。

框 5-7　　氯氮平和中性粒细胞减少症 / 粒细胞缺乏症

- 初始步骤可能是对亲电子硝酸离子的活化，通常由还原型谷胱甘肽解毒
- 可能与中性粒细胞结合以引起细胞死亡或可能引起氧化应激诱导的中性粒细胞凋亡
- 如果在肝脏中产生，需要一些影响骨髓的机制
- HLA 区域中有可预测遗传变异体，表示了免疫介导参与这一过程（Goldstein et al，2014）
- 某些 HLA 等位基因（如 Ashkenazi 犹太人中的 HLA-B38 表型）与氯氮平诱导的粒细胞缺乏症相关
- 抗中性粒细胞抗体可能涉及免疫应答的成分（易感患者再次出现的粒细胞缺乏情况更差）
- 粒细胞缺乏症和中性粒细胞减少症的不同危险因素

　　氯氮平、奥氮平和氯丙嗪可累积于线粒体，内质网和溶酶体中。这些也是最可能导致中性粒细胞不成熟、中性粒细胞减少和粒细胞缺乏症的抗精神病药（Delieu et al，2009）。一些开始服用氯氮平的患者显示出良性白细胞增多症，可能持续多年（Sopko and Caley，2010），这一过程在白细胞下降之前就会出现。动物模型已经表明，氯氮平会导致白细胞从血液和骨髓的释放增多以及中性粒细胞血浆半衰期的缩短，及随后的白细胞下降是由于产生新的中性粒细胞的能力降低所致（Iverson et al，2010）。

5.2.1.1　遗传易感性

　　尽管遗传因素起到重要的作用，但为何使用氯氮平治疗的患者中只有相对较少患者会出现中性粒细胞减少，更少的患者出现粒细胞缺乏症（Opgen-Rhein and Dettling，2008）。通过类比紫杉醇（Sissung et al，2006），ABCB1（P-糖蛋白，PGP；多重耐药性，MDR1）的表达变化可能就是一个这样的因子——已有研究证明氯氮平为 ABCB1 的底物（JaquenoudSirot et al，2009），并且可能干扰 ABCC4（MRP4）的功能（Capannolo et al，2015）。饮食（许多开始使用氯氮平的患者有着糟糕的饮食）或之前接触其他抗精神病药（几乎所有这些患者

都将尝试使用其他抗精神病药）也会影响氯氮平治疗期间中性粒细胞减少症 /
粒细胞缺乏症的出现，这也未可知。

　　关于氯氮平诱导的粒细胞缺乏症的最可靠的遗传学证据表明了 HLA 系
统的功能障碍，它是由在免疫系统调节中起重要作用的基因组成。由于研究
者观察到犹太人种族与卡马西平引起的粒细胞缺乏症之间存在着联系，这项
工作才得以有所进展。遗传研究集中于使用 HLA 复合物来区分这些群体，
研究表明其中 83% 的患者携带 HLA-B38 生物标志物。当使用三个等位基
因（HLA-B38，DR4 和 DQw3）组成的单元型时（已知在阿什肯纳齐犹太人中
经常发生），这些发现就更加具有说服力（Lieberman et al，1990）。最近，已经
有报道提示 HLA DQB1 单倍型变异与氯氮平诱导的粒细胞缺乏症进展之间
存在联系（如果存在单体型，则发生粒细胞缺乏症的风险为 5.1%，Athanasiou
et al，2011）。这一发现促使了用于检测单体型的商业测试的推广，灵敏度为
22%，特异性为 98%。然而，该测试结果指出氯氮平诱导的粒细胞缺乏症风险
为 1%（0.05*0.22），这与给予氯氮平（0.8%）的所有患者的风险没有很大差异
（Chowdhury et al，2011；Verbelen et al，2015）。

　　最近的研究进一步表明，氯氮平诱导的粒细胞缺乏症与 HLA DQB1 基因
相关［HLA DQB1（126Q）上的单个氨基酸和 HLA-B（158T）的细胞外结合口
袋中的氨基酸变化相关的几种遗传变体］（Goldstein et al，2014）。尽管如此，
没有可靠的遗传测试来表明目前那些患者在服用氯氮平后存在着较高的粒细
胞缺乏症的风险（Verbelen et al，2015）。

5.3　临床与实验室特征

　　特异的、药物诱导的粒细胞缺乏症是罕见的事件，年发病率为每百万人
2.4～15.4 例（Andrès et al，2008）。中性粒细胞减少 / 粒细胞缺乏症的第一个
临床症状可能是出现与感染相关的发热。因此，对患者发热（中性粒细胞减
少 / 粒细胞缺乏症的公认的原因）的研究应当包含总白细胞计数和各亚型白
细胞计数。患者，护士及其他护理人员应及时报告发热情况。药物诱导的中
性粒细胞减少症 / 粒细胞缺乏症是不常见的，目前在血液中中性粒细胞减少
明显之前可删掉无法检测其发生。因此，高度怀疑的态度是十分重要的，包
括要认识到药物可能是问题的根源（Bhatt and Saleem，2004；Hall et al，2003；
Oyesanmi et al，1999；框 5-3）。

　　在开始使用可能引起中性粒细胞减少症的药物进行治疗之前测量白细
胞计数和各亚型白细胞计数是一个很好的做法，以便以后发生问题时可以
观察患者的白细胞基线值，如果可行，应在治疗期间监测白细胞和中性粒

细胞计数（框 5-8）。如果可能的话，应避免使用一种以上已知会导致中性粒细胞减少症的药物。因此，医生应警惕氯氮平，卡马西平，丙戊酸钠，质子泵抑制剂如奥美拉唑和已知会导致中性粒细胞减少或粒细胞缺乏症的其他药物（LLahdelma and Appelberg，2012；Demler and Trigoboff，2011；Imbarlina et al，2004；Philipps et al，2012；Sedky and Lippmann，2006）。例如，有一名患者同时服用氯氮平和丙戊酸钠并且出现了中性粒细胞减少症，在中止丙戊酸钠后才得以解决（Pantelis and Adesanya，2001）。必须警告患者和护理人员向护士或医生报告任何新发热 / 感染的发生，因为这不仅可能是粒细胞缺乏症发生的第一个迹象，而且还可能出现其他情况，如心肌炎和体温调节障碍（Ronaldson et al，2010；Kerwin et al，2004；Fitzsimons et al，2005）。

框 5-8　药物诱导的粒细胞缺乏症的识别和管理

- 认识到药物会引起中性粒细胞减少 / 粒细胞缺乏症
  - 患者可能缺乏呈现特征性表现（如老年人的脓肿）；发热可能只是感染的迹象
- 在开始治疗前确保正常的白细胞技术和各亚型白细胞计数
- 如果可行，请在治疗期间监测白细胞和中性粒细胞
  - 如果可能，只用单一疗法
- 如有粒细胞计数下降，为了安全起见应早期撤药
- 积极主动地管理与诊断（如败血症）

管理药物性中性粒细胞减少症 / 粒细胞缺乏症的最重要方面是早期检测，如果白细胞数量明显下降，可及时停药。在大多数情况下，停药可以恢复中性粒细胞计数。然而，由于明显的中性粒细胞减少可能导致危及生命的感染，因此在培养了血液、尿液和任何其他相关样品后，可能需要进行静脉注射广谱抗菌药和抗真菌药物。中性粒细胞减少患者的发热提示应当使用抗生素，发热的定义为单次口腔温度测定≥38.5℃或温度为≥38.0℃超过 1h。这种经验性治疗通常是持续的，直到中性粒细胞减少症和感染症状得以改善。如果中性粒细胞计数恢复至正常的时间有所延迟，或出现伴有发热的明显中性粒细胞减少症，则可以使用粒细胞集落刺激因子或粒细胞 - 单核巨噬细胞集落刺激因子刺激中性粒细胞释放（Bhatt and Saleem，2004；Berliner et al，2004）。可能需要其他措施，如反向屏障护理。所有患者的粒细胞缺乏症都应与血液病学专家进行讨论。

5.3.1　氯氮平诱导的中性粒细胞减少症 / 粒细胞缺乏症

氯氮平被认为是中性粒细胞减少的潜在原因，可能会发展为粒细胞缺

乏症（框 5-9）。使用氯氮平时进行强制性血液监测意味着：我们对氯氮平所引起的血液学恶病质的理解要比其他药物更加深入。应该强调的是：①由氯氮平引起的中性粒细胞减少症和粒细胞缺乏症可能有不同的病因学机制；②氯氮平可以引起其他血液学障碍，包括贫血、嗜酸性粒细胞增多、白细胞增多症、淋巴细胞减少症、血小板减少症和血小板增多症等（Herceg et al，2010）。在一项氯氮平使用患者的 15 年回顾性研究中，由于血液学副作用所致的停药占到了所有副作用所致停药的 45%，所有中断药物中有 13% 与血液指标有关（Davis et al，2014），强调与这些不良反应相关的重度患者负担。40～49 岁的白人男性患有中性粒细胞减少症的风险较高（Demler et al，2016）。

框 5-9　氯氮平和血液恶病质

- 众所周知氯氮平会引起血液异常
  - 患中性粒细胞减少症的风险为 1/30
  - 患中性粒细胞缺乏症的风险为 1/120（1 年后为 1/1 200）
- 嗜酸性粒细胞增多（嗜酸性粒细胞计数>0.5/nl），特别是女性（23%，男性为 7%）的风险增加
  - 通常发生在 3 周到 5 周之间：可自发消退
  - 如果白细胞计数<3.5/nl，需监测粒细胞缺乏症或心肌炎的可能性
- 也可能引起贫血，淋巴细胞减少，白细胞增多症，血小板减少症
- 遗传因素很重要，但可能与剂量与免疫学因素有相关性
  - 6～18 周内中性粒细胞减少 / 粒细胞缺乏症的风险最高
- 中性粒细胞减少症可能是由于氯氮平对成熟中性粒细胞的毒性作用，粒细胞缺乏症是由于氯氮平的骨髓毒性作用
  - 停药 2～3 周后可逆转
- 积极的血液学监测可以成功地预防死亡
从粒细胞缺乏症
  - 死亡风险率为万分之一（2012）
- 可以刺激中性粒细胞生成（锂，G-CSF，GM-CSF），但可能掩盖粒细胞缺乏症

5.4　预防与管理

　　20 世纪 70 年代在许多国家都报道了氯氮平相关的粒细胞缺乏症，导致了氯氮平的使用受限（Fitzsimons et al，2005）。20 世纪 80 年代，氯氮平被重新引入临床，但要求进行常规全血细胞计数监测，如果总白细胞和 / 或中性粒细胞计数显示中性粒细胞减少症或中性粒细胞缺乏症的发生，就需按照明确的

撤药标准流程进行撤药（表 5-6）及患者管理（框 5-10）。这一策略在很大程度上阻止了这种严重不良反应所致的死亡——目前报道的氯氮平引起的粒细胞缺乏症死亡率为 0.01%～0.03%（Cohen et al，2012），氯氮平诱导的粒细胞缺乏症死亡风险估计为 4 例 / 年 /10 万人（Balda et al，2015）。

表 5-6　血液恶病质：在不列颠群岛使用氯氮平的定义和关系

恶病质	解释	细胞数 /(/nl)		
		正常范围 （BEN）[a]	给药时需注意 （BEN）[a]	建议停药后确认结果[b]
白细胞减少	白细胞数量减少	3.5～11 （3～11）	3～3.5 （2.5～3）	<3.0
中性粒细胞缺乏症	中性颗粒细胞数量减少	2～8 （1.5～7）	1.5～2 （1.0～1.5）	<1.5
粒细胞缺乏症	颗粒状白细胞（中性粒细胞，嗜碱性粒细胞和嗜酸性粒细胞）的严重缺陷	—	—	<0.5
血小板减少症	血小板数量减少	130～400	—	<50

[a] BEN，良性种族中性粒细胞减少症——处方在血液学检查后允许。

[b] 在 2003 年 1 月之前，白细胞减少，中性粒细胞减少症和血小板减少症的限制是强制性的，而不是咨询性的，需要立即无限期地停止氯氮平。

在患有氯氮平相关中性粒细胞减少症的患者中，必须每日都监测血液白细胞计数，直到病情消退。为区分良性和危及生命的中性粒细胞减少而设计的实验室筛选试验，包括监测内源性的 G-CSF 浓度和使用氢化可的松试验，都没有取得成果（Jauss et al，2000；Murry and Laurent，2001；Pollmächer et al，1997）。

氯氮平诱导的粒细胞缺乏症中，白细胞下降的平均持续时间为（29±13）d，这意味着对于 50% 的患者（N568），白细胞计数在粒细胞缺乏症出现至少 4 周前就已经开始下降了。只有 6 例患者的白细胞下降时间≤2 周，16 例患者在诊断为粒细胞缺乏症前 8d 内没有出现白细胞计数低于 3.5/nl（Alvir et al，1995）。氯氮平引起的粒细胞缺乏症的发病时间（2～4 个月，治疗前 6 个月的发病率为 96%；Alvir et al，1993）通常比其他药物更长，其他药物多为 2～4 周（如氯丙嗪引起的粒细胞缺乏症的中位发作时间为 45d，Andersohn et al，2007）。Balda 等（2015）报道，在队列研究中，大多数（83%）的粒细胞缺失发生在氯氮平治疗的头 3 个月。与大多数其他药物诱导的血液恶化一样，氯氮

框 5-10　氯氮平诱导的中性粒细胞减少症 / 粒细胞缺乏症的治疗

- 如果 WCC<3（<2.5BEN= 和 / 或中性粒细胞计数<1.5（<1.0BEN=/nl，立即停止氯氮平
- 评估患者的身体状况以获得（全身）感染的证据。症状可能很少
  - 发烧（体温>38.5℃或体温超过 38℃持续 1h）
- 评估可能导致 / 促成中性粒细胞减少症的其他药物
  - 询问可卡因使用情况
- 调查：
  - 带微分计数的全血细胞计数
  - 肝肾功能检查；CRP
  - 血液和尿液培养
  - 以症状为指导的其他调查（如胸部 X 线检查，痰培养，便培养）
- 评估自身免疫性疾病（系统性红斑狼疮，风湿性关节炎）
- 评估营养不良（维生素 B_{12}，叶酸）
- 如果有感染（如发烧）或出现粒细胞缺乏症（中性粒细胞计数，<0.5/nl）[1]，然后：
  - 住急诊科
  - 建议静脉使用广谱抗菌药物，不建议其他经验性治疗
  - 与当地微生物部门联络，根据感染 / 败血症的规律来修改治疗方案及抗生素耐药的地方性特征
- 如果出现长时间的中性粒细胞减少症，并且在 3～7d 适当的治疗下，患者依然对对广谱抗生素缺乏反应，应及时使用抗真菌治疗
- 如果存在临床不稳定和粒细胞缺乏症，可以使用粒细胞 - 集落刺激因子
- 如果没有发热期并且中性粒细胞<0.5/nl，持续 48h 处于低危险状态，没有任何原因引起中性粒细胞减少，则考虑改用口服抗生素
- 如果在 48h 候仍然发热
  - 如果临床稳定继续进行初始抗菌治疗
  - 如果临床不稳定，应调整抗菌治疗或基于临床评估扩大抗菌谱系

[1] 如果两者共同存在，则称之为发热性中性粒细胞减少症。

平诱导的中性粒细胞减少症和粒细胞缺乏症通常在药物撤出后完全可逆，白细胞计数在 2～3 周内恢复到治疗前的水平（图 5-1）。遗憾的是，即使每周一次的全血细胞计数监测也无法确保检测出中性粒细胞减少症，并给予足够的警告，以防止进一步发展为粒细胞缺乏症，因为与其他药物诱导的中性粒细胞减少一样，氯氮平诱导的中性粒细胞减少症的起病可能很迅速。如果观察到高热或其他感染迹象，则应紧急执行全血细胞计数（框 5-11）。在全血细胞计数结果出来之前，如果核心温度为 38.5℃，氯氮平应作为预防措施予以撤回。在没有剂量指导的情况下，如在 48h 内可以重新开始氯氮平治疗，则可以

继续之前的使用剂量。如果未服药的时间超过 48h，那么应按照从未服用过氯氮平患者一样进行滴定。如果停服氯氮平的时间在 3d 到 4 周之间，则在重新开始服用后的头 6 周内每周监测全血细胞计数。

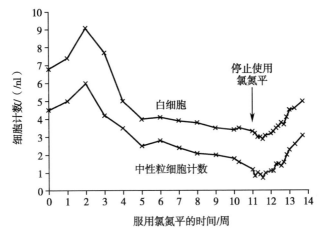

图 5-1　一名 26 岁男性患者服用氯氮平后计算白细胞和中性粒细胞计数（框 5-12）

框 5-11　氯氮平：注意事项

- 中性粒细胞减少 / 粒细胞缺乏症（年龄增长、女性等）的个体危险因素并不足以对个体化患者做出决定
- 需要时刻保持警惕，尤其是前 6～18 周
- 不要共同使用可能具有相似血液学毒理作用的药物，如卡马西平
- 警示患者 / 护理者要及时向护士 / 医生汇报任何新发的发热 / 感染（或便秘——第 6 章：胃肠动力不足和吞咽困难）
- 如果出现高热或其他感染征象，立即行全血细胞计数检查
- 若在全血细胞计数结果报告之前，核心体温 >38.5℃，停用氯氮平
- 若停用氯氮平
  - <48h——继续使用常规剂量
  - >48h——滴定药物剂量
  - >72h——前 6 周每周行全血细胞计数

框 5-12　中性粒细胞缺乏后再次使用氯氮平所带来的挑战

- 高加索男性，26 岁，不吸烟，诊断为难治性精神分裂症。引入丙戊酸钠以增加奥氮平的作用。未出现中性粒细胞缺乏。停用奥氮平后逐渐引入氯氮平，但逐渐不伴随感染的中性粒细胞缺乏症，因此在 11 周时没有暂停使用氯氮平的指征（图 5-1）

- 患者对氯氮平表现出良好的早期应答反应，2 年来第一次不再受精神病性症状的困扰，最显著的是幻听减少而且他能够与同龄人和同事更好的融为一体。撤停前氯氮平剂量为 400mg/d（血浆氯氮平和诺氯氮平浓度分别为 0.40mg/L 和 0.28mg/L）
- 在氯氮平停药后，中性粒细胞最低点为 0.7/nl，中性粒细胞减少持续时间为 8d。患者被保守地管理着。然而，精神病性症状有所反弹，停药 3 周后精神病性症状加剧，并出现相关行为障碍
- 许多抗精神病药的治疗方案仍未能缓解症状，因此患者在此后的 12 个月内仍在住院。由于他的症状较为顽固并且伴随有显著的功能缺损，因此重新服用氯氮平面临着很大的挑战，并且在服用前需要仔细地评估风险：收益分析、与患者、家属及血液病学专家进行讨论
- 在重新使用氯氮平之前，停用丙戊酸钠。在氯氮平开始之前开始使用碳酸锂，并且持续至铝塑案例服药过程中。将锂剂量滴定至 800mg/d（血清锂浓度 0.6～0.7mmol/L）
- 在第 5 周，氯氮平的剂量为 500mg/d（血浆氯氮平和诺氯氮平剂量分别为 0.45mg/L 和 0.31mg/L），但再次出现中性粒细胞减少症，再次停用氯氮平（图 5-4）。第二天记录中性粒细胞最低值为 0.45/nl，皮下注射来格司亭 im263μg（患者体重 100kg）
- 中性粒细胞计数在接下来的 5d 内恢复至正常，但随后出现二次中性粒细胞减少（中性粒细胞最低点 0.8/nl）。患者有发热症状（38,1℃），但无血流动力学不稳定，无全身感染证据。但不论如何，口服抗菌药物已规定使用。第二次注射来格司亭（263μg）使白细胞和中性粒细胞计数持续正常化。没有尝试进一步的尝试使用氯氮平

5.4.1 氯氮平和白细胞计数监测

如果氯氮平治疗持续了 1 年，氯氮平引起的粒细胞缺乏症的风险与在没有监测的情况下使用氯丙嗪是类似的。在一些国家监测中性粒细胞减少 / 粒细胞缺乏症并不是强制性的，例如在中国（Wang and Li, 2012）。尽管有这些考虑，欧洲的氯氮平药物许可证仍然规定了持续的（月度）白细胞监测。如果患者决定不再以这种方式进行监测，则可以认为，由于使用氯氮平的患者总体死亡率大体是下降的，比起停止使用氯氮平，继续用药但不监测是更有利的（包括主动监测的所有必要预防措施缺失）（Tiihonen et al, 2009；Hayes and Giblera, 2015）。使用毛细血管（指刺）取样可能有助于说服患者继续遵守监测要求。毛细血管和静脉血样之间的差异主要在于红细胞含量。指纹样本也必须送到实验室，该实验室能够从样品提供准确的完整白细胞和中性粒细胞计数，或在合适的护理点测试装置中进行分析（Bogers et al, 2015）。

一旦给予了氯氮平，可以随时采集全血细胞计数监测所需的血液样本，不必考虑上一次服药时间或固定每日采样时间。然而，在白细胞计数中可能存在明显的昼夜节律（Porter and Mohamed, 2006；Esposito et al, 2006）。在一个这样的患者中，白细胞结果在早晨为（2.9±4.2）/nl，下午为（3.6±7.1）/nl，粒

细胞计数分别为（0.8±1.4）/nl 和（2.9±5.5）/nl（Ahokas and Elonen，1999）。在几个非犹太白种人（Esposito et al，2004，2005a）中也已经报道了循环中性粒细胞数量的昼夜变化。因此，如果不考虑这种现象，氯氮平可能会有不必要的撤药。如果在氯氮平治疗期间发现有白细胞的下降，则需要在下午测量白细胞计数（Esposito et al，2005b；Esposito，2007；Porter and Mohamed，2006）。此外，建议运动，轻度 / 中度运动可能有助于提高白细胞计数（Phillips et al，2000）。

　　用氯氮平治疗的患者中，中性粒细胞减少也可能是由于除氯氮平以外的其他原因（Chaves et al，2008；Stoner et al，2008；Igrutinovi'c et al，2008；Buchanan et al，2010）。例如在已经开始使用氯氮平治疗的患者中，不能忽视诸如 β- 内酰胺抗生素、甲硝唑或拉莫三嗪等可能引起血液恶病质的药物（Andersohn et al，2007；Urban et al，2015）。尽管对于每周进行血液测试的患者通常不需要这样做，但英国 CPMS（诺华）在抗生素疗程结束后仍要求进行额外的全血细胞计数测量。任何接受抗生素治疗的患者应定期检查，以确保病情没有恶化，但在接受氯氮平治疗的患者中监测更为重要。临床工作人员应该保持警惕，寻找感染症状，而不是最初出现的症状表现。如果使用抗生素的同时还使用了容易引起高恶病质风险的药物如甲硝唑，那么就必须进行包括全血细胞计数在内的更为严密的监测。这就是说，短期的抗生素不太可能引起问题，但是如果疗程达到了 2 周，那么就需要在第 1 周和第 2 周结束时进行全血细胞计数测量。

　　英国和其他一些国家，如澳大利亚，在决定氯氮平治疗是否可以开始或持续方面已经制订了相应的许可标准（关于良性种族性中性粒细胞缺乏症），并且已经开始实施了一段时间（Whiskey et al，2011；表 5-6；图 5-2 和图 5-3）。在美国，近期已经开始实施相应的监测标准，以便以前不符合氯氮平的良性种族性中性粒细胞缺乏症患者能够再次使用氯氮平（美国食品药品管理局，2015）。最后，对于使用氯氮平治疗的难治性精神分裂症患者，同时并发恶性肿瘤需要骨髓抑制化疗的人群中，如何选择最佳治疗方案仍不清楚（Barreto et al，2015；Monga et al，2015；Usta et al，2014）。

5.4.1.1　氯氮平重新治疗

　　使用氯氮平治疗期间曾有过白细胞减少或中性粒细胞减少的患者，禁止使用氯氮平进行重新治疗。然而，白细胞减少或中性粒细胞减少有可能不是由氯氮平引起的，这将是一个两难的选择（框 5-12）。此外，就发生粒细胞缺乏症而言，在一些患者中，停止治疗时的风险可能大于重新治疗时的风险；虽然总体来说重新治疗时的风险是停止治疗时风险的 22 倍，但有时风险也被认

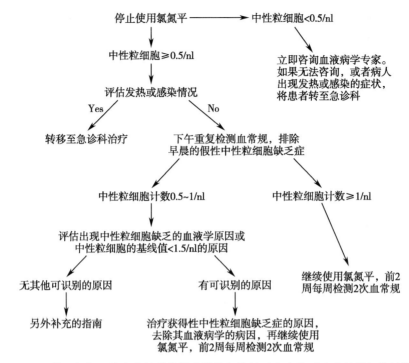

图 5-2　使用氯氮平治疗良性种族性中性粒细胞缺乏患者和减少中性粒细胞计数

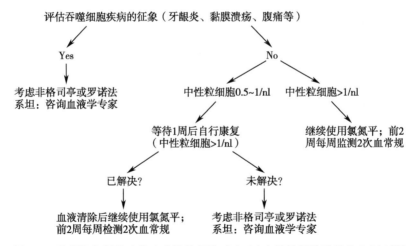

图 5-3　使用氯氮平治疗发生中性粒细胞减少症(中性粒细胞计数为 0.5/nl)的 BEN 患者, 没有感染证据

为是合理的（Silvestrini et al, 2000）. Bogers（2007）建议骨髓活检来区分良性和恶性粒细胞减少。然而, 这样的检查是高度侵入性的, 因此在氯氮平治疗的患者身上不会轻易实施。

尽管目前已有几个氯氮平重新治疗的例子,但是在氯氮平治疗期间出现中性粒细胞减少而暂停氯氮平治疗的情况下,氯氮平重新治疗没有明确的标准(Berk et al,2007)(Cabral et al,2007;Bray,2008;Wu et al,2008;Meyer et al,2015)。Dunk 等(2006)报道了 53 例在白细胞减少症或中性粒细胞减少症后重新使用氯氮平治疗的患者的预后数据(英国/爱尔兰)。其中 33 例(62%)患者成功重新治疗,包括 1 例患有粒细胞缺乏症,29 例在研究结束时仍然接受了氯氮平治疗。氯氮平重新治疗过程再次出现血液障碍的患者中,有 17 例血液障碍更严重,有 12 例疾病持续时间更长,有 17 例比第一次更容易发生血液障碍。尽管 9 例患者出现了粒细胞缺乏症,但重新治疗没有导致死亡。在重新治疗成功患者中有 42% 的患者和重新治疗失败患者中 70% 的患者血液障碍发生的原因不明。有趣的是,血液障碍发生之前,氯氮平治疗周期的平均数在重新治疗失败要比重新治疗成功的时间长[82(1~470 周)vs 37(2~568 周)]。

在最近的系统回顾中,发生中性粒细胞减少后使用氯氮平重新治疗,78 例/112 例患者(70%)成功了,发生粒细胞缺乏症后,3 例/15 例患者(20%)成功了。在没有成功重新治疗的患者中,中性粒细胞减少在平均 4.3 周(范围 0.9~156 周)内复发。34 例患者发生中性粒细胞减少后使用氯氮平重新治疗失败了,15(44%)人发展成中性粒细胞缺乏症(Manu et al,2012)。在进一步的系列研究(19 例患者)中,15 例患者(79%)重新治疗(Meyer et al,2015)取得了成功。重新治疗时由于使用氯氮平导致的白细胞减少、中性粒细胞减少或者粒细胞缺乏是危险的。因此认真筛选患者很重要(框 5-13)。如果重新治疗成功,可以长期使用氯氮平治疗。对于氯氮平是最后且唯一的抗精神病药治疗手段,甚至显著地提高生活质量的患者,重新治疗或许是合理的。如果考虑重新治疗,患者、家庭和护理人员应该被告知风险和潜在的利益,获得患者和家庭的知情同意。患者使用氯氮平重新治疗之前应没有感染,任何被认为与血液不良反应有关的药物应行评估。在重新治疗前 3 个月建议每周两次监测血液计数来确保中性粒细胞下降的早期识别。

只有氯氮平不是导致血液不良反应的原因时,即除了氯氮平还有其他的原因导致粒细胞减少/粒细胞缺乏症,如合用药物或发生感染,或其他治疗选择严重受限或不存在,才应该考虑使用氯氮平重新治疗。如果不良反应:①迅速发生(在氯氮平开始治疗 18 周内);②是严重的,即进展到粒细胞缺乏症;③持续存在(持续时间大于 10d),或④中性粒细胞的下降与之前的计数不一致,或者在重复的低白细胞计数中不仅仅是短暂的中性粒细胞减少,在重新治疗之前,通常需要有一个非氯氮平引起的血液不良反应的有力证据。

框 5-13 氯氮平重新治疗：总结

- 如果患者发生过氯氮平导致的粒细胞缺乏症时，氯氮平禁忌
- 如果先前的白细胞减少 / 性粒细胞减少"背离标签"：患者的选择至关重要
- 只有非氯氮平原因引起的血液不良反应才考虑氯氮平重新治疗（如并发感染，丙戊酸钠）
- 血液学家寻求建议
- 如果不良反应
  - 迅速发生（在氯氮平开始治疗 18 周内）
  - 病情严重（粒细胞缺乏症或者粒细胞数量 <0.5/nl），和
  - 持续存在（持续时间大于 10d）在重新治疗之前，需要强有力的证据来证明是非氯氮平的原因所致
- 如果重新治疗尝试，建议采取全血细胞计数监测：
  - 前 12 周，每周两次监测
  - 在 12～52 周，每周一次监测
  - 根据进一步的风险评估，2 年内每两周或每月与血液学家协商评估进行监测

5.4.1.2　药物干预

5.4.1.2.1　锂盐

锂盐可引起白细胞增多症，可能通过刺激干细胞或增强粒细胞集落刺激因子调节粒细胞生成以及血小板增多。白细胞增多症是一种增殖反应（Blier et al, 1998; Ozdemir et al, 1994; Oyesanmi et al, 1999），在接受锂盐治疗的患者中，中性粒细胞计数有双重的增加（Ballin et al, 1998），而且用氯氮平治疗的患者在添加了锂盐之后，平均增加的中性粒细胞计数为 2/nl（Small et al, 2003）。停用锂盐后效果可逆。锂盐介导的不良反应在锂盐和治疗恶性肿瘤的细胞毒制剂同时使用时已经被削弱，也有相关研究进行了关于偶氮嘧啶（AZT）造血毒性最小化研究。锂盐与氯氮平联合治疗疑似氯氮平所致中性粒细胞减少症（Boshes et al, 2001），也被用于氯氮平重新治疗旨在阻止继发的不良反应（Whiskey and Taylor, 2007; 框 5-14）。然而，锂盐可能无法阻止氯氮平（Whiskey and Taylor, 2007; 框 5-12, 图 5-4）或者氯丙嗪（Yen et al, 1997）所致的粒细胞缺乏症的发生。锂盐和氯氮平共用可能与可逆性神经系统不良反应有关，通常表现为共济失调、粗颤（coarse tremor）和肌阵挛（Blake et al, 1992）。此外，据报道当锂盐和氯氮平联合使用时，患神经毒性恶性综合征的发病率也在上升（Pope et al, 1986）（图 5-5）。

锂盐是一种髓过氧化物酶抑制剂（Anderson et al, 1982; Gomez-Estrada et al, 1984; Turkozkan et al, 1993），这可以部分解释它对氯氮平诱导的中性粒细

胞减少的保护作用。在另一方面，尽管有"足够"的中性粒细胞计数，抑制骨髓过氧化物酶可能会降低对感染的抵抗能力。

　　中性粒细胞减少症时，锂盐已经被用来促进氯氮平的使用（Hodgson and Mendis，2010；Suraweera et al，2014）。在美国，锂盐被用来增加白细胞计数，因此，在本研究中允许较少频率的白细胞计数监测（Papetti et al，2004；

框 5-14　氯氮平：使用锂盐和 GM-CSF/G-CSF

- 在氯氮平治疗 / 重新治疗期间，锂盐有时会被使用：引起可逆性白细胞增多
  - 毒性药物：使用与双相情感障碍维持治疗类似的剂量（需要保持血清锂浓度＞0.4mmol/L）
  - 可以预防中性粒细胞减少，但这能降低感染风险吗（骨髓过氧化物酶抑制剂）？
  - 可能掩盖了粒细胞缺乏症的发病，导致更严重的血液副作用
  - 可能会掩盖贫血的发生
- 如果使用锂，请提前 1～2 周使用，如果白细胞计数恢复到正常范围加用氯氮平
  - 每周监测，前 18 周和正常之后
- GM-CSF/G-CSF（非格司亭，兰格司亭）被用来治疗停用氯氮平后出现的粒细胞缺乏
  - 给予 G-CSF 后，患者组的中性粒细胞恢复较正常组明显
  - G-CSF 支持氯氮平治疗包括患者曾经历过良性的中性粒细胞减少或表现出慢性特发性中性粒细胞减少症（不限于对种族要求）
- G-CSF 例如兰格司亭 105～263μg 或者非格司亭 300μg）当中性粒细胞计数下降到定义范围（如 1.0～1.5/nl 或者 1.5～2/nl）可以考虑使用
- G-CSF 在氯氮平重新治疗导致的粒细胞缺乏症时不建议支持 G-CSF，粒细胞集落刺激因子；GM-CSF，粒细胞巨噬细胞集落刺激因子

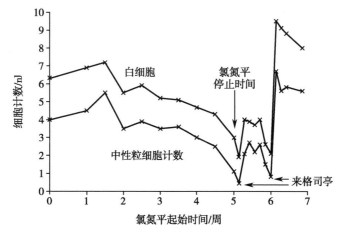

图 5-4　某 26 岁男性患者使用氯氮平在第 11 周（表 5-12）引发的中性粒细胞减少症再治疗时白细胞和中性粒细胞计数图

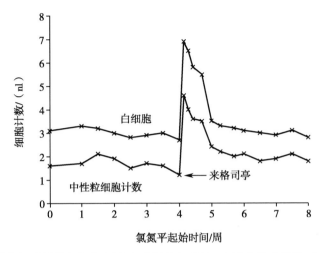

图 5-5　中性粒细胞计数与氯氮平治疗时间的相关性,由于中性粒细胞减少症停用氯氮平。BEN 被诊断。氯氮平再治疗时,单剂量的非格司亭(105μg)用来避免再次停用氯氮平。氯氮平剂量在第三周是 450mg/d(血清氯氮平浓度和去甲氯氮平浓度分别分 0.53mg/L 和 0.29mg/L)。以前的氯氮平维持剂量是每日 400～500mg

Brunoni et al, 2008; Eseonu and Carlson, 2010; Nykiel et al, 2010; Pinninti et al, 2010)。另一方面,给患者开氯氮平处方已经拟定了可用锂盐使白细胞增多(Palominao et al, 2010)。Tseng 和 Hwang(2009)描述了锂盐用于控制躁狂症而不是刺激中性粒细胞的产生,在氯氮平(500mg/d)和锂盐(每日 1 200mg)治疗时,患者容易发展成横纹肌溶解症。这种情况应该将氯氮平剂量减少到400mg/d 并同时补充液体。

　　尽管如此,一项对 25 例患者的调查中报道了使用氯氮平重新治疗和锂盐联合应用的案例(Kanaan and Kerwin, 2006)。在 12 例患者中,服用氯氮平之前或服用氯氮平时就服用了锂盐,而在 13 例患者中,在服用氯氮平后使用锂盐(57 周后)。仅有一名患者(4%)在服用氯氮平 4 周后继发中性粒细胞减少症或粒细胞缺乏症(在 2002 年标准,表 5-6),这是非常低的重现率。然而,这例患者确实显示被锂盐掩盖了中性粒细胞减少症的证据。在随访中,24 例患者中有 17 例仅服用氯氮平而没有锂盐。然而,1 例患者在停用锂盐后 4 年又出现了中性粒细胞减少症。在另一项调查中,有 35 例患者联合锂盐治疗,除2 例外均成功耐受氯氮平重新治疗(Manu et al, 2012)。在最近的一个病例分析中,15 例患者(79%)成功地接受了氯氮平重新治疗,其中 12 例患者同时接受锂盐治疗。这进一步证明了锂盐具有避免治疗中止的效用。然而值得注意的,4 例未成功重新治疗的患者都是开了锂盐的处方,表明锂盐对氯氮平诱导的中性粒细胞的减少没有保护作用(Meyer et al, 2015)。此外,锂盐在所有患者中不会增加中性粒细胞计数，同时应注意锂盐治疗时掩盖的其他血液障碍（Focosi et al，2009）。

综上所述，锂可能有助于增加低基线值患者的 WCC，这些患者可能会从氯氮平治疗中获益，或者在用氯氮平治疗时发生中性粒细胞减少症的患者获益。如果锂盐在氯氮平治疗开始或重新治疗之前使用，它应该开始于氯氮平使用前 1～2 周，而且锂盐用于刺激粒细胞生产的血清最低浓度为 0.4mmol/L（Blier et al，1998；Rothstein et al，1978）。如果白细胞计数在正常范围内，则应开始使用氯氮平。全血细胞计数监测在重新治疗后应该每周监测，一直监测 18 周，也可以考虑 1 年内每周监测。锂盐可能对粒细胞缺乏症不具有保护作用，因为它与氯氮平介导的中性粒细胞减少症有不同的病因。尽管使用了锂盐治疗，但如果白细胞计数继续下降仍需考虑停用氯氮平。需要特别警惕粒细胞缺乏症的高危人群，尤其是老年人和亚裔人，其风险最高时期是氯氮平治疗的前 18 周。

5.4.1.2.2　G-CSF 及 GM-CSF

粒细胞集落刺激因子（G-CSF）和粒细胞巨噬细胞集落刺激因子（GM-CSF）G-CSF 和 GM-CSF 均能促进骨髓中髓系祖细胞的增殖和分化（Lieschke and Burgess，1992）。在氯氮平引起的粒细胞缺乏症时，这些药物通常使用的剂量是 4～10μg/kg。为了支持氯氮平进行重新治疗，在中性粒细胞计数下降导致氯氮平治疗中止之前（即中性粒细胞计数<1.5/nl），预防性使用粒细胞集落刺激因子或连续使用治疗，以防止持续低中性粒细胞计数或者氯氮平停药（Spencer et al，2012；Meyer et al，2015；Joffe et al，2009；Conus et al，2001；Rajagopal et al，2007；Khan et al，2013；Mathewson and Lindenmayer，2007）。在这种情况下，使用非格司亭 300μg 或兰格司亭 105 或 263μg 皮下给药。

在其中一个案例中（Conus et al，2001），经历了 10、35 和 48 周的氯氮平重新治疗后发展成更严重的中性粒细胞减少症。每一阶段给予简单的皮下给药剂量的粒细胞巨噬细胞集落刺激因子治疗，允许氯氮平在第 40 周每日服用 450mg。粒细胞集落刺激因子也被进行了预防性的治疗。在一项报道中（Joffe et.al，2009）两例患者，尽管出现粒细胞减少、粒细胞缺乏症，与氯氮平重新治疗同步使用超过每周 0.3mg 剂量的非格司亭能够继续使用氯氮平，但是一例患者接受较低剂量的非格司亭（<0.3mg/ 周）发展成粒细胞缺乏症和败血症。Manu 等（2012）调查了 11 个中性粒细胞减少症患者使用氯氮平进行重新治疗的案例。七名患者成功地每周服用粒细胞集落刺激因子和氯氮平。Majczenko 和 Stewart（2008）描述了一个失败的氯氮平治疗案例，在这期间中性粒细胞计数下降到零，尽管继续使用氯氮平和 2 倍剂量的非格司亭（每日 480μg），患者出现了发热。尽管已经连续 13d 给予非格司亭治疗，但患者的中性粒细胞计数在 8d 内没有上升到零以上。

氯氮平及细胞因子共同使用不是没有风险的。细胞因子可能掩盖了进行性发展的粒细胞缺乏症和骨髓用尽时潜在的中性粒细胞急剧下降风险。此外,关于细胞因子和氯氮平共同使用时发生粒细胞缺乏症,目前没有其他治疗方案。

5.4.2　氯氮平治疗儿童和青少年的中性粒细胞减少症风险

在对其他抗精神病药物无反应的患者中,氯氮平是早期精神分裂症患者的首选药物,但正如前面所讨论的,需要关注的是中性粒细胞减少症 / 粒细胞缺乏症(Gogtay and Rapoport, 2008)。丙戊酸与喹硫平联合引起的中性粒细胞减少症,在儿童中比较常见和严重(Rahman et al, 2009),但是在儿童患者中,氯氮平对血液系统毒性的证据很少。在对 172 例患者的研究中[氯氮平起始使用平均年龄为(15.0±2.1)岁],有 23 例患者(13%)发展成中性粒细胞减少症(中性粒细胞计数<1.5/nl),有 1 例(0.6%)患者发展成中粒细胞缺乏症(中性粒细胞<1.5/nl)(Gerbino-Rosen et al, 2005)。24 例发展成中性粒细胞减少症患者中 11 例患者(11%)成功地接受氯氮平重新治疗。8 例(5%)患者最终停用氯氮平(1 例因其粒细胞缺乏症,7 例因中性粒细胞减少症)。粒细胞缺乏症的发病率没有成年人报道中的高。同样,在韩国有 26 例患者[平均年龄(14.3±2.1)岁]使用氯氮平治疗一年以上,9 例患者(27%)发展成中性粒细胞减少(中性粒细胞计数<1.5/nl),但是没有患者发展为粒细胞缺乏症,患者均维持氯氮平治疗(7 例),或没有补充锂盐或其他药物成功地接受氯氮平重新治疗(2 例)(Kim et al, 2008)。

据报道,在使用氯氮平(Sporn et al, 2003; Mattai et al, 2009)或氯氮平与阿立哌唑联合(Gagliano and Masi, 2009)治疗的儿童中,成功使用了锂盐辅助治疗。然而,在成年人中,锂盐并不总是提高中性粒细胞计数。在一名 15 岁的男孩没有表现出对锂盐的血液学反应,在氯氮平治疗之前,先预期给予一种情绪稳定剂,大量的中性粒细胞附集于血管壁被认为是对细胞数量增加的一种可能解释,但事实中性粒细胞计数总是低的。血液取样在一天的标准时间进行,氯氮平治疗成功实施没有借助于锂盐或粒细胞集落刺激因子(Ragonnet et al, 2010)。联合应用锂盐治疗可能对儿童有更多的好处,因为它可以作为情绪稳定剂(降低攻击性,降低自杀风险)(Müller Oerlinghausen and Lewitzka, 2010),但年幼的孩子与年龄较大的儿童相比,通常副作用更大,因此和成人一样,常规的血清锂浓度监测是必需的(Taylor et al, 2015)。

5.4.3　中性粒细胞减少症 / 粒细胞缺乏症与除氯氮平外的抗精神病药

与氯氮平相比,与其他抗精神病药相关的粒细胞缺乏症的发病率要低得多。如上所述,警惕氯丙嗪可能发生的中性粒细胞减少症、粒细胞缺乏症是必需的(Stephan et al,2009;Yen et al,1997)。奥氮平粒细胞缺乏症的发病率为 0.05%,利培酮粒细胞缺乏症的发病率为 0.01%(Stuäbner et al,2004)。喹硫平分子结构与氯氮平、奥氮平结构相似,也可以导致中性粒细胞减少、粒细胞缺乏症,但确实非常罕见,尽管比奥氮平体重增加得多(Co,sar et al,2011;Cowan and Oakley,2007;Croarkin and Rayner,2001;Tang and Chung,2014)。这与体外数据是一致的(Pessina et al,2006)。利培酮和齐拉西酮,尽管结构上似乎与氯氮平无关,也与血液问题有关(Montgomery,2006;Sluys et al,2004)。在一个病例中,利培酮被证实与氯氮平相关的粒细胞缺乏症的延长有关(Manfredi et al,2013)。有三项病例报道描述了阿立哌唑与其他第二代抗精神病药联合治疗患者时中性粒细胞减少症的发生(Lander and Bastiamphillai,2011;Lim et al,2013;Plesnicar and Plesnicar,2008)。

奥氮平的氧化代谢产生了硝化作用,这可能是奥氮平引起的白细胞减少和中性粒细胞减少症的深层机制。然而,由于奥氮平比氯氮平更有效,奥氮平的治疗剂量通常比氯氮平低 10 倍,这意味着奥氮平的硝化作用更低(Benedetti et al,1999;Cordes et al,2004;Duggal et al,2004;Stergiou et al,2005;Stip et al,2007;Thinn et al,2007)。这一较低的暴露不足以抵消奥氮平在体外研究中发现的三倍的骨髓毒性[实际结果(IC90,mg/L):氯丙嗪(10.02±0.69),奥氮平(13.43±1.23),氯氮平(44.71±4.42),喹硫平(137.24±15.36)(Pessina et al,2006)。

如上所述,硝化阳离子的形成是氯氮平和奥氮平的血液毒性的起始步骤(Sikora et al,2007;Jagadheesan and Mehrtens,2007),尽管有一项报道指出,未激活的氯氮平和一定程度上的去甲氯氮平可能会对骨髓间质细胞产生毒性作用(Lahdelma et al,2010)。奥氮平代谢的主要途径包括由尿苷二磷酸 UPG-葡萄糖醛酸基转移酶(UGT)1A4 介导的 N- 葡萄糖醛酸结合和 N- 去甲基化作用,后者是由细胞色素 P450(CYP)1A2 催化。细胞色素 P4501A2 受到一些药物和其他物质的可逆和 / 或不可逆抑制,并由吸烟诱导(Zhou et al,2010)。奥氮平代谢的小通道由细胞色素 P4502D6 催化包括 N- 氧化和 2- 羟基化。氯氮平不会直接发生 N- 葡萄糖醛酸结合反应,N- 去甲基奥氮平不会在血浆中积累到与去甲基氯氮平相同的程度,与氯氮平相比,以上两个因素都可能有助于限制潜在的有毒的奥氮平物种的暴露。

有报道称氯氮平诱导的中性粒细胞减少与奥氮平联用可延长寿命,包括曾接受奥氮平治疗患者(30mg/d)没有任何不良反应发展成中性粒细胞减少症之前换用氯氮平。由于氯氮平的停用,再次使用奥氮平,这样在治疗的三周内发展成了中性粒细胞减少症。在奥氮平停用时,白细胞计数恢复正常

（Thangadurai et al，2006）。很少有患者在一系列不同的抗精神病药中出现中性粒细胞减少症（Co̧sar et al，2011）。在一项对奋乃静，奥氮平，氟哌噻吨，氟哌啶醇和帕潘立酮的研究中，氟哌噻吨导致中性粒细胞最低计数为 0.2/nl，氟哌啶醇导致中性粒细胞最低计数为 0.4/nl，奥氮平导致中性粒细胞最低计数为 0.5/nl（Vila-Rodriguez et al，2013）。患者最终维持帕潘立酮的最低有效剂量（随访期内）不变。鉴于缺乏与中性粒细胞减少症有关的临床表现，以及缺乏与自身免疫性粒细胞缺乏症相关的 HLA 基因型，继续服用抗精神病药是有效的。目前已经报道了喹硫平（增至 600mg/d）引发的中性粒细胞减少症（最低 1.1./nl）伴血小板减少症（最低 146/nl）（Shankar，2007）。在另一例患者中，使用喹硫平治疗（400mg/d）第 7 日中性粒细胞减少症很明显（最低 1.4/nl），但停止用药 5d 后中性粒细胞计数恢复到 2.5/nl（Yalcin et al，2008）。后续的氨磺必利治疗（400mg/d，共 2d）由于中性粒细胞计数低于 1.8/nl 导致氨磺必利停用，但是由于该药物使用时间非常短暂这似乎不太可能是该药物的作用。后续服用阿立哌唑（20mg/d）治疗 5 周后也增加了中性粒细胞计数（至 3.3/nl）。对阿立哌唑的良好反应也在 3 例患者中得到证实，这 3 例患者由于出现中性粒细胞减少症而不得不停止氯氮平（Hughes and Morcos，2008）。

很少出现关于氨磺必利或者舒必利引发的血液异常的报道（Co̧sar et al，2011），也没有关于粒细胞缺乏症的报道。在常用的抗精神病药中，氨磺必利或者舒必利在很大程度上是没有发生代谢改变的。如果药物的代谢激活是导致中性粒细胞减少一系列事件的第一步，对那些有血液病史的人来说，氨磺必利或者舒必利可能是替代选择。支持这个假设的证据来自于服用一系列抗精神病药患者外周血涂片评估。所研究的药物（氟哌噻吨、奋乃静、氟哌啶醇、硫利达嗪、三氟拉嗪、奥氮平、利培酮、舒必利），奋乃静和舒必利到目前为止对细胞核平均分裂的影响最小，该分裂可以测量中性粒细胞的成熟度。全血细胞和中性粒细胞计数在患者中和对照组中没有明显的差异（Delieu et al，2001，2006）。

5.4.4 除中性粒细胞减少症以外的有关抗精神病药的血液副作用

氯氮平除通常引发的短暂白细胞增多症外，中性粒细胞增多症、嗜酸性粒细胞增多症、血小板增多症、贫血、淋巴细胞减少、血小板减少症也被报道过（Pirmohamed and Park，1997；框 5-9）。已被证实 25% 服用氯氮平治疗的患者在前 2 年会发生贫血（Lee et al，2015）。41% 的服用氯氮平治疗的患者报道发生短暂的白细胞增多症（图 5-1）（Hummer et al，1994）。其他研究报道了短暂性白细胞增多的发生率为 0.6% 到 7.7% 不等（Lieberman et al，1989；Lambertenghi Deliliers，2000）。

　　使用氯氮平治疗的患者酸性粒细胞增多症的发生率从 2% 到 62% 不等（Banov et al，1993；Chatterton，1997；Lambertenghi Deliliers，2000；Hummer et al，1994）。使用氯氮平与嗜酸性粒细胞增多症风险增加（嗜酸性粒细胞计数>0.7/nl）相关，尤其是女性（23%，男性 7%）（Banov et al，1993）。通常这种现象发生于治疗的第 3～5 周，然后自发缓解（Hummer et al，1994）。也有人担心，在极少数情况下，嗜酸性粒细胞增多症可能与心肌炎有关（Kortner et al，2007）。因此如果嗜酸性粒细胞计数>3/nl 建议停用氯氮平，到嗜酸性粒细胞计数<1/nl 之前建议不要重新使用氯氮平治疗（Chatterton，1997）。

参考文献

Ahn, Y.M., Jeong, S.H., Jang, H.S., Koo, Y.J., Kang, U.G., Lee, K.Y., et al., 2004. Experience of maintaining clozapine medication in patients with 'red-alert zone' neutropenia: long-term follow-up results. Int. Clin. Psychopharmacol. 19, 97−101.

Ahokas, A., Elonen, E., 1999. Circadian rhythm of white blood cells during clozapine treatment. Psychopharmacology (Berl.) 144, 301−302.

Alvir, J.M., Lieberman, J.A., Safferman, A.Z., Schwimmer, J.L., Schaaf, J.A., 1993. Clozapine-induced agranulocytosis. Incidence and risk factors in the United States. N. Engl. J. Med. 329, 162−167.

Alvir, J.M., Lieberman, J.A., Safferman, A.Z., 1995. Do white-cell count spikes predict agranulocytosis in clozapine recipients? Psychopharmacol. Bull. 31, 311−314.

Andersohn, F., Konzen, C., Garbe, E., 2007. Systematic review: agranulocytosis induced by nonchemotherapy drugs. Ann. Intern. Med. 146, 657−665.

Anderson, R., Walters, L., Grabow, G., van der Merwe, M., van Rensburg, C.E., 1982. The effects of lithium on the functions of human neutrophils and lymphocytes in vitro and in vivo. S. Afr. Med. J. 62, 519−523.

Andrès, E., Noel, E., Kurtz, J.E., Henoun Loukili, N., Kaltenbach, G., Maloisel, F., 2004. Life-threatening idiosyncratic drug-induced agranulocytosis in elderly patients. Drugs Aging 21, 427−435.

Andrès, E., Federici, L., Weitten, T., Vogel, T., Alt, M., 2008. Recognition and management of drug-induced blood cytopenias: the example of drug-induced acute neutropenia and agranulocytosis. Expert Opin. Drug Saf. 7, 481−489.

Andrès, E., Zimmer, J., Mecili, M., Weitten, T., Alt, M., Maloisel, F., 2011. Clinical presentation and management of drug-induced agranulocytosis. Expert Rev. Hematol. 4, 143−151.

Athanasiou, M.C., Dettling, M., Cascorbi, I., Mosyagin, I., Salisbury, B.A., Pierz, K.A., et al., 2011. Candidate gene analysis identifies a polymorphism in HLA-DQB1 associated with clozapine-induced agranulocytosis. J. Clin. Psychiatry 72, 458−463.

Atkin, K., Kendall, F., Gould, D., Freeman, H., Lieberman, J., O'Sullivan, D., 1996. Neutropenia and agranulocytosis in patients receiving clozapine in the UK and Ireland. Br. J. Psychiatry 169, 483−488.

Balda, M.V., Garay, O.U., Papale, R.M., Bignone, I., Bologna, V.G., Brandolini, A., et al., 2015. Clozapine-associated neutropenia and agranulocytosis in Argentina (2007−2012). Int. Clin. Psychopharmacol. 30, 109−114.

Ballin, A., Lehman, D., Sirota, P., Litvinjuk, U., Meytes, D., 1998. Increased number of peripheral blood CD34 + cells in lithium-treated patients. Br. J. Haematol. 100, 219−221.

Banov, M.D., Tohen, M., Friedberg, J., 1993. High risk of eosinophilia in women treated with clozapine. J. Clin. Psychiatry 54, 466−469.

Barreto, J.N., Leung, J.G., Philbrick, K.L., Rasmussen, K.G., Thompson, C.A., 2015. Clozapine therapy throughout myelosuppressive chemotherapy: regulations without standardization. Psychooncology 24, 1581−1585.

Benedetti, F., Cavallaro, R., Smeraldi, E., 1999. Olanzapine-induced neutropenia after clozapine-induced neutropenia. Lancet 354, 567.

Berk, M., Fitzsimons, J., Lambert, T., Pantelis, C., Kulkarni, J., Castle, D., et al., 2007. Monitoring the safe use of clozapine: a consensus view from Victoria, Australia. CNS Drugs 21, 117−127.

Berliner, N., Horwitz, M., Loughran, T.P., 2004. Congenital and acquired neutropenia. Hematology Am. Soc. Hematol. Educ. Program 63−79.

Bhatt, V., Saleem, A., 2004. Review: drug-induced neutropenia—pathophysiology, clinical features, and management. Ann. Clin. Lab. Sci. 34, 131−137.

Blake, L.M., Marks, R.C., Luchins, D.J., 1992. Reversible neurologic symptoms with clozapine and lithium. J. Clin. Psychopharmacol. 12, 297−299.

Blier, P., Slater, S., Measham, T., Koch, M., Wiviott, G., 1998. Lithium and clozapine-induced neutropenia/agranulocytosis. Int. Clin. Psychopharmacol. 13, 137−140.

Bogers, J.P., 2007. Granulocytopenia while using clozapine: continuing or stopping treatment. Tijdschr. Psychiatr. 49, 575−579.

Bogers, J.P., Bui, H., Herruer, M., Cohen, D., 2015. Capillary compared to venous blood sampling in clozapine treatment: patients' and healthcare practitioners' experiences with a point-of-care device. Eur. Neuropsychopharmacol. 25, 319−324.

Boshes, R.A., Manschreck, T.C., Desrosiers, J., Candela, S., Hanrahan-Boshes, M., 2001. Initiation of clozapine therapy in a patient with preexisting leucopenia: a discussion of the rationale of current treatment options. Ann. Clin. Psychiatry 13, 233−237, Erratum 14: 141.

Bray, A., 2008. Ethnic neutropenia and clozapine. Aust. N. Z. J. Psychiatry 42, 342−345.

Brunoni, A.R., Kobuti Ferreira, L.R., Gallucci-Neto, J., Elkis, H., Velloso, E.D., Vinicius Zanetti, M., 2008. Lithium as a treatment of clozapine-induced neutropenia: a case report. Prog. Neuropsychopharmacol. Biol. Psychiatry 32, 2006−2007.

Buchanan, J.A., Oyer, R.J., Patel, N.R., Jacquet, G.A., Bornikova, L., Thienelt, C., et al., 2010. A confirmed case of agranulocytosis after use of cocaine contaminated with levamisole. J. Med. Toxicol. 6, 160−164.

Burckart, G.J., Snidow, J., Bruce, W., 1981. Neutropenia following acute chlorpromazine ingestion. Clin. Toxicol. 18, 797−801.

Cabral, C.G., de Castro, M., das Neves, L., Nicolato, R., Lauar, H., Salgado, J.V., 2007. Hematological alterations associated to olanzapine use after clozapine-induced neutropenia. Rev. Bras. Psiquiatr. 29, 93.

Capannolo, M., Fasciani, I., Romeo, S., Aloisi, G., Rossi, M., Bellio, P., et al., 2015. The atypical antipsychotic clozapine selectively inhibits interleukin 8 (IL-8)-induced neutrophil chemotaxis. Eur. Neuropsychopharmacol. 25, 413−424.

Centorrino, F., Baldessarini, R.J., Flood, J.G., Kando, J.C., Frankenburg, F.R., 1995. Relation of leukocyte counts during clozapine treatment to serum concentrations of clozapine and metabolites. Am. J. Psychiatry 152, 610−612.

Chatterton, R., 1997. Eosinophilia after commencement of clozapine treatment. Aust. N. Z. J. Psychiatry 31, 874−876.

Chaves, A.C., Yamauti, A.C., Timerman, N.J., 2008. Leucopenia and neutropenia secondary to a lymphoma in a patient exposed to several antipsychotics. Prog. Neuropsychopharmacol. Biol. Psychiatry 32, 901−902.

Chigaev, A., Winter, S.S., Sklar, L.A., 2011. Is prolonged stem cell mobilization detrimental for hematopoiesis? Med. Hypotheses 77, 1111−1113.

Chowdhury, N.I., Remington, G., Kennedy, J.L., 2011. Genetics of antipsychotic-induced side effects and agranulocytosis. Curr. Psychiatry Rep. 13, 156–165.

Cohen, D., Monden, M., 2013. White blood cell monitoring during long-term clozapine treatment. Am. J. Psychiatry 170, 366–369.

Cohen, D., Bogers, J.P., van Dijk, D., Bakker, B., Schulte, P.F., 2012. Beyond white blood cell monitoring: screening in the initial phase of clozapine therapy. J. Clin. Psychiatry 73, 1307–1312.

Conus, P., Nanzer, N., Baumann, P., 2001. An alternative to interruption of treatment in recurrent clozapine-induced severe neutropenia. Br. J. Psychiatry 179, 180.

Cordes, J., Streit, M., Loeffler, S., von Wilmsdorff, M., Agelink, M., Klimke, A., 2004. Reversible neutropenia during treatment with olanzapine: three case reports. World J. Biol. Psychiatry 5, 230–234.

Coşar, B., Taner, M.E., Eser, H.Y., Altınöz, A.E., Tarhan, R., 2011. Does switching to another antipsychotic in patients with clozapine-associated granulocytopenia solve the problem? Case series of 18 patients. J. Clin. Psychopharmacol. 31, 169–173.

Cowan, C., Oakley, C., 2007. Leucopenia and neutropenia induced by quetiapine. Prog. Neuropsychopharmacol. Biol. Psychiatry 31, 292–294.

Croarkin, P., Rayner, T., 2001. Acute neutropenia in a patient treated with quetiapine. Psychosomatics 42, 368.

Curtis, B.R., 2014. Drug-induced immune neutropenia/agranulocytosis. Immunohematology 30, 95–101.

Davis, M.C., Fuller, M.A., Strauss, M.E., Konicki, P.E., Jaskiw, G.E., 2014. Discontinuation of clozapine: a 15-year naturalistic retrospective study of 320 patients. Acta Psychiatr. Scand. 130, 30–39.

Deavall, D.G., Martin, E.A., Horner, J.M., Roberts, R., 2012. Drug-induced oxidative stress and toxicity. J. Toxicol. 2012, 645460.

Delieu, J.M., Badawoud, M., Williams, M.A., Horobin, R.W., Duguid, J.K., 2001. Antipsychotic drugs result in the formation of immature neutrophil leucocytes in schizophrenic patients. J. Psychopharmacol. 15, 191–194.

Delieu, J.M., Horobin, R.W., Duguid, J.K., 2006. Formation of immature neutrophil leucocytes in schizophrenic patients treated with various antipsychotic drugs: comparisons and predictions. J. Psychopharmacol. 20, 824–828.

Delieu, J.M., Horobin, R.W., Duguid, J.K., 2009. Exploring the relationship of drug-induced neutrophil immaturity & haematological toxicity to drug chemistry using quantitative structure-activity models. Med. Chem. 5, 7–14.

Demler, T.L., Trigoboff, E., 2011. Are clozapine blood dyscrasias associated with concomitant medications? Innov. Clin. Neurosci. 8, 35–41.

Demler, T.L., Morabito, N.E., Meyer, C.E., Opler, L., 2016. Maximizing clozapine utilization while minimizing blood dyscrasias: evaluation of patient demographics and severity of events. Int. Clin. Psychopharmacol. 31 (2), 76–83.

Dettling, M., Sachse, C., Muller-Oerlinghausen, B., Roots, I., Brockmoller, J., Rolfs, A., et al., 2000. Clozapine-induced agranulocytosis and hereditary polymorphisms of clozapine metabolizing enzymes: no association with myeloperoxidase and cytochrome $P_{450}2D6$. Pharmacopsychiatry 33, 218–220.

Dietrich-Muszalska, A., Olas, B., 2009. The changes of aggregability of blood platelets in schizophrenia. World J. Biol. Psychiatry 10, 171–176.

Duggal, H.S., Singh, I., 2005. Psychotropic drug-induced neutropenia. Drugs Today (Barc.) 41, 517–526.

Duggal, H.S., Gates, C., Pathak, P.C., 2004. Olanzapine-induced neutropenia: mechanism and treatment. J. Clin. Psychopharmacol. 24, 234–235.

Dunk, L.R., Annan, L.J., Andrews, C.D., 2006. Rechallenge with clozapine following leucopenia or neutropenia during previous therapy. Br. J. Psychiatry 188, 255−263.

Eseonu, C., Carlson, J., 2010. Clozapine rechallenge in refractory schizophrenia. Am. J. Psychiatry 167, 602−603.

Esposito, D., 2007. Comment on "lithium and clozapine rechallenge: a retrospective case analysis". J. Clin. Psychiatry 68, 635, author reply 635.

Esposito, D., Aouillé, J., Rouillon, F., Limosin, F., 2004. Two year follow-up of a patient with successful continuation of clozapine treatment despite morning pseudoneutropenia. J. Clin. Psychiatry 65, 1281.

Esposito, D., Corruble, E., Hardy, P., Chouinard, G., 2005a. Risperidone-induced morning pseudoneutropenia. Am. J. Psychiatry 162, 397.

Esposito, D., Rouillon, F., Limosin, F., 2005b. Continuing clozapine treatment despite neutropenia. Eur. J. Clin. Pharmacol. 60, 759−764.

Esposito, D., Chouinard, G., Hardy, P., Corruble, E., 2006. Successful initiation of clozapine treatment despite morning pseudoneutropenia. Int. J. Neuropsychopharmacol. 9, 489−491.

Fehsel, K., Loeffler, S., Krieger, K., Henning, U., Agelink, M., Kolb-Bachofen, V., et al., 2005. Clozapine induces oxidative stress and proapoptotic gene expression in neutrophils of schizophrenic patients. J. Clin. Psychopharmacol. 25, 419−426.

Fitzsimons, J., Berk, M., Lambert, T., Bourin, M., Dodd, S., 2005. A review of clozapine safety. Expert Opin. Drug Saf. 4, 731−744.

Focosi, D., Azzarà, A., Kast, R.E., Carulli, G., Petrini, M., 2009. Lithium and hematology: established and proposed uses. J. Leukocyte Biol. 85, 20−28.

Food and Drug Administration, 2015. Drug Safety Communication: FDA modifies monitoring for neutropenia associated with schizophrenia medicine clozapine; approves new shared REMS program for all clozapine medicines. <http://www.fda.gov/Drugs/DrugSafety/ucm461853.htm> (accessed 15.10.15.).

Gagliano, A., Masi, G., 2009. Clozapine-aripiprazole association in a 7-year-old girl with schizophrenia: clinical efficacy and successful management of neutropenia with lithium. J. Child Adolesc. Psychopharmacol. 19, 595−598.

Garbe, E., 2007. Non-chemotherapy drug-induced agranulocytosis. Expert Opin. Drug Saf. 6, 323−335.

Gardner, I., Popovic, M., Zahid, N., Uetrecht, J.P., 2005. A comparison of the covalent binding of clozapine, procainamide, and vesnarinone to human neutrophils in vitro and rat tissues in vitro and in vivo. Chem. Res. Toxicol. 18, 1384−1394.

Gerbino-Rosen, G., Roofeh, D., Tompkins, D.A., Feryo, D., Nusser, L., Kranzler, H., et al., 2005. Hematological adverse events in clozapine-treated children and adolescents. J. Am. Acad. Child Adolesc. Psychiatry 44, 1024−1031.

Gillman, K., 2000. Paradoxical pattern of haematological risk with clozapine. Br. J. Psychiatry 177, 88.

Gogtay, N., Rapoport, J., 2008. Clozapine use in children and adolescents. Expert Opin. Pharmacother. 9, 459−465.

Goldstein, J.I., Jarskog, L.F., Hilliard, C., Alfirevic, A., Duncan, L., Fourches, D., et al., 2014. Clozapine-induced agranulocytosis is associated with rare HLA-DQB1 and HLA-B alleles. Nat. Commun. 5, 4757.

Gomez-Estrada, H., Hernandez-Delgado, J., Diaz-Esquivel, P., 1984. Decreased myeloperoxidase activity of mice polymorphonuclear leukocytes by lithium carbonate treatment. Arch. Invest. Med. (Mex.) 15, 287−291.

Haddy, T.B., Rana, S.R., Castro, O., 1999. Benign ethnic neutropenia: what is a normal absolute neutrophil count? J. Lab. Clin. Med. 133, 15−22.

Hall, R.L., Smith, A.G., Edwards, J.G., 2003. Haematological safety of antipsychotic drugs. Expert Opin. Drug Saf. 2, 395−399.

Hasegawa, M., Cola, P.A., Meltzer, H.Y., 1994. Plasma clozapine and desmethylclozapine levels in clozapine-induced agranulocytosis. Neuropsychopharmacology 11, 45−47.

Hayes, R.D., Downs, J., Chang, C.K., Jackson, R.G., Shetty, H., Broadbent, M., et al., 2015. The effect of clozapine on premature mortality: an assessment of clinical monitoring and other potential confounders. Schizophr. Bull. 41, 644−655.

Herceg, M., Mužinić, L., Jukić, V., 2010. Can we prevent blood dyscrasia (leucopenia, thrombocytopenia) and epileptic seizures induced by clozapine. Psychiatr. Danub. 22, 85−89.

Hodgson, R.E., Mendis, S., 2010. Lithium enabling use of clozapine in a patient with pre-existing neutropenia. Br. J. Hosp. Med. (Lond.) 71, 535.

Hsuanyu, Y., Dunford, H.B., 1999. Oxidation of clozapine and ascorbate by myeloperoxidase. Arch. Biochem. Biophys. 368, 413−420.

Hughes, D., Morcos, M., 2008. Use of aripiprazole in treatment resistant schizophrenia. J. Psychopharmacol. 22, 927−928.

Hummer, M., Kurz, M., Barnas, C., Saria, A., Fleischhacker, W.W., 1994. Clozapine-induced transient white blood count disorders. J. Clin. Psychiatry 55, 429−432.

Husain, Z., Almeciga, I., Delgado, J.C., Clavijo, O.P., Castro, J.E., Belalcazar, V., et al., 2006. Increased FasL expression correlates with apoptotic changes in granulocytes cultured with oxidized clozapine. Toxicol. Appl. Pharmacol. 214, 326−334.

Igrutinović, Z., Obradović, S., Vuletić, B., Marković, S., 2008. Impact of valproates on haemostasis and blood cell count in children. Srp. Arh. Celok. Lek. 136, 267−273.

Imbarlina, M.J., Sarkar, S., Marwah, S., Parepally, H., Johnston, P.R., Brar, J.S., et al., 2004. Leucopenia in clozapine treated patients may be induced by other drugs: a case series. Eur. Psychiatry 19, 506−509.

Iverson, S., Kautiainen, A., Ip, J., Uetrecht, J.P., 2010. Effect of clozapine on neutrophil kinetics in rabbits. Chem. Res. Toxicol. 23, 1184−1191.

Jagadheesan, K., Mehrtens, J., 2007. Prolongation of clozapine-induced neutropenia with olanzapine. Aust. N. Z. J. Psychiatry 41, 192.

Jaquenoud Sirot, E., Knezevic, B., Morena, G.P., Harenberg, S., Oneda, B., Crettol, S., et al., 2009. ABCB1 and cytochrome P450 polymorphisms: clinical pharmacogenetics of clozapine. J. Clin. Psychopharmacol. 29, 319−326.

Jauss, M., Pantel, J., Werle, E., Schroder, J., 2000. G-CSF plasma levels in clozapine-induced neutropenia. Biol. Psychiatry 48, 1113−1115.

Joffe, G., Eskelinen, S., Sailas, E., 2009. Add-on filgrastim during clozapine rechallenge in patients with a history of clozapine-related granulocytopenia/agranulocytosis. Am. J. Psychiatry 166, 236.

Kanaan, R.A., Kerwin, R.W., 2006. Lithium and clozapine rechallenge: a retrospective case analysis. J. Clin. Psychiatry 67, 756−760.

Kelly, D.L., Kreyenbuhl, J., Dixon, L., Love, R.C., Medoff, D., Conley, R.R., 2007. Clozapine underutilization and discontinuation in African Americans due to leucopenia. Schizophr. Bull. 33, 1221−1224.

Kerwin, R.W., Osborne, S., Sainz-Fuertes, R., 2004. Heat stroke in schizophrenia during clozapine treatment: rapid recognition and management. J. Psychopharmacol. 18, 121−123.

Khan, A.A., Harvey, J., Sengupta, S., 2013. Continuing clozapine with granulocyte colony-stimulating factor in patients with neutropenia. Ther. Adv. Psychopharmacol. 3, 266−271.

Kim, Y., Kim, B.N., Cho, S.C., Kim, J.W., Shin, M.S., 2008. Long-term sustained benefits of clozapine treatment in refractory early onset schizophrenia: a retrospective study in Korean children and adolescents. Hum. Psychopharmacol. Clin. Exp. 23, 715−722.

King, D.J., Wager, E., 1998. Haematological safety of antipsychotic drugs. J. Psychopharmacol. 12, 283−288.

Kortner, K., Neuhaus, A.H., Schurer, F., Dettling, M., 2007. Eosinophilia indicating subclinical clozapine-induced pericarditis. J Clin Psychiatry 68, 1147−1148.

Lahdelma, L., Appelberg, B., 2012. Clozapine-induced agranulocytosis in Finland, 1982−2007: long-term monitoring of patients is still warranted. J. Clin. Psychiatry 73, 837−842.

Lahdelma, L., Oja, S., Korhonen, M., Andersson, L.C., 2010. Clozapine is cytotoxic to primary cultures of human bone marrow mesenchymal stromal cells. J. Clin. Psychopharmacol. 30, 461−463.

Lambertenghi Deliliers, G., 2000. Blood dyscrasias in clozapine-treated patients in Italy. Haematologica 85, 233−237.

Lander, M., Bastiamphillai, T., 2011. Neutropenia associated with quetiapine, olanzapine, and aripiprazole. Aust. N. Z. J. Psychiatry 45, 89.

Lee, J., Takeuchi, H., Fervaha, G., Powell, V., Bhaloo, A., Bies, R., et al., 2015. The effect of clozapine on hematological indices: a 1-year follow-up study. J. Clin. Psychopharmacol. 35, 510−516.

Levin, G.M., DeVane, C.L., 1992. A review of cyclic antidepressant-induced blood dyscrasias. Ann. Pharmacother. 26, 378−383.

Lieberman, J.A., Kane, J.M., Johns, C.A., 1989. Clozapine: guidelines for clinical management. J. Clin. Psychiatry 50, 329−338.

Lieberman, J.A., Yunis, J., Egea, E., Canoso, R.T., Kane, J.M., Yunis, E.J., 1990. HLA-B38, DR4, DQw3 and clozapine-induced agranulocytosis in Jewish patients with schizophrenia. Arch. Gen. Psychiatry 47, 945−948.

Lieschke, G.J., Burgess, A.W., 1992. Granulocyte colony-stimulating factor and granulocyte-macrophage colony-stimulating factor. N. Engl. J. Med. 327, 28−35.

Lim, M.H., Park, J.I., Park, T.W., 2013. A case report with neutropenia related with the use of various atypical antipsychotics. Psychiatr. Investig. 10, 428−431.

Majczenko, T.G., Stewart, J.T., 2008. Failure of filgrastim to prevent severe clozapine-induced agranulocytosis. South Med. J. 101, 639−640.

Manfredi, G., Solfanelli, A., Dimitri, G., Cuomo, I., Sani, G., Kotzalidis, G.D., et al., 2013. Risperidone-induced leukopenia: a case report and brief review of literature. Gen. Hosp. Psychiatry 35, 102. e3-6.

Manu, P., Sarpal, D., Muir, O., Kane, J.M., Correll, C.U., 2012. When can patients with potentially life-threatening adverse effects be rechallenged with clozapine? A systematic review of the published literature. Schizophr. Res. 134, 180−186.

Mathewson, K.A., Lindenmayer, J.P., 2007. Clozapine and granulocyte colony-stimulating factor: potential for long-term combination treatment for clozapine-induced neutropenia. J. Clin. Psychopharmacol. 27, 714−715.

Mattai, A., Fung, L., Bakalar, J., Overman, G., Tossell, J., Miller, R., et al., 2009. Adjunctive use of lithium carbonate for the management of neutropenia in clozapine-treated children. Hum. Psychopharmacol. 24, 584−589.

Meged, S., Stein, D., Sitrota, P., Melamed, Y., Elizur, A., Shmuelian, I., et al., 1999. Human leucocyte antigen typing, response to neuroleptics, and clozapine-induced agranulocytosis in Jewish Israeli schizophrenic patients. Int. Clin. Psychopharmacol. 14, 305−312.

Meyer, N., Gee, S., Whiskey, E., Taylor, D., Mijovic, A., Gaughran, F., et al., 2015. Optimizing outcomes in clozapine rechallenge following neutropenia: a cohort analysis. J. Clin. Psychiatry 76, 1410−1416.

Mintzer, D.M., Billet, S.N., Chmielewski, L., 2009. Drug-induced hematologic syndromes. Adv. Hematol. 2009, 495863.

Monga, V., Broucek, M., Amani, M., Ramaswamy, S., 2015. Clozapine and concomitant chemotherapy in a patient with schizophrenia and new onset esophageal cancer. Psychooncology 24, 971−972.

Montgomery, J., 2006. Ziprasidone-related agranulocytosis following olanzapine-induced neutropenia. Gen. Hosp. Psychiatry 28, 83−85.

Mosyagin, I., Dettling, M., Roots, I., Mueller-Oerlinghausen, B., Cascorbi, I., 2004. Impact of myeloperoxidase and NADPH-oxidase polymorphisms in drug-induced agranulocytosis. J. Clin. Psychopharmacol. 24, 613−617.

Müller-Oerlinghausen, B., Lewitzka, U., 2010. Lithium reduces pathological aggression and suicidality: a mini-review. Neuropsychobiology 62, 43−49.

Munro, J., O'Sullivan, D., Andrews, C., Arana, A., Mortimer, A., Kerwin, R., 1999. Active monitoring of 12,760 clozapine recipients in the UK and Ireland. Beyond pharmacovigilance. Br. J. Psychiatry 175, 576−580.

Murry, P., Laurent, A., 2001. Is it possible to distinguish between benign and malignant neutropenia in clozapine-treated patients by means of a hydrocortisone test? Psychopharmacology (Berl.) 158, 329−330.

Nielsen, J., Young, C., Ifteni, P., Kishimoto, T., Xiang, Y.T., Schulte, P.F., et al., 2016. Worldwide Differences in Regulations of Clozapine Use. CNS Drugs 30, 149−161.

Nykiel, S., Henderson, D., Bhide, G., Freudenreich, O., 2010. Lithium to allow clozapine prescribing in benign ethnic neutropenia. Clin. Schizophr. Relat. Psychoses 4, 138−140.

Opgen-Rhein, C., Dettling, M., 2008. Clozapine-induced agranulocytosis and its genetic determinants. Pharmacogenomics 9, 1101−1111.

Oyesanmi, O., Kunkel, E.J., Monti, D.A., Field, H.L., 1999. Hematologic side effects of psychotropics. Psychosomatics 40, 414−421.

Ozdemir, M.A., Sofuoglu, S., Tanrikulu, G., Aldanmaz, F., Esel, E., Dundar, S., 1994. Lithium-induced hematologic changes in patients with bipolar affective disorder. Biol. Psychiatry 35, 210−213.

Palominao, A., Kukoyi, O., Xiong, G.L., 2010. Leukocytosis after lithium and clozapine combination therapy. Ann. Clin. Psychiatry 22, 205−206.

Pantelis, C., Adesanya, A., 2001. Increased risk of neutropaenia and agranulocytosis with sodium valproate used adjunctively with clozapine. Aust. N. Z. J. Psychiatry 35, 544−545.

Papetti, F., Darcourt, G., Giordana, J.Y., Spreux, A., Thauby, S., Feral, F., et al., 2004. Treatment of clozapine-induced granulocytopenia with lithium (two observations). Encephale 30, 578−582.

Patel, N.C., Dorson, P.G., Bettinger, T.L., 2002. Sudden late onset of clozapine-induced agranulocytosis. Ann. Pharmacother. 36, 1012−1015.

Patel, N.C., Crismon, M.L., Miller, A.L., Johnsrud, M.T., 2005. Drug adherence: effects of decreased visit frequency on adherence to clozapine therapy. Pharmacotherapy 25, 1242−1247.

Pereira, A., Dean, B., 2006. Clozapine bioactivation induces dose-dependent, drug-specific toxicity of human bone marrow stromal cells: a potential in vitro system for the study of agranulocytosis. Biochem. Pharmacol. 72, 783−793.

Pessina, A., Turlizzi, E., Bonomi, A., Guizzardi, F., Cavicchini, L., Croera, C., et al., 2006. In vitro toxicity of clozapine, olanzapine, and quetiapine on granulocyte-macrophage progenitors (GM-CFU). Pharmacopsychiatry 39, 20−22, 39, 160.

Philipps, R.J., Lee Demler, T., Lee, C., 2012. Omeprazole-induced blood dyscrasia in a clozapine-treated patient. Innov. Clin. Neurosci. 9, 14−17.

Phillips, D., Rezvani, K., Bain, B.J., 2000. Exercise induced mobilisation of the marginated granulocyte pool in the investigation of ethnic neutropenia. J. Clin. Pathol. 53, 481−483.

Pinninti, N.R., Houdart, M.P., Strouse, E.M., 2010. Case report of long-term lithium for treatment and prevention of clozapine-induced neutropenia in an African American male. J. Clin. Psychopharmacol. 30, 219–221.

Pirmohamed, M., Park, K., 1997. Mechanism of clozapine-induced agranulocytosis. Current status of research and implications for drug development. CNS Drugs 7, 139–158.

Plesnicar, B.K., Plesnicar, A., 2008. Risperidone- and aripiprazole-induced leukopenia: a case report. J. Clin. Psychiatry 10, 482–483.

Pollmächer, T., Fenzel, T., Mullington, J., Hinze-Selch, D., 1997. The influence of clozapine treatment on plasma granulocyte colony-stimulating (G-CSF) levels. Pharmacopsychiatry 30, 118–121.

Pontikoglou, C., Papadaki, H.A., 2010. Idiosyncratic drug-induced agranulocytosis: the paradigm of deferiprone. Hemoglobin 34, 291–304.

Pope, H.G., Cole, J.O., Choras, P.T., Fulwiler, C.E., 1986. Apparent neuroleptic malignant syndrome with clozapine and lithium. J. Nerv. Ment. Dis. 174, 493–495.

Porter, R., Mohamed, A., 2006. Diurnal variation of neutropenia during clozapine treatment. Int. J. Neuropsychopharmacol. 9, 373–374.

Ragonnet, L., Abadie, P., Dollfus, S., 2010. Use of clozapine in an adolescent with refractory first-episode psychosis and neutropenia. J. Clin. Psychopharmacol. 30, 336–338.

Rahman, A., Mican, L.M., Fischer, C., Campbell, A.H., 2009. Evaluating the incidence of leukopenia and neutropenia with valproate, quetiapine, or the combination in children and adolescents. Ann. Pharmacother. 43, 822–830.

Rajagopal, S., 2005. Clozapine, agranulocytosis, and benign ethnic neutropenia. Postgrad. Med. J. 81, 545–546.

Rajagopal, G., Graham, J.G., Haut, F.F., 2007. Prevention of clozapine-induced granulocytopenia/agranulocytosis with granulocyte-colony stimulating factor (G-CSF) in an intellectually disabled patient with schizophrenia. J. Intellect. Disabil. Res. 51, 82–85.

Reich, D., Nalls, M.A., Kao, W.H., Akylbekova, E.L., Tandon, A., Patterson, N., et al., 2009. Reduced neutrophil count in people of African descent is due to a regulatory variant in the Duffy antigen receptor for chemokines gene. PLoS Genet. 5, e1000360.

Ronaldson, K.J., Taylor, A.J., Fitzgerald, P.B., Topliss, D.J., Elsik, M., McNeil, J.J., 2010. Diagnostic characteristics of clozapine-induced myocarditis identified by an analysis of 38 cases and 47 controls. J. Clin. Psychiatry 71, 976–981.

Rothstein, G., Clarkson, D.R., Larsen, W., Grosser, B.I., Athens, J.W., 1978. Effect of lithium on neutrophil mass and production. N. Engl. J. Med. 298, 178–180.

Sayin, A., Cosar, B., 2006. Prolongation of clozapine-induced leucopenia with olanzapine treatment. Prog. Neuropsychopharmacol. Biol. Psychiatry 30, 958–959.

Sedky, K., Lippmann, S., 2006. Psychotropic medications and leucopenia. Curr. Drug Targets 7, 1191–1194.

Sedky, K., Shaughnessy, R., Hughes, T., Lippmann, S., 2005. Clozapine-induced agranulocytosis after 11 years of treatment. Am. J. Psychiatry 162, 814.

Shander, A., Javidroozi, M., Ashton, M.E., 2011. Drug-induced anemia and other red cell disorders: a guide in the age of polypharmacy. Curr. Clin. Pharmacol. 6, 295–303.

Shankar, B.R., 2007. Quetiapine-induced leucopenia and thrombocytopenia. Psychosomatics 48, 530–531.

Sikora, A., Adamus, J., Marcinek, A., 2007. Disproportionation of clozapine radical: a link between one-electron oxidation of clozapine and formation of its nitrenium cation. Chem. Res. Toxicol. 20, 1093–1098.

Silvestrini, C., Arcangeli, T., Biondi, M., Pancheri, P., 2000. A second trial of clozapine in a case of granulocytopenia. Hum. Psychopharmacol. 15, 275–279.

Sissung, T.M., Mross, K., Steinberg, S.M., Behringer, D., Figg, W.D., Sparreboom, A., et al., 2006. Association of ABCB1 genotypes with paclitaxel-mediated peripheral neuropathy and neutropenia. Eur. J. Cancer 42, 2893–2896.

Sluys, M., Guzelcan, Y., Casteelen, G., de Haan, L., 2004. Risperidone-induced leucopenia and neutropenia: a case report. Eur. Psychiatry 19, 117.

Small, J.G., Klapper, M.H., Malloy, F.W., Steadman, T.M., 2003. Tolerability and efficacy of clozapine combined with lithium in schizophrenia and schizoaffective disorder. J. Clin. Psychopharmacol. 23, 223–228.

Sopko, M.A., Caley, C.F., 2010. Chronic leukocytosis associated with clozapine treatment. Clin. Schizophr. Relat. Psychoses 4, 141–144.

Spencer, B.W., Williams, H.R., Gee, S.H., Whiskey, E., Rodrigues, J.P., Mijovic, A., et al., 2012. Granulocyte colony stimulating factor (G-CSF) can allow treatment with clozapine in a patient with severe benign ethnic neutropaenia (BEN): a case report. J. Psychopharmacol. 26, 1280–1282.

Sporn, A., Gogtay, N., Ortiz-Aguayo, R., Alfaro, C., Tossell, J., Lenane, M., et al., 2003. Clozapine-induced neutropenia in children: management with lithium carbonate. J. Child Adolesc. Psychopharmacol. 13, 401–404.

Stephan, F., Podlipski, M.A., Kerleau, J.M., Petit, M., Guillin, O., 2009. Toxicité médullaire des phénothiazines: à propos d'un cas d'agranulocytose sous chlorpromazine. L'Encéphale 35, 173–175.

Stergiou, V., Bozikas, V.P., Garyfallos, G., Nikolaidis, N., Lavrentiadis, G., Fokas, K., 2005. Olanzapine-induced leucopenia and neutropenia. Prog. Neuropsychopharmacol. Biol. Psychiatry 29, 992–994.

Stip, E., Langlois, R., Thuot, C., Mancini-Marie, A., 2007. Fatal agranulocytosis: the use of olanzapine in a patient with schizophrenia and myelodysplasia. Prog. Neuropsychopharmacol. Biol. Psychiatry 31, 297–300.

Stoner, S.C., Deal, E., Lurk, J.T., 2008. Delayed-onset neutropenia with divalproex sodium. Ann. Pharmacother. 42, 1507–1510.

Stübner, S., Grohmann, R., Engel, R., Bandelow, B., Ludwig, W.D., Wagner, G., et al., 2004. Blood dyscrasias induced by psychotropic drugs. Pharmacopsychiatry 37 (Suppl. 1), S70–S78.

Suraweera, C., Hanwella, R., de Silva, V., 2014. Use of lithium in clozapine-induced neutropenia: a case report. BMC Res. Notes 7, 635.

Tang, H.C., Chung, K.H., 2014. Quetiapine-induced neutropenia in a bipolar patient with hepatocellular carcinoma. Int. J. Psychiatr. Med. 47, 255–261.

Taylor, D., Paton, C., Kapur, S., 2015. The Maudsley Prescribing Guidelines, 12th ed. Informa Healthcare, London.

Thangadurai, P., Jyothi, K.S., Gopalakrishnan, R., Kuruvilla, A., Jacob, K.S., 2006. Reversible neutropenia with olanzapine following clozapine-induced neutropenia. Am. J. Psychiatry 163, 1298.

Thinn, S.S., Liew, E., May, A.L., Chua, H.C., Sim, K., 2007. Reversible delayed onset olanzapine-associated leukopenia and neutropenia in a clozapine-naive patient on concomitant depot antipsychotic. J. Clin. Psychopharmacol. 27, 394–395.

Tiihonen, J., Lönnqvist, J., Wahlbeck, K., Klaukka, T., Niskanen, L., Tanskanen, A., et al., 2009. 11-year follow-up of mortality in patients with schizophrenia: a population-based cohort study (FIN11 study). Lancet 374, 620–627.

Tseng, K.C., Hwang, T.J., 2009. Rhabdomyolysis following dose increase of clozapine and combination therapy with lithium. J. Clin. Psychopharmacol. 29, 398–399.

Turkozkan, N., Durmus, O., Boran, N., 1993. Biochemical investigation of leukocyte functions during lithium therapy. Int. J. Biochem. 25, 1501–1504.

Urban, A.E., Wiglusz, M.S., Cubała, W.J., Landowski, J., Krysta, K., 2015. Rapid-onset agranulocytosis in a patient treated with clozapine and lamotrigine. Psychiatr. Danub. 27 (Suppl. 1), S459–S461.

Usta, N.G., Poyraz, C.A., Aktan, M., Duran, A., 2014. Clozapine treatment of refractory schizophrenia during essential chemotherapy: a case study and mini review of a clinical dilemma. Ther. Adv. Psychopharmacol. 4, 276–281.

Valevski, A., Klein, T., Gazit, E., Meged, S., Stein, D., Elizur, A., et al., 1998. HLA-B38 and clozapine-induced agranulocytosis in Israeli Jewish schizophrenic patients. Eur. J. Immunogenet. 25, 11–13.

Verbelen, M., Collier, D.A., Cohen, D., MacCabe, J.H., Lewis, C.M., 2015. Establishing the characteristics of an effective pharmacogenetic test for clozapine-induced agranulocytosis. Pharmacogenomics J. 15, 461–466.

Vila-Rodriguez, F., Tsang, P., Barr, A.M., 2013. Chronic benign neutropenia/agranulocytosis associated with non-clozapine antipsychotics. Am. J. Psychiatry 170, 1213–1214.

Wang, C., Li, L., 2012. Proper use of clozapine: experiences in China. Shanghai Arch. Psychiatry 24, 108–109.

Whiskey, E., Taylor, D., 2007. Restarting clozapine after neutropenia: evaluating the possibilities and practicalities. CNS Drugs 21, 25–35.

Whiskey, E., Olofinjana, O., Taylor, D., 2011. The importance of the recognition of benign ethnic neutropenia in black patients during treatment with clozapine: case reports and database study. J. Psychopharmacol. 25, 842–845.

Wu, S.Y., Liu, C.C., Hsieh, M.H., 2008. Successful re-exposure to clozapine following uneventful rechallenge with olanzapine in a patient with neutropenia related to both agents. Prog. Neuropsychopharmacol. Biol. Psychiatry 32, 1089–1090.

Yalcin, D.O., Goka, E., Aydemir, M.C., Kisa, C., 2008. Is aripiprazole the only choice of treatment of the patients who developed anti-psychotic agents-induced leucopenia and neutropenia? A case report. J. Psychopharmacol. 22, 333–335.

Yen, C.F., Chong, M.Y., Kuo, M.C., Chang, C.S., 1997. Severe granulocytopenia secondary to chlorpromazine despite concurrent lithium treatment: a case report. Kaohsiung J. Med. Sci. 13, 635–638.

Young, N.S., Scheinberg, P., Calado, R.T., 2008. Aplastic anemia. Curr. Opin. Hematol. 15, 162–168.

Zhou, S.F., Wang, B., Yang, L.P., Liu, J.P., 2010. Structure, function, regulation and polymorphism and the clinical significance of human cytochrome P450 1A2. Drug. Metab. Rev. 42, 268–354.

第三部分

抗精神病药相关的消化系统病理学

第六章

胃肠动力不足和吞咽困难

6.1 胃肠动力不足

6.1.1 引言

氯氮平治疗时出现因胃肠动力不足、肠梗阻、粪便嵌塞和麻痹性肠梗阻导致危及生命的不良反应已为大家所熟知，其他抗精神病药或多或少也有此类问题。各种不同的结肠炎发生在氯氮平治疗时也有相关报道，而临床表现并无便秘。氯氮平所致胃肠动力不足产生致命危害的病例可能高达 28%（Palmer et al，2008），但会受到多种因素的影响如治疗干预是否及时和得当而变化。氯氮平所致胃肠动力不足作为大家熟知的不良反应却一直未得到充分的注意和预防（Every-Palmer et al，2016；见表 6-1），更没有关注到因此可能导致猝死，精神障碍患者的不良生活方式在一定程度上加剧了这种影响。

6.1.2 流行病学

一项国际多中心研究共纳入 409 例服用抗精神病药的患者，在访谈中，20% 的男性和 39% 的女性患者有不同程度（从极轻微到非常严重）的便秘，不同性别间具有非常显著的统计学差异（Barbui et al，2005）。De Hert 等（2011）对 273 例住院接受抗精神病药治疗的患者进行观察评估，其中 99 例至少使用一种针对便秘的药物进行处理，每例患者都进行至少 2 次的腹部 X 线检查，结果发现有 13 例出现粪便潴留，34 例粪便嵌塞。另一项针对氯氮平治疗的研究发现，便秘发生率高达 60%，至少 12% 的患者需要灌肠才能缓解（Hayes and Giblera，1995）。在丹麦进行的一项全国调查发现，氯氮平治疗时因肠梗阻而住院的发生率为 0.8%（Nielsen and Meyer，2012）。另外，来自澳洲的自主报道，尽管资料不太完善，但经计算得出氯氮平所致致命性胃肠动力不足的发生率为 0.3%（Palmer et al，2008）。

各种资料显示，危及生命的药物所致胃肠动力不足、粪便嵌塞、麻痹性肠梗阻、结肠梗阻和假性肠梗阻，在服用氯氮平的人群中总体上比其他抗精神

表 6-1　与氯氮平治疗相关的危及生命的胃肠动力不足病例

病例	剂量	服用时间	临床特点	检查	治疗	结果	资料来源
男, 29	400	36d	吸气性呕吐	横结肠梗阻		死亡	Hayes 等 (1995)
女, 31	300~800	5 周		结肠梗阻伴坏死肺水肿、休克		死亡	Theret 等 (1995)
男, 49	500		间歇性呕吐、消化不良、胸痛三周、之前便秘 11d、假性腹泻	尸解:呕吐物吸入致严重肺水肿、结肠广泛性梗阻、胃反流及反流性食管炎		非预期死亡	Drew 等 (1997)
男, 44	500			肺水肿、内脏血管充血、反流性炎症、乙状结肠麻痹、胃肠炎、回盲部嗜酸性红细胞增多		死亡 (错误归咎于氟西汀抑制氯氮平的代谢)	Ferslew 等 (1998)
男, 49	400	6 周	治疗前有便秘	结肠穿孔、腹膜炎	结肠部分切除	存活、围术期脑卒中、偏瘫	Freudenreich 等 (2000)
男, 43	750	5.5 年	溃疡性食管炎。病史;呕吐、上腹痛;5 个月前呕吐、腹痛;1 个月前腹痛加重、呕吐、发绀、心律失常、意识模糊、血压测不出	胃镜、腹部 CT:溃疡性食管炎、便秘 剖腹手术:结肠梗阻、全结肠粪便嵌塞、大部分小肠坏死、扩张	奥美拉唑 20mg/d 番草 奥美拉唑 40mg/d 人工减压 结肠切除回肠造口术	三周后死亡;死于败血症和多器官衰竭	Levin 等 (2002)
女, 47	600			大肠梗阻		死亡	Flanagan 等 (2005)

续表

病例	剂量	服用时间	临床特点	检查	治疗	结果	资料来源
男，19	200＋吗啡65mg/d	10d	腹痛、便秘、发热、休克	坏死性小肠结肠炎	右半结肠切除、回肠造口	痊愈	Khaldi 等（2005）
男，20	900	1年	便秘2d，严重腹痛、病重	结肠梗死		死亡	Townsend 等（2006）
男，34	300	4个月	便秘一周后腹痛/腹胀、发热、呕吐、肌酐、尿素氮升高	X线：结肠巨大类便团（直径＞10cm）伴坏死性结肠炎	右半结肠切除、静滴晶体、抗生素	痊愈	Leong 等（2007）
男，45	400	5个月	便秘、腹胀、呕吐、发热、严重粪便嵌塞、巨结肠3周	直肠检查：球状硬便肌酐、尿素氮、电解质正常 X线：小肠结肠扩张、巨结肠、广泛性粪便阻塞	氯氮平减至250mg/d保守治疗：补液、灌肠	1周后恢复肠蠕动痊愈	Peligga 等（2007）
男，45	600	3个月	全腹胀、嗳气、肠胃胀气、无严重腹痛或呕吐	梗阻：Mecker 憩室肠麻痹	氯氮平减至450mg/d	痊愈	Rondla 等（2007）
女，61	600	36d	便秘，同时服用安非他酮、珠氯噻嗪、左美丙嗪	结肠穿孔、败血症休克		死亡	Roasseau 等（2007）

续表

病例	剂量	服用时间	临床特点	检查	治疗	结果	资料来源
男, 62	100+ 奥氮平 300mg/d+ 利培酮 8mg/d+ 37.5mgi.m/4d 前		呕吐、腹胀、无更严重主诉	剖腹手术：小肠膨胀、充满内容物、无机大肠未膨胀、机械性肠梗阻	剖腹手术：小肠，胃减压插管，物理通气、肠道外营养新斯的明 3mg/d 4d 甲氧氯普胺 30mg/d 4d	完全痊愈	Dome 等 (2007)
男, 53	700+ 奥氮平 20mg/d	1年	严重腹痛、呕吐胆汁、心律失常、低血压、白细胞升高、低尿、电解质、肝功能正常	X 线：大小结肠严重粪便嵌塞 CT：横结肠下行，部分粪便堵塞，无机械性肠梗阻，败血症	人工结肠减压，停用氯氮平、导泻，保留奥氮平治疗	痊愈，但需每周灌肠	Rege 等 (2008)
男, 28	500		便秘史、近一周腹胀，脓毒症休克，多器官功能异常	结肠镜：严重缺血性结肠炎，但无穿孔和梗阻	抗感染治疗，灌肠无效，新斯的明静滴有效，未做外科手术	痊愈	De Bruin 等 (2009)
男, 61	600	7年	便秘史、肠鸣音消失、腹部膨胀、呕吐	腹部 CT：严重粪便嵌塞，直肠黏膜水肿，急性 - 慢性便秘		死亡（继发肺炎和败血症）	Hibbard 等 (2009)
男, 63	400	20d	便秘、严重粪便嵌塞伴大、小肠膨胀	CT：下腔静脉高压、回盲部、直肠乙状结肠粪便嵌塞	大肠减压	死亡（多器官衰竭）	Hibbard 等 (2009)

续表

病例	剂量	服用时间	临床特点	检查	治疗	结果	资料来源
女, 40	700		7年前因氯氮平治疗 8 年行结肠手术，大肠切除。右腹痛，呕吐胆汁，脓毒症休克		手术切除坏死的肠子，通气和导泻	痊愈后再度使用氯氮平 75mg/d	McKinnon 等 (2009)
男, 34	200	3 个月	便秘数日，急性腹痛，低血压及呕血	X 线:小肠明显扩张 CT:巨大球型粪便，胃肠膨胀、小肠壁积气，门静脉气栓。剖腹:结肠缺血，腹腔内炎性渗出	停用氯氮平，经直肠取出球形粪便	2 周后痊愈，未经手术	Diag-Caneja 等 (2010)
女, 53	70	5 个月	急性腹痛，恶心伴便秘，腹胀但柔软，无腹部包块	解剖:胃、小肠至直肠广泛扩张，充满污物，无机械性梗阻	粪便软化乳果糖	入院后 5h 死亡	Abeyasinghe 等 (2010)
男, 41	750	4 年	死亡前一天感到阻塞感；中性粒细胞升高，单核细胞增多，酸中毒	解剖:小肠扩张伴血性黏液，特别是空肠；大肠扩张伴血性黏液及恶臭、茶色液体，少量粪便	聚乙二醇钠钾末能除去污物，次日呕吐大量茶色液体，严重腹泻	死亡	Flanagan 等 (2011)

续表

病例	剂量	服用时间	临床特点	检查	治疗	结果	资料来源
男，49	200+ 喹硫平 500mg/d	4年	腹胀、不适、呕吐；加重两周	解剖：大、小肠膨胀，但无明显梗阻，心脏扩大、纤维化，左心室肥大、肝坏死，腹水5.2L		2d后死亡	Flanagan 等（2011）
男，47	625		便秘12d 意识障碍	解剖：大肠巨大气团及直肠粪便充塞，无溃疡，穿孔或中毒性结肠改变		死亡	Flanagan 等（2011）
男，44	300	10年	呼吸困难、咳嗽、腹痛、恶心、呕吐、腹泻、嗜睡、腹胀、腹软、肠鸣音减弱	X线：小肠扩张 CT：小肠、横结肠非梗阻性膨胀 胸部X线：无肺部浸润	停用氯氮平、胃肠减压，静脉补液，恢复正常1周后再用氯氮平 50mg/d，再次腹泻腹痛	停用氯氮平后痊愈	Abou Farha 等（2012）
男，65	100+ 奥氮平 100mg/d+ 多库酯钠 200mg/d	9d	腹部不适、厌食恶心、呕吐、腹泻、心律失常及低血压 病史：胃食管反流疾病、奥氮平治疗时小肠梗阻	腹部 CT：麻痹性肠梗阻 胸部 X线：吸入性炎症浸润 结肠镜：多个憩室，无恶性肿瘤	保守治疗后稳定，10d后再用氯氮平再度腹泻、气促、心律失常而急症抢救	3d 后死亡，未解剖 推测为肠梗阻并发症	Fayad 等（2012）
男，56	500		部分小肠梗阻		停用氯氮平 5 周后再用氯氮平，再次肠梗阻，导泻、灌肠	存活	Poetter 等（2013）

续表

病例	剂量	服用时间	临床特点	检查	治疗	结果	资料来源
男，47	200	6d	消化不良、呕吐、腹痛、全身疲劳、肠梗阻、细菌性腹膜炎	CT：大、小肠多处膨胀，气/液平，无机械性肠梗阻证据	结肠手术切除大部分梗阻结肠，回肠造口术	死亡	Yu 等 (2013)
男，46	275	14个月	便秘、腹部不适、3d后呕吐、持续腹痛、腹胀、腹便	X线：巨结肠 CT：结肠膨胀、粪便嵌塞、手术后肺动脉栓塞	停用氯氮平、禁食灌肠、4d后肠穿孔，急症阑尾切除、腹膜引流	逐渐痊愈，再次使用氯氮平 200mg/d+导泻剂，成功使用5个月	IKai 等 (2013)
男，28	200		严重腹痛腹胀、发热、白细胞升高、严重呼吸困难、败血症肺栓塞	12h后剖腹：大肠严重膨胀、大便4.5kg，横结肠环死		入院后36h死亡	Baptista (2014)
男，40	600		轻微便痛、便秘	CT：乙状结肠炎症、乙状结肠至盲肠明显膨胀 乙状结肠镜检：严重粪便嵌塞 胸部CT：肺炎	导泻、插管、通气、抗感染治疗	11d后痊愈	Galappathie 等 (2014)
男，49	500	14年	便秘史、服用轻泻剂、突发急腹痛、恶心、呕吐	CT：小肠类便嵌塞性梗阻、缺血性小肠改变	手术，但未切除小肠，术后肺炎和败血症	9个月后再度使用氯氮平 250mg/d+鲁比前列酮，轻泻剂，未再复发	Meyer 等 (2014)

续表

病例	剂量	服用时间	临床特点	检查	治疗	结果	资料来源
男，33	500+卡马西平 800mg/d		腹痛、便秘	结肠梗阻、肝扭曲	禁食、鼻饲、胃肠减压失败后结肠手术切除、回肠直肠吻合	恢复后改用奥氮平 20mg/d 再度肠梗阻，缓解后使用阿立哌唑 15mg/d	Lu等（2014）
女，25	225+氯丙嗪 100mg/d		腹痛、便秘	解剖：深静脉和肺栓塞	轻泻剂、甘油栓剂	死亡	Flanagan等（未发表）
男，45	500		呼吸困难、腹胀、近期戒烟、便秘、腹吐、高血压、轻度肝大	解剖：大肠从盲肠至乙状结肠梗阻扭转、扩大、大肠内充满粪便	停用氯氮平、导泻	第五天死亡	Flanagan等（未发表）
男，44	氯丙嗪450mg/d	10年	过度呼吸、激越、焦虑、低血压反复发生	严重肝脏损害、肾功能损害 解剖：左半结肠粪便嵌塞		死亡	Flanagan等（未发表）
男，47	600	>10年	恶心、无便秘、腹软、轻微腹胀	解剖：大部分小肠和乙状结肠明显膨胀、充满粪便		死亡	Flanagan等（未发表）
男，42	900	15年	便秘史、昏睡和激越、突发呼吸困难、烦躁不安、低血压、休克	解剖：结肠粪便梗阻、周围肠扩张	固定保护后呕血、意识丧失	死亡	Flanagan等（未发表）

病药更常见(De Hert et al, 2011b)。在病例对照分析中,服用氯氮平的精神分裂症患者发生肠梗阻的风险增加 2 倍($OR=1.99$; $95\%CI$: $1.21\sim3.29$),因肠梗阻而导致死亡的风险增加近 7 倍($OR=6.73$; $95\%CI$: $1.55\sim29.17$)(Nielsen and Meyer, 2012)。服用第一代抗精神病药导致肠梗阻的风险低($P=0.02$)、中($P=0.05$)、高($P=0.001$)不等。如果不同时合并奥氮平、喹硫平、氨磺必利、利培酮、齐拉西酮和阿立哌唑,可减少肠梗阻发生的风险($P=0.001$)(Nielsen and Meyer, 2012)。一些研究还发现接受高剂量氯氮平治疗时肠梗阻发生风险明显高于低剂量氯氮平($P=0.008$),Palmer 等(2008)发现,氯氮平治疗与肠梗阻发生之间存在剂量效应(发生肠梗阻的患者剂量平均值为 428mg/d),导致死亡的患者剂量平均值为 535mg/d,而新西兰全国住院患者的平均剂量为 369mg/d,存在非常显著的统计学差异($P<0.01$ 和 $P<0.000\ 1$)。此外,Nielsen 和 Meyer(2012)还发现精神分裂症患者发生肠梗阻的风险与年龄呈正相关(3%/ 年, $95\%CI$: $1\%\sim4\%$),与女性显著相关($OR=1.60$; $95\%CI$: $1.10\sim2.31$),还与其他合并用药有关:抗胆碱能药物($OR=1.48$; $95\%CI$: $1.00\sim2.19$)、阿片类镇痛药($OR=2.40$; $95\%CI$: $1.36\sim3.36$)和三环类抗抑郁药($OR=2.29$; $95\%CI$: $1.29\sim4.09$)。有一项有关抗精神病药所致胃肠动力不足的研究报告递交至法国药物警戒部门,包括 38 例缺血性结肠炎和胃肠坏死,都与严重的便秘导致病变发生有关(Peyriere et al, 2009)。除氯氮平外,第一代抗精神病药左美丙嗪、氰美马嗪和氟哌啶醇都有类似报道,其中 14 例死亡,66% 的死亡病例同时服用抗毒蕈碱样或抗胆碱能作用药物。

便秘也是一些第二代抗精神病药的常见不良反应,从 Cochrane 数据库的系统综述发现,阿立哌唑单药治疗时便秘显著多于安慰剂治疗组($OR=1.75$; $95\%CI$: $1.23\sim2.49$)(Brown et al, 2013)。一项多中心的居住于老年护理之家的患者调查发现,服用奥氮平的患者便秘发生率为 7%,服用利培酮的患者未发生 1 例便秘(Frenchman, 2005)。在 12 例难治性精神分裂症患者给予高剂量喹硫平治疗后有 5 例出现便秘(Boggs et al, 2008)。如果便秘的发生与服用这些药物有关,一些严重的临床并发症就会发生,一些严重病例列于表 6-2。

有 2 项报道发表了氯氮平和其他第二代抗精神病药导致胃肠动力不足,其中有一病例在原服用氯氮平基础上合用了阿立哌唑后出现粪便嵌塞,停用阿立哌唑后情况得到缓解(表 6-2)(Legrand et al, 2013),另一例患者在开始服用奥氮平 10d 后出现致死性结肠梗阻,随之又在起始氯氮平治疗后出现麻痹性肠梗阻(表 6-1)(Fayad et al, 2012)。

有 3 例使用氯氮平后 1 个月内出现伴严重腹泻的嗜酸细胞性结肠炎,然后在典型的时间范围内出现超敏反应(如在严重腹泻后发生心肌炎,见第二章,心肌炎和心肌病)(Friedberg et al, 1995; Karmacharya et al, 2005)。此外,还有一些假膜性结肠炎的病例，缺乏梭菌类感染的证据，但存在组织坏死而需手术治疗（Sim et al，2016），坏死性结肠炎须在数小时内手术，不然就可能致命（Shammi et al，1997），病理学活检时发现存在上皮淋巴细胞增生的证据（Peligga et al，2007）。还有一例患者在痊愈后再次尝试使用氯氮平治疗，服药 2 次后出现腹泻和发热，这种因果关系至今未能明确，但其发生却与便秘导致的并发症有关。

来自澳大利亚和新西兰的病例和药物警戒资料记录了 102 例服用氯氮平治疗的患者中，有 28% 出现因胃肠动力不足危及生命的情况和严重后果（Palmer et al，2008）。对于上述资料提供的数据，有可能因报道或发表的原因存在一定偏差，但从相反一面反映了精神疾病患者可能出现不明原因死亡的事实（Manu et al，2011）。

6.1.3　病理生物学

几乎所有的抗精神病药都可导致便秘，Tan 等（2013）发现一组亚洲人群在长期使用抗精神病药时结肠结构发生异常改变，肠腔变大、变长、变平或形成巨结肠（调整后 $OR=5.5$，$95\%CI$: $1.6\sim1.9$，$P=0.007$）。

胃肠运动受副交感、交感和内脏神经系统支配，特别是副交感系统促进小肠运动，当受到抗精神病药抑制神经递质影响副交感系统时，胃肠运动减弱（Hiranyakas，2011）。其次，所有抗胆碱能作用药物也会损害胃肠运动，而氯氮平对胃肠运动的影响比其他抗精神病药要更为严重，并会影响至整个胃肠道（Van Veggel et al，2013），而低位结肠更易受到影响。氯氮平相对于第一代抗精神病药，并非以多巴胺 D_2 受体作用为主，而是更强的 5-HT 阻断和抗胆碱能作用，后者由抗毒蕈碱样作用所介导（Bullock et al，2007）。需要特别强调的是，氯氮平对胃肠道运动的作用与其外周的抗胆碱作用有关，减缓结肠蠕动和松弛小肠平滑肌，其抗 5-HT 作用又进一步抑制平滑肌收缩（Palmer et al，2008；Hibbard et al，2009；Dome et al，2007）。此外，氯氮平因损害血糖控制能力导致糖尿病的发生，糖尿病本身的神经病理学病变又加重了胃肠运动的损害（Bishare et al，2014）。

小肠梗阻或动力不足会影响组织液和电解质平衡，首先是干扰液体吸收，其次是因呕吐和腹泻导致体液丧失（Jackson et al，2011）。胃肠运动阻滞刺激肠道内菌群过度生长产生两种严重后果：呕吐不洁物和细菌进入肠壁引发败血症。近段的梗阻是呕吐发生的另一个原因（Jackson et al，2011），小肠膨胀和粪便嵌塞最终可导致局部动脉循环恶化，引起缺血、坏死和肠壁穿孔（Jackson et al，2011）。如果患者意识水平下降，兴奋激越或躁动不安就会增加因呕吐及反流物吸入的风险，从而引发肺炎（表 6-1）（Hayes and Giblera，1995；Drew et al，1997；Mckinnon et al，2009）。

　　氯氮平的直接作用和其他药物对胃肠动力的损害常常因精神疾病患者的不良生活方式而进一步加重，例如不健康食品、液体摄入过少及缺乏运动，均可增加便秘的风险（Lambert et al，2003）。此外，精神疾病患者自我照料和自我管理能力较差，对自身躯体健康缺乏主动意识。对各种原因所致疼痛的感受相对阈值较高，同时对躯体问题的表述较为困难，会影响对病变的早期识别（Lambert et al，2003）。流行病学资料认为，药物剂量、患者性别和年龄与胃肠动力不足发生有关，整个胃肠道的运动能力随着年龄增长而减弱，引起药物与胃肠黏膜接触的时间延长，吸收增加，也进一步加重了药物对胃肠运动损害的影响（Newton，2005，Bowskill et al，2012；Bishara et al，2014）。并使得药物代谢减慢，反之，粪便嵌塞和小肠梗阻也可损害药物的吸收，影响药物疗效，通便导泻类轻泻剂的使用也会影响药物的吸收（Altree et al，2013；Bregman et al，2014）。Rostami-Hodjegan 等（2004）报道了氯氮平血浆浓度在女性患者相对较高，并随年龄增长而更高。

　　一般而言，药物剂量越高，引起的药代动力学效应会越大，也加大了对胆碱能和 5- 羟色胺能受体的抑制。除剂量外，还有一些影响药物生物利用度的因素，如吸烟实际上加快了氯氮平的体内代谢（Rostami-Hodjegan et al，2004），当患者停止吸烟后就应及时降低剂量以避免直接的毒性作用，不然则增加便秘和其他抗胆碱作用的风险，而停止吸烟本身也可能与便秘有关（Hajek et al，2003）。在一例报道中，患者长期使用氯氮平，在停止吸烟后发生了致死性粪便嵌塞（Flanagan，未发表；表 6-1，45 岁男性）。当患者有炎症和感染时可损害氯氮平的代谢，引起血浆中氯氮平和去甲基氯氮平浓度升高（de Leon，2004；Pfuhlman et al，2009）。氯氮平主要通过 CYP1A2 酶代谢，也部分经 CYP3A4 和 CYP2D6 代谢，当药物对这些酶产生抑制作用时，氯氮平的血浆浓度就会升高，氯氮平的主要代谢物去甲基氯氮平同样具有抗胆碱能和抗 5- 羟色胺能作用（Lameh et al，2007）。因此，氯氮平的剂量应根据血浆浓度和抗胆碱作用来确定。

　　其他药物也可引起便秘，如阿片类和其他抗胆碱能药物、其他抗精神病药、苯扎托品、三环类抗抑郁药、抗精神病药、抗抽搐药、解痉剂、钙通道拮抗剂、抗组胺药和止吐药等，也会引起胃肠动力不足，如果可能应尽量避免使用（Wald，2016）。

　　此外，服用抗精神病药的患者可能会使手术后肠梗阻的时间延长。有报道一例患者在手术后 13d 才消除肠梗阻（Erickson et al，1995）。当患者的肠梗阻得到有效缓解以后，可以继续使用氯氮平而不再复发，也无须额外的预防监测。通过阿片类和抗精神病药用于缓解患者的疼痛和精神病性症状，也可能促发手术后肠梗阻的发生（Sirois，2005）。

表 6-2 非氯氮平类抗精神病药所致胃肠动力不足病例报道

患者(性别、年龄)	药物/((mg/d)	临床表现	检查	治疗	结果	资料来源
女, 46	氯丙嗪、洛沙平、苯海索、曲哌替平	腹痛、呕吐 4d，无电解质紊乱	胸部 X: 异常 CT: 胃、小肠充气扩张，伴大肠肝横膈扭转	外科: 减压和部分结肠切除，无机械性肠梗阻证据	未说明	Lemygedeng (2009)
女, 42	氯丙嗪 300	广泛性腹痛 2d，然后急剧恶化	晚期腹膜炎，外周循环衰竭。X线: 结肠扩张，伴液体、气体 剖腹: 腹腔充满渗出、恶臭液体，坏死性结肠炎	复苏抢救，结肠部分切除术	痊愈	Hay (1978)
男, 27	氯美马嗪（氯甲丙嗪）	意识丧失、腹胀、腹部硬，肠鸣音消失，血压 80/60mmHg，心率 110 次/min，体温过低，电解质紊乱，肌酐 280μMol/L	CT: 小肠、结肠膨胀，伴主动脉高压，肾动脉支配的脏器缺血性改变	紧急剖腹证实严重结肠膨胀	术后心脏骤停死亡，多脏器衰竭	Jambet 等 (2012)
男, 65	溴哌利多 24 氯丙嗪 75 苯海索 12	以往有洛沙平治疗时小肠梗阻伴粪便嵌塞史	麻痹性肠梗阻，结肠膨胀，无机械性肠梗阻	高比重吸氧，溴哌利多减至 4mg/d，同时减少氯丙嗪和苯海索剂量	痊愈	Sugulei 等 (2007)
女, 35	奥氮平 40 奋乃静 48 利培酮 12 苯扎托品 3 氟哌啶醇，prn	便秘史。腹痛腹胀	X线: 麻痹性肠梗阻	禁食、鼻饲，托品减至 1mg/d，利培酮减至 8mg/d，聚乙烯乙二醇促排便	痊愈	Kwiatkowski 等 (2011)

续表

患者(性别、年龄)	药物/(mg/d)	临床表现	检查	治疗	结果	资料来源
男, 27	苯扎托品 安非他酮 奥氮平	便秘、腹痛、恶心、呕吐 6d, 心率 >100, 血压 151/88mmHg, 发热加重	CT: 从脾屈至乙状结肠炎症，无穿孔 诊断：缺血性结肠炎	抗炎、支持疗法，停用抗精神病药 促排便	痊愈	Park 等 (2012)
男, 59	奥氮平 劳拉西泮 双环胺丙醇 水合氯醛	木僵、腹胀、肠鸣音消失	CT: 乙状结肠扩大、粪便嵌塞，腹膜内游离空气 剖腹：穿孔 2mm, 腹腔内有粪便	左半结肠切除和结肠造口术	痊愈，术后16d 因其他原因死亡	Toro 等 (2014)
男, 39	喹硫平 300 曲唑替平 20 乳果糖	腹痛 便秘	CT: 结肠包括盲肠膨胀	部分结肠切除 病理：坏死性缺血性结肠炎	存活	De Beaurepai-re 等 (2015)
男, 44	利培酮 3.5	腹胀 水泻 平时排便 3~5d 一次	X 线: 小便内粪便阴影，广泛性扩张	灌肠无效 利培酮减至 2mg/d 胃肠减压术 乳果糖	痊愈，利培酮维持在 1mg/d	Lim 等 (2002)
男, 32	利培酮 4 劳拉西泮 鼻饲营养	腹部胀气、呕吐	麻痹性肠阻	保守治疗 停用利培酮	痊愈	Ramamourthy 等 (2013)
男, 25	氯氮平 500 阿立哌唑 5 问题发生在加用阿立哌唑后 1 周	便秘、呕吐污物、腹部膨胀	X 线: 广泛粪便嵌塞伴部分结肠硬阻	加强通便药处理 2 周，硬阻反而加重，后停用阿立哌唑	停用阿立哌唑 2 周后痊愈	Legrand 等 (2013)

6.1.4 临床和实验室检查特点

Palmer 等（2008）报道了 102 例氯氮平治疗相关的胃肠动力不足病例，其中发生危及生命的病例中，服用氯氮平时间从 3d 至 15 年不等，但 36% 发生在开始治疗的前 4 个月中，50% 发生在开始氯氮平治疗的第一年中。临床上常常毫无征兆地突然发生且迅速发展为病重病危状况（表 6-1）（Dome et al，2007；Rege et al，2008；Abeyasinghe et al，2010；Flanagan et al，2011），但有的患者会持续数天至数周出现多种症状，如恶心、呕吐、消化不良、胸痛、便秘、腹痛和腹胀，个别仅有不适或无临床症状（Drew et al，1997；Frendenreich et al，2000；Leong et al，2007；Diag-Caneja et al，2010；Flanagan et al，2011）。患者出现腹泻发作常常会混淆诊断（Drew et al，1997；Abou Farha et al，2012；Fayad et al，2012）。

如出现粪便嵌塞时，患者常表现为大量呕吐污物、发热、心动过速、低血压、腹部膨胀和腹痛。呕吐大量污物时可能导致难治性肺炎，与吸入和感染性因素有关。在严重胃肠动力不足时，心动过速和低血压的发生可能与脱水和败血症有关（Jackson et al，2011）。个别严重患者甚至突然意识丧失，全身情况急剧恶化而需紧急抢救（Dome et al，2007）。

实验室检查应包括全套血常规、电解质和肺、肾功能等，如白细胞异常升高可能提示有败血症，低钾血症、低氯血症和代谢性酸中毒，此类情况更多见于严重呕吐和持续慢性便秘的患者。如血细胞容积，尿素氮或肌酐水平升高常提示严重脱水（Huci，2013；Jackson et al，2011）。肝功能指标异常升高可能提示病情恶化或可能发生多脏器功能衰竭（框 6-1）。

框 6-1 胃肠动力不足的临床后果

- 粪便阻塞，麻痹性肠梗阻
- 急性结肠梗阻或假性梗阻和结肠膨胀
- 缺血、坏死、结肠炎和穿孔
- 细菌大量繁殖导致败血症和粪便性呕吐
- 脱水、电解质失衡和酸中毒

6.1.5 影像学研究

Huci 等（2013）建议将右上腹部 X 线平片检查作为伴小肠梗阻症状患者的基本评估内容，这项检查对高位梗阻的敏感性较高，但对较轻微梗阻缺乏有效性，许多肠袢膨胀常提示存在小的肠梗阻，而远端肠梗阻常表现为结肠膨胀和小肠压力下降。如果 X 线检查结果阴性而临床高度怀疑时,应进行 CT 检查,CT 能提示缺血性改变(小肠壁增厚)或坏死和穿孔(出血性肠系膜病变、积气及腹膜内空气流动)或结肠炎(伴炎症标志)(Jackson et al,2011)。X 线平片或 CT 可以发现粪便嵌塞,敏感性较高。MRI 可能比 CT 更为敏感,通常因费用性价比而不作为推荐(Jackson et al,2011)。此外,在已发表的病例报道中,剖腹探查被用于诊断确认和活组织检查样本收集和粪便阻塞的证实(Levin et al,2002;Baptista,2014)。

6.1.6 鉴别诊断

抗精神病药所致胃肠动力不足应与肝脏疾病所致腹水相鉴别,在缺乏 X 线、CT 或剖腹探查时小肠异常病变的证据情况下,肝功能检查可提供患者原发性肝脏功能异常的证据(Jackson et al,2011)。恶性肿瘤也可导致小肠梗阻,小肠肿瘤的发展可引起出血和体重下降,相关检查可证实肿瘤的存在。

如果临床证实患者存在胃肠动力不足时,除了考虑氯氮平或其他抗精神病药之外,还应包含其他药物、神经系统疾病和代谢性疾病(Wald,2016)。排便障碍的原因包括解剖结构异常、动力异常性排便及不当胃肠动力性压迫等,可利用同位素标记物或无线胶囊进行结肠通过试验加以鉴别(Wald,2016)。

6.1.7 并发症及其临床后果

除了前面述及的并发症如缺血、坏死、穿孔、结肠炎、败血症、脱水、酸中毒、吸入性肺炎外,严重胃肠动力不足还可能引起一些其他并发症。表 6-1 所列病例中有 3 例出现肺动脉栓塞(Ikai et al,2013;Baptista,2014;Flanagan,未发表的 25 岁女性病例)。肺动脉栓塞的发生原因不明,难以用巧合或严重便秘促发来解释。Hagg 等(2009)报道了 1 例服用第一代抗精神病药的患者,在发生粪便嵌塞和脱水后出现静脉栓塞。当然,患者可能存在其他促发静脉栓塞的危险因素与脱水共同所致。

粪便嵌塞可能对一些重要组织器官产生物理性压力,如报道 1 例腔静脉压迫导致病危和 1 例主动脉压迫导致病危(Hibbard et al,2009;Jambet et al,2012)。还有 1 例因压迫横膈影响呼吸道通畅而导致肺炎发生(Galappathie et al,2014)。

此外,还有 1 例患者在手术切除一段坏疽性肠段后,需要造口引流 2.5 周并因肾衰竭透析治疗 6 周(McKinnon et al,2009)。另有 1 例 49 岁男性患者在急诊结肠部分切除术时发生心血管意外而导致长期影响(Freudenreich et al,2000)。Dome 等(2007)报道了 1 例麻痹性肠梗阻患者出现急性失代偿性心脏功能衰竭和呼吸衰竭。这 3 例患者并发症的发生说明了便秘可能带来的严重危害。

6.1.8 处理

对于可能危及生命的便秘,治疗的首要目标是解除梗阻或粪便嵌塞及纠正生理紊乱。第一步应该考虑停用或至少减少任何潜在导致胃肠动力不足发生的药物及剂量,有 2 例患者在减少氯氮平剂量后获得有效缓解(Pelizza et al,2007;Rondla et al,2007),另 1 例患者在根据临床推断停用了阿立哌唑后即获缓解(Legrand et al,2013)。

保守治疗措施包括禁食(肠道静养)同时给予静脉补液,纠正水电解质失衡和机械性通气减压,如果必要,这些措施可能需要充分保持直至完全痊愈(Pelizza et al,2007;Jackson et al,2011;Galappathie et al,2014;Kwiatkowski et al,2011)。

灌肠有助于粪便嵌塞的缓解,但需要频繁使用机械性干预手段(Pelizza et al,2007)。如果是不完全性肠梗阻,通常采用鼻饲管可使小肠减压,通过结肠镜可使结肠减压(Silen et al,2012)。肠麻痹通常采用非手术性减压可得到有效缓解。但有 1 例患者是经剖腹手术清除小肠内容物后获得缓解(Silen,2012;Dome et al,2007)。如果存在完全性梗阻的证据时,采用小肠刺激或减压可能会加重患者病情,导致缺血(Jackson et al,2011),对于这种情况,应立即进行手术治疗(框 6-2)。

框6-2 危及生命的严重便秘的处理原则

- 应停用可能导致便秘发生的药物,或至少减少剂量
- 建立非肠道用药方式,同时静脉给予电解质和液体补充
- 纠正水电解质失衡,提供重要脏器的支持保护
- 小肠梗阻可用鼻饲管减压,结肠梗阻可使用结肠镜减压,均适用于非完全性梗阻患者
- 如有感染迹象或证据,应使用广谱抗生素治疗
- 在出现临床情况不稳定,腹腔化胀或完全性梗阻时应立即执行手术
- 如果在保守治疗 48h 后依然无效,应进行手术治疗

通过给予补液纠正脱水的重要性不能过于强调,否则会造成将脱水可能性评估作为症状严重度的基准,特别是腹泻和呕吐明显的患者而延误诊断。事实上,脱水也是小肠梗阻和粪便嵌塞的一种后果。几乎没有相关补液临床管理的报道(Pelizza et al,2007;Leong et al,2007;Abou Farha et al,2012)。有 2 例患者仅采用导泻剂处理,结果在入院后数小时内即死亡(Abeyasinghe et al,2010;Flanagan et al,2011)。

当患者存在肾脏损害或严重脱水时,记录肾功能情况非常重要,膀胱导尿管引流可监测尿量变化,呼吸道支持和其他脏器的支持处理同样十分重要。

　　发热和白细胞异常增高是感染的重要信号，粪便嵌塞是感染发生的危险因素，如果存在上述临床表现，应静滴抗生素治疗。宜选择抗革兰氏阴性菌和抗厌氧菌作用的抗生素（Jackson et al，2011）。腹膜炎如果临床情况不稳定，或无法解释的白细胞增多症或酸中毒时可能提示腹腔化脓性炎症、小肠缺血或穿孔的可能，应及时采取外科手术治疗。如果选择保守治疗的话，腹部梗阻在 48h 内未能获得缓解时，应紧急手术治疗（Jackson et al，2011）。

　　肠道促蠕动药物的使用可能有利于梗阻的缓解，但有关胃肠动力不足急性期临床疗效的支持证据十分有限，Cochrane 数据库的一项系统综述认为手术后肠梗阻使用利多卡因和新斯的明的治疗是有效的，但需要更多的研究去进一步证明（Traut et al，2008）。新斯的明是一种胆碱能作用药物（胆碱酯酶抑制剂），能增强小肠蠕动，已有成功用于氯氮平所致胃肠动力不足患者的报道（Dome et al，2007；de，Bruin et al，2009；Galappathie et al，2014）。氯贝胆碱具有毒蕈碱样受体激动作用并选择性激动肠道平滑肌，有 1 例患者用于维持胃肠动力的报道（Poetter et al，2013）。爱维英潘和甲基纳曲酮是阿片样受体拮抗剂，但不能透过血脑屏障而可用于阿片类所致便秘，目前已发现能刺激胃肠道蠕动，对其他原因所致胃肠动力不足障碍具有一定的疗效（Holger，2007；Thompson et al，2012；Nelson et al，2015）。

　　尽管氯氮平治疗中因严重便秘可能导致严重甚至致死性后果，但有些患者在痊愈之后再度尝试使用氯氮平来控制精神症状，并已获得成功使用的经验并能长期继续使用。氯氮平再度使用也是不得已而为之，氯氮平相对于其他抗精神病药具有疗效方面的优势，但有 1 例报道在重新使用氯氮平后数小时内即再次出现腹泻等症状（Abou Farha et al，2012）。另有 2 例在重新使用氯氮平后再度发生粪便嵌塞或肠梗阻症状（Rege et al，2008；Poetter et al，2013），其中有 1 例恢复使用氯氮平，剂量与以往相同（500mg/d），同时使用胃肠动力激活药物（氯贝胆碱、聚乙烯乙二醇和番泻叶）而成功持续治疗 6 个月以上（Poetter et al，2013）。还有 2 例重新使用氯氮平的报道，剂量都明显低于以往的治疗剂量，其中 1 例同时使用导泻剂和运动训练（McKinnon et al，2009；IKai et al，2013）。此外，还每周例行腹部体检，每月或两月进行一次腹部 X 线检查（IKai et al，2013）。

6.1.9　预防

　　在给予患者氯氮平治疗前，应完成详细的病史和腹部体检，如果患者有便秘情况，应予以治疗，在便秘缓解后才能开始氯氮平治疗，并告知患者家属或照料者可能存在危及生命的便秘风险，然后应该安排好服用氯氮平的患者的日常生活包括适当的进水量、水果和蔬菜及充分的身体活动。饮食中含多少纤维素才是理想的数量目前尚未明了。Palmer 等（2008）提出警告，饮食中纤维素含量高但水分过低会增加小肠梗阻的风险（框 6-3）。

框 6-3　使用抗精神病药对便秘的预防和处理

- 完整地采集病史，在处方前先治疗已经存在的便秘问题
- 告诉患者及其家属或照料者有关便秘预防的必要性
- 告知以下重要性：
  - 水果和蔬菜的摄入
  - 水的摄入
  - 身体运动
- 氯氮平目标治疗剂量以最低有效为限，逐渐加量，其他可能导致便秘的药物尽可能少的使用
- 应清晰了解抗精神病药生物利用度受影响的各种因素，检查血浆浓度以避免过多的使用
- 应考虑使用具有粪便软化和刺激排便的药物预防便秘发生
- 氯氮平开始治疗的前 4 周应每周检查患者的肠道功能情况，之后每月例行检查
- 对那些高风险患者，通过结肠交通时间研究来确定合适的治疗方法

氯氮平应逐渐加量至最低有效剂量，疗效的产生需要一定的时间（Xiang et al，2006）。氯氮平及其活性代谢产物去甲基氯氮平血浆浓度应定期监测，在某些特殊情况如患者突然戒烟，同时服用可能影响氯氮平代谢的药物，或使用导泻剂及存在炎症感染性疾病时应增加检测（de Leon，2004；pfubilmann et al，2009）。如果患者血浆氯氮平及其代谢产物浓度过高或过低时，应及时调整剂量，血药浓度应根据患者个体特点做出基本判断。

由于约 40% 的致命性胃肠动力不足病例发生在氯氮平治疗的前 4 个月内，所以在氯氮平治疗的前 4 个月内应每周评估患者的肠功能以减少发生的风险（Palmer et al，2008）。持续的安全性监测（包括定期躯体检查）应确保完成，对可能增加便秘风险的情况应高度警惕，并有效的治疗便秘情况，例如由疼痛专家处理阿片类药物所致便秘。这种监测在氯氮平治疗 4 个月后可适当减少频率，而对有便秘问题的患者应尽早给予合适的治疗干预。

当患者出现便秘时应请消化科专家会诊，如果发展到各种症状出现如腹痛、腹胀、腹泻和呕吐时，说明胃肠动力不足已经达到比较严重的阶段。

这种情况下不能仅使用一般轻泻制剂，而是给予同时具有粪便软化和刺激排便的药物，例如，多库酯钠或聚乙烯乙二醇和番泻叶是比较合适的选择（Palmer et al，2008）。Wald（2016）的综述中指出，临床处理中刺激性导泻剂的使用不够充分，如果使用得当，对便秘的长期预防既安全又有效，可避免出现相关并发症。

一些其他的预防措施还需要进一步研究支持。有报道称咀嚼口香糖可增加胃泌素、胰腺多肽和神经紧张素的释放，这些内分泌因子均能促进胃肠动力（Hiranyakes et al，2011）。另有一项初步研究提示奥利司他可减少氯氮平治疗时便秘的发生，但是否能短期或长期使用来减少严重便秘的发生尚未明确（Chukhin et al，2013）。最近，鲁比前列酮和利那洛肽这类促排泄药也已经用于临床（Wald，2016），鲁比前列酮48μg/d，与乳果糖和多库酯钠合用，对曾因服用氯氮平出现肠梗阻，治疗缓解后再度使用氯氮平治疗时能避免肠梗阻再度发生（表6-1）（Meyer et al，2014）。鉴于便秘带来的高风险且难以有效处理，或在严重胃肠动力不足缓解之后打算再度使用氯氮平时，有人采用放射性标记物同位素显影或一种无线跟踪动力胶囊进行结肠交通时间研究可能有助于评估治疗的疗效和形成一种有效的处理方法（Kim et al，2012）。

6.1.10　结论

虽然抗精神病药作为药物不良反应的认识已有 20 多年（Hayes and Giblera，1995），特别是氯氮平可能会导致危及生命的胃肠动力不足。但具体的药物治疗策略及其依据依然非常不足。临床医生通常运用他们对此问题处理的各种手段的作用机制的相关知识，以及既往个体患者的干预史经验性地治疗患者。

6.2　吞咽困难和流涎

6.2.1　总体认识和考虑

抗精神病药所致吞咽困难和流涎是胃肠道不良反应，可能导致危及生命的后果，如吸入性肺炎、窒息和噎塞（Aldridge et al，2012；Visser et al，2014；Trigoboff et al，2013）。在流涎和吞咽困难这两种临床综合征之间，无论发生机制、并发症和治疗都存在一些相互重叠的地方，特别是氯氮平与多涎关系密切（Praharaj et al，2006），但奥氮平和利培酮也有类似描述（Boyce et al，2005；Frendenreich，2005）。唾液过多分泌令患者感到痛苦，常引起流涎、夜间呛咳或噎塞及枕头湿透。

在 3 例病例报道中，有 1 例因氯氮平治疗出现流涎而导致危及生命的肺炎发生，分析认为与唾液的吸入有关（Hinkes et al，1996；Saenger et al，2013；Trigoboff et al，2013）。尽管另 2 例患者未完全证实有吸入性证据，但流涎仍是临床风险，特别是处于过度镇静或意识受损或存在吞咽困难的状况时。吸入性肺炎是精神分裂症患者服用抗精神病药时常见的不良反应（Hatta et al，2014）。

6.2.2 病理生物学

吞咽困难可能是某种神经精神疾病所致，但吞咽本身包含相关肌肉活动的协调，也可能因抗胆碱能药物的使用而受到损害（Visser et al，2014）。此外，吞咽困难还可能是锥体外系副作用或迟发性运动障碍的表现，或进食过快的结果（Bazemore et al，1991）。Bazemore 等（1991）报道了一家 400 张床位的精神病院在一年中发生了 4 起窒息死亡病例。然后进一步调查发现之后一年有 32 例患者出现噎塞，并认为吞咽困难与 5 种病因有关：运动过缓、运动障碍、麻痹、快速进食和其他医学情况，前三者很可能与抗精神病药的使用有关。吞咽困难与第一代和第二代抗精神病药的使用有关，包括氟哌啶醇、洛沙平、三氟拉嗪、阿立哌唑、氯氮平、奥氮平、喹硫平和利培酮等（Sokoloff et al，1997；Dziewas et al，2007；Rudolph et al，2008；Lin et al，2012）。

唾液的分泌和流量由胆碱能神经来调节，特别是 M_3 毒蕈碱样受体，但氯氮平所致流涎看来有些矛盾，因其抗胆碱能作用会减少唾液的分泌，而患者出现流涎可能与吞咽反射的破坏有关，而非过多分泌，也有可能因氯氮平的抗胆碱能作用影响了食管的运动（Fitzsimons et al，2005；Kruger，2014）；此外，氯氮平可能导致患者口唇密封能力丧失而使唾液大量溢出（Silvestre-Donat et al，2014）。

6.2.3 预防和处理

流涎更多发生于氯氮平剂量加量过程中，患者可产生一定的耐受性，如果缓慢加大剂量可能会减轻流涎的严重程度。同样，当患者病情稳定、持续足够时间可以减少剂量时，也有可能减轻流涎的严重程度，同时不会加重精神疾病相关症状。还有一种选择，即同时加用一种与流涎无关的抗精神病药来增效治疗时，可能会减少氯氮平剂量，同时又不会影响患者精神功能的衰退，这种增效药物如氨磺必利或舒必利，在临床上已被有效使用（Cook et al，2004；Kreimin et al，2006；Kreimin et al，2005；Croissant et al，2005）。抗胆碱能药物（如阿托品喷雾、苯扎托品口服）已经用于减轻因过多流涎所致的痛苦（Camp-Bruno et al，1989），但全身的抗胆碱能作用将增加便秘发生的风险和严重程度。如果患者存在食管动力不足时将更为有害。氨磺必利的谨慎使用（75～100mg/d）已经显示出不仅能有效减轻流涎过多，而且还能减轻氯氮平所致夜间遗尿的症状（Praharaj et al，2007）。还有人尝试使用 α_2- 肾上腺素受体激动剂如可乐亭和洛非西定来减轻氯氮平所致流涎过多（Sockalingam et al，2007）。但由于这类药物的降血压作用，使用时应密切关注血压变化（Fitzsimons et al，2005）。

　　口香糖的咀嚼可能减轻患者白天流涎过多的症状,在夜间,建议抬高枕头,覆盖一条毛巾可减少患者的痛苦,同时补充必要的水分也非常重要。

　　对吞咽困难,明确的措施是减少氯氮平剂量或换成另一种抗精神病药。如果患者同时存在流涎和吞咽困难的话,应指导患者吞咽时不要吸气,不断重复吞咽练习有助于患者减轻呛咳或噎塞的问题(Silvestre-Donat et al,2014)。对此类患者,还可采用食管钡餐、测压或电视透视检查来研究患者吞咽的过程和相关原因,这种技术已用于卒中或帕金森病患者语言能力的康复训练(Kruger,2014;Aldridge et al,2012)(框6-4)

框6-4　流涎和吞咽困难

- 流涎和吞咽困难可能与吸入性肺炎、窒息和噎塞的发生有关
- 流涎可能由于唾液过多分泌或吞咽反射受损或食管动力不足等因素引起
- 吞咽困难的发生可能与抗胆碱作用,锥体外系症状或迟发性运动障碍有关
- 流涎的治疗方法包括抗胆碱能药、α_2-肾上腺素受体激动剂、减少抗精神病药剂量、合用另一种抗精神病药减轻流涎或增效
- 流涎或吞咽困难的患者可以联系语言治疗专家进行训练可能有助于症状减轻

参考文献

Gastrointestinal Hypomotility

Abeyasinghe, N., Gunathilake, T.B., Gambheera, H., 2010. Death due to intestinal obstruction in a patient treated with clozapine. Sri Lankan J. Psychiatr. 1, 64−66.

Abou Farha, K., van Vliet, A., Knegterirg, H., Bruggeman, R., 2012. The value of desmethylclozapine and serum CRP in clozapine toxicity: a case report. Case Rep. Psychiatr. 2012, 592784.

Altree, T.J., Galletly, C., 2013. Laxative use and altered drug absorption. Aust. N. Z. J. Psychiatr. 47, 686.

Baptista, T., 2014. A fatal case of ischemic colitis during clozapine administration. Rev. Bras. Psiquiatr. 36, 358.

Barbui, C., Nose, M., Bindman, J., Schene, A., Becker, T., Mazzi, M.A., et al., 2005. Sex differences in the subjective tolerability of antipsychotic drugs. J. Clin. Psychopharmacol. 25, 521−526.

Bishara, D., Taylor, D., 2014. Adverse effects of clozapine in older patients: epidemiology, prevention and management. Drugs Agıng 31, 11−20.

Boggs, D., Kelly, D.L., Feldman, S., McMahon, R.P., 2008. Quetiapine at high doses for the treatment of refractory schizophrenia. Schizophr. Res. 101, 347−348.

Bowskill, S., Couchman, L., MacCabe, J.H., Flanagan, R.J., 2012. Plasma clozapine and norclozapine in relation to prescribed dose and other factors in patients aged 65 years and over: data from a therapeutic drug monitoring service, 1996−2010. Hum. Psychopharmacol. 27, 277−283.

Bregman, A., Fritz, K., Xiong, G.L., 2014. Lactulose-associated lithium toxicity: a case series. J. Clin. Psychopharmacol. 34, 742−743.

Brown, R., Taylor, M.J., Geddes, J., 2013. Aripiprazole alone or in combination for acute mania. Cochrane Database Syst. Rev. 12, CD005000.

Bullock, S., Manias, E., Galbraith, A., 2007. Antipsychotic drugs. In: Fundamentals of Pharmacology, fifth ed. Pearson Education Australia, Frenchs Forest, NSW, pp. 355−368. (Chapter 34).

Chukhin, E., Takala, P., Hakko, H., Raidma, M., Putkonen, H., Räsänen, P., et al., 2013. In a randomized placebo-controlled add-on study orlistat significantly reduced clozapine-induced constipation. Int. Clin. Psychopharmacol. 28, 67−70.

de Beaurepaire, R., Trinh, I., Guirao, S., Taieb, M., 2015. Colitis possibly induced by quetiapine. BMJ Case Rep. Feb 26, Available from: http://dx.doi.org/10.1136/bcr-2014-207912.

de Bruin, G.J., Bac, D.J., van Puijenbroek, E.P., van der Klooster, J.M., 2009. Ogilvie Syndrome induced by clozapine. Ned. Tijdschr. Geneeskd. 153, B437.

De Hert, M., Dockx, L., Bernagie, C., Peuskens, B., Sweers, K., Leucht, S., et al., 2011a. Prevalence and severity of antipsychotic related constipation in patients with schizophrenia: a retrospective descriptive study. BMC. Gastroenterol. 11, 17.

De Hert, M., Hudyana, H., Dockx, L., Bernagie, C., Sweers, K., Tack, J., et al., 2011b. Second-generation antipsychotics and constipation: a review of the literature. Eur. Psychiat. 26, 34−44.

de Leon, J., 2004. Respiratory infections rather than antibiotics may increase clozapine levels: a critical review of the literature. J. Clin. Psychiatry 65, 1144−1145.

Díaz-Caneja, C.M., González-Molinier, M., Conejo Galindo, J., Moreno Iñiguez, M., 2010. Severe bowel ischemia due to clozapine with complete remission after withdrawal. J. Clin. Psychopharmacol. 30, 463−465.

Dome, P., Teleki, Z., Kotanyi, R., 2007. Paralytic ileus associated with combined atypical anti-psychotic therapy. Prog. Neuropsychopharmacol. Biol. Psychiatr. 31, 557−560.

Drew, L., Herdson, P., 1997. Clozapine and constipation: a serious issue. Aust. N. Z. J. Psychiatr. 31, 149−150.

Erickson, B., Morris, D.M., Reeve, A., 1995. Clozapine-associated postoperative ileus: case report and review of the literature. Arch. Gen. Psychiatry. 52, 508−509.

Every-Palmer, S., Nowitz, M., Stanley, J., Grant, E., Huthwaite, M., Dunn, H., et al., 2016. Clozapine-treated patients have marked gastrointestinal hypomotility, the probable basis of life-threatening gastrointestinal complications: a cross sectional study. EBioMedicine 5, 25−34.

Fayad, S.M., Bruijnzeel, D.M., 2012. A fatal case of adynamic ileus following initiation of clozapine. Am J Psychiatr 169, 538−539.

Ferslew, K.E., Hagardorn, A.N., Harlan, G.C., McCormick, W.F., 1998. A fatal drug interaction between clozapine and fluoxetine. J. Forensic. Sci. 43, 1082−1085.

Flanagan, R.J., Ball, R.Y., 2011. Gastrointestinal hypomotility: an under-recognised life-threatening adverse effect of clozapine. Forensic. Sci. Int. 206, e31−e36.

Flanagan, R.J., Spencer, E.P., Morgan, P.E., Barnes, T.R., Dunk, L., 2005. Suspected clozapine poisoning in the UK/Eire, 1992-2003. Forensic. Sci. Int. 155, 91−99.

Frenchman, I.B., 2005. Atypical antipsychotics for nursing home patients: a retrospective chart review. Drugs Aging 22, 257−264.

Freudenreich, O., Goff, D.C., 2000. Colon perforation and peritonitis associated with clozapine. J. Clin. Psychiatr. 61, 950−951.

Friedberg, J.W., Frankenburg, F.R., Burk, J., Johnson, W., 1995. Clozapine-caused eosinophilic colitis. Ann. Clin. Psychiatr. 7, 97−98.

Galappathie, N., Khan, S., 2014. Clozapine-associated pneumonia and respiratory arrest secondary to severe constipation. Med. Sci. Law. 54, 105−109.

Hagg, S., Jonsson, A.K., Spigset, O., 2009. Risk of venous thromboembolism due to antipsychotic drug therapy. Expert. Opin. Drug. Saf. 8, 537−547.

Hajek, P., Gillison, F., McRobbie, H., 2003. Stopping smoking can cause constipation. Addiction 98, 1563−1567.

Hay, A.M., 1978. Association between chlorpromazine therapy and necrotizing colitis: report of a case. Dis. Colon. Rectum. 21, 380−382.

Hayes, G., Gibler, B., 1995. Clozapine-induced constipation. Am J Psychiatr 152, 298.

Hibbard, K.R., Propst, A., Frank, D.E., Wyse, J., 2009. Fatalities associated with clozapine-related constipation and bowel obstruction: a literature review and two case reports. Psychosomatics 50, 416−419.

Hiranyakas, A., Bashankaev, B., Seo, C.J., Khaikin, M., Wexner, S.D., 2011. Epidemiology, pathophysiology and medical management of postoperative ileus in the elderly. Drugs Aging 28, 107−118.

Holzer, P., 2007. Treatment of opioid-induced gut dysfunction. Expert. Opin. Investig. Drugs. 16, 181−194.

Hucl, T., 2013. Acute GI obstruction. Best. Pract. Res. Clin. Gastroenterol. 27, 691−707.

Ikai, S., Suzuki, T., Uchida, H., Mimura, M., Fujii, Y., 2013. Reintroduction of clozapine after perforation of the large intestine—a case report and review of the literature. Ann Pharmacother 47, e31.

Jackson, P.G., Raiji, M., 2011. Evaluation and management of intestinal obstruction. Am. Fam. Physician. 83, 159−165.

Jambet, S., Guiu, B., Olive-Abergel, P., Grandvuillemin, A., Yeguiayan, J.M., Ortega-Deballon, P., 2012. Psychiatric drug-induced fatal abdominal compartment syndrome. Am. J. Emerg. Med. 30, 513.e5-7.

Karmacharya, R., Mino, M., Pirl, W.F., 2005. Clozapine-induced eosinophilic colitis. Am. J. Psychiatr. 162, 1386−1387.

Khaldi, S., Gourevitch, R., Matmar, M., Llory, A., Olié, J.P., Chauvelot-Moachon, L., 2005. Necrotizing enterocolitis after antipsychotic treatment involving clozapine and review of severe digestive complications—a case report. Pharmacopsychiatry 38, 220−221.

Kim, E.R., Rhee, P.L., 2012. How to interpret a functional or motility test—colon transit study. J Neurogastroenterol Motil 18, 94−99.

Kwiatkowski, M., Denka, Z.D., White, C.C., 2011. Paralytic ileus requiring hospitalization secondary to high-dose antipsychotic polypharmacy and benztropine. Gen. Hosp. Psychiatr. 33, 200.e5-7.

Lambert, T.J.R., Velakoulis, D., Pantellis, C., 2003. Medical comorbidity in schizophrenia. Med J Aust 178, S67−S70.

Lameh, J., Burstein, E.S., Taylor, E., Weiner, D.M., Vanover, K.E., Bonhaus, D.W., 2007. Pharmacology of N-desmethylclozapine. Pharmacol. Ther. 115, 223−231.

Legrand, G., May, R., Richard, B., Kernisant, M., Jalenques, I., 2013. A case report of partial bowel obstruction after aripiprazole addition to clozapine in a young male with schizophrenia. J. Clin. Psychopharmacol. 33, 571−572.

Lemyze, M., Chaaban, R., Collet, F., 2009. Psychotic woman with painful abdominal distension. Life-threatening psychotropic drug-induced gastrointestinal hypomotility. Ann. Emerg. Med. 54, 756−759.

Leong, Q.M., Wong, K.S., Koh, D.C., 2007. Necrotising colitis related to clozapine? A rare but life threatening side effect. World. J. Emerg. Surg. 2, 21.

Levin, T.T., Barrett, J., Mendelowitz, A., 2002. Death from clozapine-induced constipation: case report and literature review. Psychosomatics 43, 71−73.

Lim, D.K., Mahendran, R., 2002. Risperidone and megacolon. Singapore. Med. J. 43, 530−532.

Lu, C.L., Shen, Y.C., 2014. Aripiprazole for the treatment of a manic patient with clozapine-related colonic obstruction receiving total colectomy. J. Neuropsychiatry. Clin. Neurosci. 26, E58−E59.

Manu, P., Kane, J.M., Correll, C.U., 2011. Sudden deaths in psychiatric patients. J. Clin. Psychiatry 72, 936−941.

McKinnon, N.D., Azad, A., Waters, B.M., Joshi, K.G., 2009. Clozapine-induced bowel infarction: a case report. Psychiatry (Edgmont) 6, 30−35.

Meyer, J.M., Cummings, M.A., 2014. Lubiprostone for treatment-resistant constipation associated with clozapine use. Acta Psychiatr. Scand. 130, 71−72.

Nelson, A.D., Camilleri, M., 2015. Chronic opioid induced constipation in patients with non-malignant pain: challenges and opportunities. Therap. Adv. Gastroenterol. 8 (4), 206−220. Available from: http://dx.doi.org/10.1177/1756283X15578608.

Newton, J.L., 2005. Effect of age-related changes in gastric physiology on tolerability of medications for older people. Drugs Aging 22, 655−661.

Nielsen, J., Meyer, J.M., 2012. Risk factors for ileus in patients with schizophrenia. Schizophr. Bull. 38, 592−598.

Palmer, S.E., McLean, R.M., Ellis, P.M., Harrison-Woolrych, M., 2008. Life-threatening clozapine-induced gastrointestinal hypomotility: an analysis of 102 cases. J. Clin. Psychiatr. 69, 759−768.

Park, S.J., Gunn, N., Harrison, S.A., 2012. Olanzapine and benztropine as a cause of ischemic colitis in a 27-year-old man. J. Clin. Gastroenterol. 46, 515−517.

Pelizza, L., De Luca, P., La Pesa, M., Borella, D., 2007. Clozapine-induced intestinal occlusion: a serious side effect. Acta Biomed. 78, 144−148.

Pelizza, L., Melegari, M., 2007. Clozapine-induced microscopic colitis: a case report and review of the literature. J. Clin. Psychopharmacol. 27, 571−574.

Peyrière, H., Roux, C., Ferard, C., Deleau, N., Kreft-Jais, C., Hillaire-Buys, D., et al., 2009. French Network of the Pharmacovigilance Centers. Antipsychotics-induced ischaemic colitis and gastrointestinal necrosis: a review of the French pharmacovigilance database. Pharmacoepidemiol. Drug. Saf. 18, 948−955.

Pfuhlmann, B., Hiemke, C., Unterecker, S., Burger, R., Schmidtke, A., Riederer, P., et al., 2009. Toxic clozapine serum levels during inflammatory reactions. J. Clin. Psychopharmacol. 29, 392−394.

Poetter, C.E., Stewart, J.T., 2013. Treatment of clozapine-induced constipation with bethanechol. J. Clin. Psychopharmacol. 33, 713−714.

Ramamourthy, P., Kumaran, A., Kattimani, S., 2013. Risperidone associated paralytic ileus in schizophrenia. Indian J. Psychol. Med. 35, 87−88.

Rege, S., Lafferty, T., 2008. Life-threatening constipation associated with clozapine. Australas. Psychiatry 16, 216−219.

Rondla, S., Crane, S., 2007. A case of clozapine-induced paralytic ileus. Emerg. Med. J. 24, e12.

Rostami-Hodjegan, A., Amin, A.M., Spencer, E.P., Lennard, M.S., Tucker, G.T., Flanagan, R.J., 2004. Influence of dose, cigarette smoking, age, sex and metabolic activity on plasma clozapine concentrations: a predictive model and nomograms to aid clozapine dose adjustment and to assess compliance in individual patients. J. Clin. Psychopharmacol. 24, 70−78.

Rousseau, A., Charbonneau, M., 2007. Severe fecal impaction under clozapine, resulting in death. J. Assn. Med. Psychiatr. Quebec 11, 16−18.

Shammi, C.M., Remington, G., 1997. Clozapine-induced necrotizing colitis. J. Clin. Psychopharmacol. 17, 230−232.

Silen W (2012) Acute intestinal obstruction. In: Longo D.L., Fauci A.S., Kasper D.L., Hauser S. L., Jameson J., Loscalzo J. (Eds.), Harrison's Principles of Internal Medicine, eighteenth ed. New York, NY: McGraw-Hill. <http://accessmedicine.mhmedical.com.ezproxy.lib.monash. edu.au/content.aspx?bookid=331&Sectionid=40727093> (accessed 19.01.2016) (Chapter 299).

Sim, K., Yong, T.W., Liew, E., Choon, C.H., 2006. Clozapine-associated pseudomembranous colitis: a case report and review of the literature. J. Clin. Psychopharmacol. 26, 89.

Sirois, F.J., 2005. Haloperidol-induced ileus. Psychosomatics 46, 275–276.

Suzuki, T., Uchida, H., Watanabe, K., Kashima, H., 2007. Minimizing antipsychotic medication obviated the need for enema against severe constipation leading to paralytic ileus: a case report. J. Clin. Pharm. Ther. 32, 525–527.

Tan, E.J., Soh, K.C., Ngiam, K.Y., 2013. Colonic architectural change on colonoscopy in patients taking psychotropic medications. Surg. Endosc. 27, 1601–1606.

Théret, L., Germain, M.L., Burde, A., 1995. Current aspects of the use of clozapine in the Châlons-sur-Marne Psychiatric Hospital: intestinal occlusion with clozapine. Ann. Med. Psychol (Paris) 153, 474–477.

Thompson, M., Magnuson, B., 2012. Management of postoperative ileus. Orthopedics 35, 213–217.

Toro, A., Cappello, G., Mannino, M., Di Carlo, I., 2014. Could the complications of megacolon be avoided by monitoring the risk patients? Cases report. Chirurgia (Bucur) 109, 550–554.

Townsend, G., Curtis, D., 2006. Case report: rapidly fatal bowel ischaemia on clozapine treatment. BMC Psychiatry 6, 43.

Traut, U., Brugger, L., Kunz, R., Pauli-Magnus, C., Haug, K., Bucher, H.C., et al., 2008. Systemic prokinetic pharmacologic treatment for postoperative adynamic ileus following abdominal surgery in adults. Cochrane Database Syst Rev. 1, CD004930.

Van Veggel, M., Olofinjana, O., Davies, G., Taylor, D., 2013. Clozapine and gastro-oesophageal reflux disease (GORD)—an investigation of temporal association. Acta Psychiatr. Scand. 127, 69–77.

Wald, A., 2016. Constipation. Advances in diagnosis and treatment. J. Am. Med. Assoc. 315, 185–191.

Xiang, Y.Q., Zhang, Z.J., Weng, Y.Z., et al., 2006. Serum concentrations of clozapine and norclozapine in the prediction of relapse of patients with schizophrenia. Schizophr. Res. 83, 201–210.

Yu, S.C., Chen, H.K., Lee, S.M., 2013. Rapid development of fatal bowel infarction within 1 week after clozapine treatment: a case report. Gen. Hosp. Psychiatr. 35, 679. e5–6.

Dysphagia and Sialorrhea

Aldridge, K.J., Taylor, N.F., 2012. Dysphagia is a common and serious problem for adults with mental illness: a systematic review. Dysphagia 27, 124–137.

Bazemore, P.H., Tonkonogy, J., Ananth, R., 1991. Dysphagia in psychiatric patients: clinical and videofluoroscopic study. Dysphagia 6, 2–5.

Boyce, H.W., Bakheet, M.R., 2005. Sialorrhea: a review of a vexing, often unrecognized sign of oropharyngeal and esophageal disease. J. Clin. Gastroenterol. 39, 89–97.

Camp-Bruno, J.A., Winsberg, B.G., Green-Parsons, A.R., Abrams, J.P., 1989. Efficacy of benztropine therapy to drooling. Dev. Med. Child Neurol. 31, 309–319.

Cook, B., Hoogenboom, G., 2004. Combined use of amisulpride and clozapine for patients with treatment-resistant schizophrenia. Australas. Psychiatry 12, 74–76.

Croissant, B., Hermann, D., Olbrich, R., 2005. Reduction of side effects by combining clozapine with amisulpride: case report and short review of clozapine-induced hypersalivation—a case report. Pharmacopsychiatry 38, 38–39.

Dziewas, R., Warnecke, T., Schnabel, M., Ritter, M., Nabavi, D.G., Schilling, M., et al., 2007. Neuroleptic-induced dysphagia: case report and literature review. Dysphagia 22, 63–67.

Fitzsimons, J., Berk, M., Lambert, T., Bourin, M., Dodd, S., 2005. A review of clozapine safety. Expert. Opin. Drug. Saf. 4, 731–744.

Freudenreich, O., 2005. Drug-induced sialorrhea. Drugs Today (Barc) 41, 411–418.

Hatta, K., Kishi, Y., Wada, K., Odawara, T., Takeuchi, T., Shiganami, T., et al., 2014. Antipsychotics for delirium in the general hospital setting in consecutive 2453 inpatients: a prospective observational study. Int. J. Geriatr. Psychiatry. 29, 253−262.

Hinkes, R., Quesada, T.V., Currier, M.B., Gonzalez-Blanco, M., 1996. Aspiration pneumonia possibly secondary to clozapine-induced sialorrhea. J. Clin. Psychopharmacol. 16, 462−463.

Kreinin, A., Epshtein, S., Sheinkman, A., Tell, E., 2005. Sulpiride addition for the treatment of clozapine-induced hypersalivation: preliminary study. Isr J Psychiatr Relat Sci 42, 61−63.

Kreinin, A., Novitski, D., Weizman, A., 2006. Amisulpride treatment of clozapine-induced hypersalivation in schizophrenia patients: a randomized, double-blind, placebo-controlled cross-over study. Int. Clin. Psychopharmacol. 21, 99−103.

Kruger, D., 2014. Assessing esophageal dysphagia. J. Am. Acad. Physician. Assist. 27, 23−30.

Lin, T.W., Lee, B.S., Liao, Y.C., Chiu, N.Y., Hsu, W.Y., 2012. High dosage of aripiprazole-induced dysphagia. Int. J. Eat. Disord. 45, 305−306.

Praharaj, S.K., Arora, M., Gandotra, S., 2006. Clozapine-induced sialorrhea: pathophysiology and management strategies. Psychopharmacology (Berl) 185, 265−273.

Praharaj, S.K., Arora, M., 2007. Amitriptyline for clozapine-induced nocturnal enuresis and sialorrhoea. Br. J. Clin. Pharmacol. 63, 128−129.

Rudolph, J.L., Gardner, K.F., Gramigna, G.D., McGlinchey, R.E., 2008. Antipsychotics and oro-pharyngeal dysphagia in hospitalized older patients. J. Clin. Psychopharmacol. 28, 532−535.

Saenger, R.C., Finch, T.H., Francois, D., 2013. Aspiration pneumonia due to clozapine-induced sialorrhea. Clin. Schizophr. Relat. Psychoses 1−7, Jun 17.

Silvestre-Donat, F.J., Silvestre-Rangil, J., 2014. Drooling. Monogr. Oral. Sci. 24, 126−134.

Sockalingam, S., Shammi, C., Remington, G., 2007. Clozapine-induced hypersalivation: a review of treatment strategies. Can. J. Psychiatr. 52, 377−384.

Sokoloff, L.G., Pavlakovic, R., 1997. Neuroleptic-induced dysphagia. Dysphagia 12, 177−179.

Trigoboff, E., Grace, J., Szymanski, H., Bhullar, J., Lee, C., Watson, T., 2013. Sialorrhea and aspiration pneumonia: a case study. Innov. Clin. Neurosci. 10, 20−27.

Visser, H.K., Wigington, J.L., Keltner, N.L., Kowalski, P.C., 2014. Biological perspectives: Choking and antipsychotics: is this a significant concern? Perspect. Psychiatr. Care 50, 79−82.

第七章

肝功能衰竭

7.1 定义

　　急性肝功能衰竭是指肝脏迅速发生坏死导致与肝脏功能相关的多种器官功能衰竭的一种严重躯体损害情况（Berual et al, 2010）。虽然一些专家认为不应将早先已罹患自身免疫性肝炎、Wilson 病或乙型肝炎排除在外，但总体上还是理解为病前应不存在肝脏疾病的病史（Punzalan et al, 2015）。这是一种罕见的临床综合征，在高收入国家主要因药物（毒品）所致，而在低收入国家则主要因病毒感染所致（Berual et al, 2010）。抗精神病药的使用导致急性肝功能衰竭是极为罕见的，而且通常不会是某一类抗精神病药所致，而是与某些可能导致严重肝脏损害的药物一起使用有关（其中抗生素最为常见）（Andrade et al, 2005）。抗精神病药治疗中更为常见的是无症状性肝功能检查（LFT）指标异常升高，这种超出相关实验室检查指标的情况通常称为药物所致肝脏损害，而是否存在肝功能异常的临床症状并不重要（Navarro et al, 2006）。药物所致肝脏损害极少会发展为肝功能衰竭，出于对患者治疗安全性考虑，因肝功能异常而中断治疗药物使用是临床上最为常见的对策（Bakke et al, 1995）。本章将重点讨论抗精神病药所致急性肝脏损害这种罕见但危及生命的不良反应，同时也会对临床实践中更常遇到的长期使用抗精神病药所致无症状性肝功能检查指标异常进行文献回顾。

7.2 搜索方法

　　本章内容大部分根据最新系统综述中的相关资料（Marwick et al, 2012），并搜索更新至 2015 年第 15 周末前所发表的相关研究，共计筛选 878 篇文章，发现 10 组研究和 91 项病例报道或病例系列报道符合要求，搜索更新中共筛选到 403 篇发表的文章，其中 16 项病例报道符合要求，这样就有了共计 10 组研究和 107 项病例报道或病例系列报道构成本章的数据库。肝功能检查包括目前使用最为广泛的项目：血清谷氨酸丙酮转氨酶（SGPT）/ 丙氨酸转氨酶 /

谷丙转氨酶（ALT）。血清谷氨酸草酰乙酸转氨酶（SGOT）/天冬氨酸转氨酶/谷草转氨酶（AST）；r-谷氨酰转肽酶（GGT，或 r-GT）；碱性磷酸酶（ALP）；以及总胆红素（Bil）。

7.3 流行病学

7.3.1 急性肝功能衰竭

急性肝功能衰竭极少发生，高收入国家中的年发生率约每百万人口 6 例，多数与对乙酰氨基酚（扑热息痛）过量服用有关（Bretherick et al，2011；Bower et al，2007），多数国家每百万人口中约为 1 人（Brandsofer et al，2002；Escorsell et al，2007）。除对乙酰氨基酚过量外，药物所致肝功能衰竭的年发生率约为每百万人口 0.1～0.3 例（Escorsell et al，2007；Brandsoter et al，2002；Bretherick et al，2011）。药物所致肝功能衰竭在老年人群中更为多见（Bower et al，2007；Andrade et al，2005），其中女性更多见（Reuben et al，2010）。严重的药物所致肝脏损害并不少见，每年每百万人口约达 17 例（其界定是指肝脏损害不需要相关医院治疗，大部分病例并非急性肝功能衰竭）（Andrade et al，2005）。症状性药物所致肝脏损害（通常不需要相关医院处理）更为常见，每年每百万人口中约达 140 例（Sgro et al，2002）。药物所致肝脏损害时，女性患者更可能发展至肝功能衰竭（Andrade et al，2005）。一般情况下，药物所致肝脏损害更多见于服用一种以上是有潜在肝脏毒性的药物时（de Abajo et al，2004）。

抗精神病药所致急性肝功能衰竭十分罕见，很难具体列出相关的危险因素，但对抗精神病药所致严重肝脏损害的流行病学调查已经做了一些工作，认为抗精神病药中最易引起肝脏损害的药物是氯丙嗪，与其临床使用的长期历史和常用的事实有关。来自英国的一项初级医疗数据分析发现，20 世纪 80 年代和 90 年代因氯丙嗪所致严重肝脏损害的比率约为 1/1 000（de Abajo et al，2004；Derby et al，1993）。风险最高的是年龄 >70 岁的老年人群，症状多数在服用氯丙嗪 30d 内发生，与剂量或性别无关，几乎所有病例最初表现为黄疸（de Abajo et al，2004；Derby et al，1993）。

通过检索发现有 107 例抗精神病药与症状性肝脏损害的相关病例报道，其中只有少数发展为急性肝功能衰竭（表 7-1）。从病例报道的资料分析，并非所有病例都能够显示抗精神病药与肝脏损害存在因果关系，有可能存在一些假阳性的相关性。病例报道也无法比较不同抗精神病药之间的安全性。如处方频率在不同药物间差异很大，一些老药相对新药有更多的病例报道，像氯丙嗪使用时间长，处方数多，公开发表的药物所致肝脏损害的病例报道也最多。但我们应该注意，目前临床使用的抗精神病药尚无某一种或某一类是特别安全或特别可能导致肝脏损害的结论。

表 7-1　抗精神病药与症状性肝脏损害相关报道

药物	严重损害 / 未报道结果（例数）	致命性损害（例数）
吩噻嗪类		
氯丙嗪	>350[1~13]	8[14~21]
丙氯拉嗪	12[1, 22~30]	1[31]
硫利达嗪	7[32~38]	—
奥沙普秦	2[39, 40]	—
三氟拉嗪	2[41, 42]	—
硫利达嗪换用三氟拉嗪	—	1[43]
氟奋乃静	3[44~46]	—
培拉嗪	1[47]	
其他抗精神病药		
氯氮平	23[48~67]	3[68~70]
喹硫平	4[71~74]	2[75, 76]
利培酮	14[72, 77~78]	—
奥氮平	9[88~96]	—
舒必利	4[97~100]	—
溴哌利多	1[101]	—
氯普噻吨	1[102]	—
氟哌啶醇	1[103]	—
吗茚酮	1[104]	—
齐拉西酮	1[105]	—

7.3.2　无症状性抗精神病药所致肝脏损害和肝功能检查轻度异常

有 10 组研究发现，接受抗精神病药治疗的成年人中，肝功能检查结果异常的发生率升高，这些研究包括 4 项病史回顾分析（Pae et al, 2005; Atasoy et al, 2007; Gaertner et al, 2001; Caertner et al, 1989），4 项前瞻性自然研究（Marinkovic et al, 1994; Hummer et al, 1997; Kirkegaard et al, 1982; Kirkegaard et al, 1979）、2 项前瞻性疗效和安全性研究（Kim et al, 2010; Mesotten et al, 1989）。这些研究的结果需要谨慎解释，因为只有一项包含了对照组，而且大多数研究并未详细描述同时合用的其他药物，或之前已使用抗精神病药在转换用药时是否有一个清洗期。

这些研究显示在服用各类抗精神病药的成人中出现肝功能检查结果异常

是十分常见的（平均发生率约 32%，各种报道从 5% 到 78% 不等）（表 7-2）。这些肝功能指标异常在多数患者中并不符合药物所致肝脏损害，但临床上指标出现明显异常还是常见的（平均 4%，从 0% 到 15% 不等），临床上指标明显异常是指 ALP 值超出正常上限 2 倍以上，ALT 或 AST 超出正常上限 3 倍以上（Verma et al，2009）。肝功能异常总体上更多见于无症状人群中，范围从美国空军招募对象的 0.5%（Kundrotas et al，1993），到美国求职人群健康检查所发现的 15%（Patt et al，2003）和德国建筑工人的 22%（Arndt et al，1998）。

　　在抗精神病药间进行两两比较很难，原因与研究设计有关。有 2 项研究报道了单用氯氮平与其他抗精神病药之间的比较，发现氯氮平是最易发生肝功能异常的抗精神病药（Gaertner et al，2001；Hummer et al，1997）。目前尚不清楚第一代抗精神病药与第二代抗精神病药在肝功能异常方面是否存在明显差别。

表 7-2　抗精神病药使用相关的肝功能异常发生率

研究	样本数	服药时间	任何一种肝功能异常	临床显著异常
第二代抗精神病药				
氯氮平				
Kirkegarrd 等（1982）	17	3 年	24%	6%（1 例）
Kirkegarrd 等（1979）	24	17 周	33%	8%
Marinkovic 等（1994）	100	>1 周	36%	无？
Gaertner 等（1989）	290（330 例次）	8 周	49%	未报告（20%> 正常高限 2 倍）
Hummer 等（1997）	167	1～18 周	67%	未报告（37%> 正常高限 2 倍）
Gaertner 等（2001）	1 280（例次）	未报告	78%	15%
奥氮平				
Pae 等（2005）	145	1～9 周	27%	8%
Atasoy 等（2007）	33	2～4 周	30%	6%
利培酮				
Mesotten 等（1989）	15	4 周	7%（1 例）	无
Pae 等（2005）	289	7 周	14%	3%
Atasoy 等（2007）	29	2～4 周	28%	无
喹硫平				
Atasoy 等（2007）	48	2～4 周	27%	无
阿立哌唑				
Kim 等（2010）	19a	35 周	16%	未报道
齐拉西酮				
Kim 等（2010）	19a	12 周	5%（1 例）	未报道

续表

研究	样本数	服药时间	任何一种肝功能异常	临床显著异常
第一代抗精神病药				
氟哌啶醇				
Hummer 等（1997）	71	1～18 周	46%	未报告（17%＞正常高限 2 倍）
Gaertne 等（2001）	266（例次）	未报道	50%	2%
奋乃静				
Gaertner 等（2001）	917（例次）	未报道	62%	4%
培拉嗪				
Gaertner 等（2001）	2 398（例次）	未报道	59%	8%

*临床显著异常是指 ALP 升高＞正常高限 2 倍，ALT 或 AST 升高＞正常高限 3 倍。异常结果重叠时就不报告，肝功能异常取最高异常值。

ª相同的患者，Kim 等（2010）完成的自身交叉对照试验，进一步细节见 Marwick 等（2012）。

7.3.3　遗传易患性

药物代谢酶基因多态性或基因缺失已经成为影响药物所致肝脏损害发生的风险（Huang et al，2007；Lucena et al，2008），一些特殊的药物对肝脏损害具有特异性，如抗结核病药（Huang et al，2007）或丙戊酸钠（Stewart et al，2010）。最近一项研究发现一种特殊的 HLA 单倍体会导致多种药物对肝脏损害风险显著增加（Kim et al，2016），可能的机制与机体产生的免疫反应可能导致肝脏损害有关。目前为止，尚无研究解释药物所致肝脏损害的药物基因组学机制，尽管已有一些研究认为遗传变异影响肝脏损害甚至肝功能衰竭的发生，但证据不足而难以确定。同样，遗传变异在药物代谢途径或免疫反应途径影响抗精神病药所致肝脏损害或肝功能衰竭的具体环节似未阐明，难有说服力。

7.4　病理学

药物所致肝脏损害通常分为两种，一是"内因性"或可预知性的（占极少数），一是特异反应性或不可预知性的（Kim et al，2016），前者如对乙酰氨基酚（扑热息痛）所致肝脏损害，可预知以一种剂量依赖模式产生肝脏毒性代谢产物，而特异反应性的药物所致肝脏损害并非药物或其代谢产物直接引起，而是个体异常的免疫反应所致（Dara et al，2015）。

正常情况下，肝脏对外来抗原有很高的耐受性，包括各种摄入的抗原物质和肠道微生物群（Dara et al, 2015）。即使在免疫反应产生后也不会随时间扩大，而是逐渐减弱（临床适应过程）。就像临床实践中见到一些肝功能的轻微异常，随着治疗的持续而恢复正常（Dara et al, 2015）。但是，T 细胞可能对某种药物不适应或被过度激活），或某种药物与某种蛋白共价结合（一种半抗原）（Kim et al, 2016）产生高敏反应引起肝脏损害。相关风险因素包括遗传因素如 HLA 单倍体个体（决定免疫细胞的抗原识别反应）（Kim et al, 2016），但存在更多可变因素，如肝脏现有的炎症程度（如病毒感染）、肝脏的再生能力（如酒精性损害）、饮食和肠道微生物群（Dara et al, 2015）。

　　一些长期定量服用抗精神病药的患者出现肝功能检查异常可能并非药物导致的肝脏损害，而是抗精神病药的其他副作用产生的结果，例如，一些抗精神病药增加了代谢综合征风险（De Hert et al, 2009），从而增加了非酒精性脂肪肝的发生（Vanni et al, 2010）。随着支持性证据增多，转氨酶升高已经用于精神分裂症代谢综合征的预测指标（Kim et al, 2014）。近期在中国台湾的一项数据分析发现，精神分裂症患者的慢性肝病患病率比普通人群略高，这种诊断与糖尿病的治疗有关，而与抗精神病药治疗本身无关（Hsu et al, 2014）。

7.5　临床与实验室特征

　　肝功能异常的临床症状表现多样，从一些非特异性表现（如全身不适、乏力、恶心、厌食、右上腹不适感）到更为明显的表现（如黄疸→尿色变深、粪便变灰白和皮肤瘙痒→腹水、异常出血和精神状态异常）。从肝功能异常到肝功能衰竭的重要临床特征性标志是脑病（精神状态异常改变）和凝血功能异常（国际性正常标化比 >1.5）（Lee, 2012）。进一步发展可出现多脏器功能衰竭：意识障碍、缺氧、低血压、心动过速和少尿或无尿（Bernal et al, 2010）。急性肝功能衰竭时实验室检查可见转氨酶和胆红素异常升高（药物所致肝功能衰竭相对其他病因所致肝功能衰竭的转氨酶要低一些，为 500～600IU/L（Reuben et al, 2010），凝血功能异常、低血糖、乳酸升高、血氨升高、尿素和肌酐水平升高（Bernal et al, 2010）。

　　药物所致肝脏损害可能表现出一些肝功能异常的症状，也可以没有相关症状，但必须符合转氨酶升高＞正常值上限 3 倍以上，胆红素升高＞正常值上限 2 倍以上的标准（Navarro et al, 2006）。接受抗精神病药治疗时肝细胞受损最常见的是轻微、无症状性肝功能检查指标异常，转氨酶升高几乎出现在所有研究中（表 7-3）。相对于其他抗精神病药而言，氯丙嗪所致肝脏损害总体上属胆汁淤积性，伴胆红素和碱性磷酸酶（ALP）明显升高（Navarro et al, 2006）。

表 7-3　不同抗精神病药相关肝功能异常的严重度比较

抗精神病药	升高值超出正常值上限的最大影响度			
	转氨酶	碱性磷酸酶	r-谷氨酰转肽酶	总胆红素
氟哌啶醇	+++	+++	++	++
奥氮平	+++	++	+	+
利培酮	+++	+	+	+
喹硫平	+	+	+	+
氯氮平	+++	++	+++	－
奋乃静	+++	++	－	－
培拉嗪	+++	++	－	－
阿立哌唑	+	－	－	－
齐拉西酮	+	－	－	－

+,1 倍；++,2 倍；+++,≥3 倍。

　　抗精神病药所致肝功能检查异常的研究发现,最早出现是在服药后 1 周,大多数患者是在服药后 6 周内(表 7-4)。

表 7-4　不同抗精神病药相关肝功能异常的潜伏期

研究	抗精神病药	肝功能异常 (n)	监测频率	治疗后异常时间
Pae 等(2005)	奥氮平	39	1 次/2 周	23d(平均)
	利培酮	41		19d(平均)
	氟哌啶醇	35		12d(平均)
Gaertner 等(2001)	氯氮平、奋乃静及培拉嗪	188	1 次/2 周	32～37d(平均)
Hummer 等(1997)	氯氮平、氟哌啶醇	145	1 次/周	1～6 周(大多数)
Atasoy 等(2007)	奥氮平、喹硫平和利培酮	30	未报告	4 周内(大多数)
Marinkovic 等(1994)	氯氮平	36	1 次/周	4～6 周内(大多数)

7.5.1　鉴别诊断

　　急性肝功能衰竭在临床上很难与其他原因所致多脏器功能衰竭区分,如败血症。一旦肝功能衰竭得到证实,主要的病因学鉴别诊断包括:药物所致、病毒性肝炎、自身免疫性肝炎、代谢性障碍(如 Wilson 病)、缺血[由于系统性低血压或肝静脉血流传出受阻 - 巴德 - 吉亚利综合征（Budd-Chiari syndrome）]、其他毒素中毒（如真菌毒素）、高热、肿瘤和妊娠相关并发症（Bernal et al，2010）。

在考虑药物所致肝脏损害的鉴别诊断时，排除上述病因是非常重要的，此外还应排除酒精使用和代谢障碍如血红蛋白沉着症。对肝功能检查轻微异常的患者，鉴别诊断的范围更加宽泛，除了所有可能导致急性肝功能衰竭和药物治疗所致肝脏损害的病因外，还应考虑脂肪肝、胆石症、乳糜性疾病、甲状腺功能减退、Addison 病，以及任何一种孤立的高胆红素血症和 Gilbert 病（Limdi et al，2003）。

7.5.2 并发症和重要转归

急性肝功能衰竭的死亡率较高，特别是药物所致者就更高，近期美国的研究报道发现，在入组研究第 3 周时，患者自发缓解的生存率为 27%，在肝移植后的生存率达 66%（Reuben et al，2010）。许多急性肝功能衰竭的患者并未获得肝移植的机会，约 70% 的患者符合肝移植的标准，但只有 50% 的患者进行了肝移植手术（Punzalan et al，2015）。药物所致肝脏损害通常预后较好，仅 2% 的患者需要肝移植，6 个月后的死亡率约 8%，其中一半的死亡原因并非肝脏本身问题所致（Chalasani et al，2008）。在多种研究中未发现那些长期定量服用抗精神病药的患者出现无症状性肝功能检查异常与死亡或严重后果存在显著的关联性。

7.5.3 死亡或严重致残的风险因素

从现在的资料分析，药物所致急性肝功能衰竭预后不佳的高危因素包括：高胆红素水平、凝血酶原时间延长和严重的脑病综合征（Reuben et al，2010；Punzalan et al，2015）。将来的发展极有可能把肝脏损害病因学关系密切的血清标记物组合成不同相关风险层面的靶标。例如，最近一项研究发现，药物所致肝功能衰竭患者，在入院时肝巨噬细胞释放的一种炎性介质的水平，可以预测之后全身性炎性反应综合征和死亡率，其预测价值超过了目前临床使用的评定量表（Rosen et al，2015）。与药物所致肝脏损害预后较差的相关因素，还包括转氨酶和胆红素升高，研究发现可作为是否发展为肝功能衰竭的独立预测因素（Andrade et al，2005；Biornsson et al，2005）。

7.6 临床处理

如果患者疑似诊断为急性肝功能衰竭时，为了最大限度减轻镇静作用和有利于精神状态监测，应停用所有抗精神病药，尽快邀请肝病专家会诊，如果诊断确定,应尽快转至 ICU 救治,确保重要脏器的支持性治疗。如果可能的话,同时采用特异性的治疗手段,如对乙酰氨基酚(扑热息痛)过量时给予 N-乙酰半胱氨酸治疗和考虑肝移植手术(Lee,2012)。

当患者因肝功能检查结果明显异常而疑诊药物所致肝脏损害时,应首先检查确认肝功能异常的临床症状或特征,如果确实存在,就应立即停用相关抗精神病药,并立即请肝病专家会诊。如果患者缺乏肝功能异常的临床症状或特征,在明确诊断前,应仔细鉴别其他相关临床综合征,同时尽可能保证安全地使用抗精神病药,应仔细了解病史中是否有酒精使用、任何血流动力学问题(如心动过速、胸痛)和完整的药物使用情况包括 OTC 和草药制剂,建议对患者的肝脏进行全面检查,包括病毒血清学检查(甲、乙、丙、丁型肝炎表面抗体,甚至 HIV——因为艾滋病会使病毒性肝炎进一步恶化)、自身抗体检查(抗核抗体、平滑肌抗体和 γ- 球蛋白)以及代谢性疾病指标(铁蛋白、铁离子、总铁结合力、血浆铜蓝蛋白、α_1 抗胰蛋白酶水平)。此外,经超声和 / 或 CT 或 MRI 进行胆道扫描以排除胆道阻塞的可能性(Navarro et al,2006)。

对于临床上无症状、肝功能检查异常值低于阈值的可能的药物所致肝脏损害,一般不必停用药物,但对一些处于临界水平的患者应该仔细分析肝病的其他风险因素如酒精和物质滥用。如果转氨酶升高与代谢综合征存在某种关联的话,应仔细了解代谢综合征的其他证据(肥胖、高血压、脂质代谢异常、高血糖等),并给予合适的处理。

如果患者在疑似肝脏损害时已经停用抗精神病药的话,一般不再建议重新使用,因为可能加重患者的病情,特别是出现免疫相关特点(如皮疹、发热和嗜酸性红细胞升高)(Navarro et al,2006)。但在一些难治性精神分裂症患者,可能不得不重新启用氯氮平。氯氮平在无症状性肝脏损害时,已有成功再使用的报道(Erdogan et al,2004;Eggert et al,1994),但也有再度导致肝脏损害发生的报道(Markowitz et al,1997)。在决定重新使用抗精神病药之前,应重点评估患者最初对损害反应的严重程度,抗精神病药成为致病原因的可能性和原有精神病症状的严重程度。在一次极可能因抗精神病药导致肝脏损害后,不必避免使用所有抗精神病药,因为这种反应具有特异性,也有一定的偶然性。

7.7 预防

药物所致肝脏损害和肝功能衰竭十分罕见,而且具有特异质性,使得预测和预防非常困难,目前多学科合作正努力寻找新的、更具选择性的肝脏损害标记以便能尽早识别发生这种严重反应的可能,一些候选标记物如线粒体酶和微 RNA 正在进一步研究中（Kim et al, 2016）。至于临床实践中如何进行预防工作, 在此推荐英国处方手册的相关建议（Taylor et al, 2009）。

在开始抗精神病药治疗前, 建议先完成各项肝功能检查作为基线资料（Golebiewski, 2006）。如果肝功能检查发现患者存在肝脏损害情况, 应选择肝脏代谢较少, 剂量更低的抗精神病药（如舒必利和氨磺必利）。吩噻嗪类对以往存在肝病的患者建议不要使用, 这些药物的常见副作用可能加重肝脏损害的症状（如特别明显的镇静或便秘）, 在发现接受抗精神病药治疗的患者出现肝脏损害时, 应增加检查监测的次数, 最初阶段最好每周复查肝功能检查。

如果患者在服用抗精神病药之前肝功能检查均正常时, 并没有明确的规定治疗后肝功能检查的具体频数, 有人建议至少每年一次（氯氮平治疗时应 6 个月一次）（Taylor et al, 2009）。但一些机构建议在接受抗精神病药治疗的第一年应更频繁地进行肝功能检查。对于有大量饮酒或吸食毒品的患者应更密集地监测肝功能变化, 任何时候出现肝脏损害的临床征象即应及时检查肝功能各项指标变化。

7.8 结语

在临床治疗中接受抗精神病药治疗的患者, 出现肝功能检查异常表现是非常常见的, 大多为轻微、短暂性及治疗初期, 且多为肝细胞性损害为主。极少数患者可能发展为临床症状显现的肝脏损害过程, 极个别可能导致急性肝功能衰竭。

参考文献

Andrade, R.J., et al., 2005. Drug-induced liver injury: an analysis of 461 incidences submitted to the Spanish registry over a 10-year period. Gastroenterology 129 (2), 512–521.

Arndt, V., et al., 1998. Elevated liver enzyme activity in construction workers: prevalence and impact on early retirement and all-cause mortality. Int. Arch. Occup. Environ. Health. 71 (6), 405–412.

Atasoy, N., et al., 2007. A review of liver function tests during treatment with atypical antipsychotic drugs: a chart review study. Prog. Neuropsychopharmacol. Biol. Psychiatry. 31 (6), 1255–1260.

Bakke, O.M., et al., 1995. Drug safety discontinuations in the United Kingdom, the United States, and Spain from 1974 through 1993: a regulatory perspective. Clin. Pharmacol. Ther. 58 (1), 108–117.

Bernal, W., et al., 2010. Acute liver failure. Lancet 376 (9736), 190–201.

Bjornsson, E., Olsson, R., 2005. Outcome and prognostic markers in severe drug-induced liver disease. Hepatology 42 (2), 481–489.

Bower, W.A., et al., 2007. Population-based surveillance for acute liver failure. Am. J. Gastroenterol. 102 (11), 2459–2463.

Brandsœter, B., et al., 2002. Fulminant hepatic failure: outcome after listing for highly urgent liver transplantation—12 Years experience in the Nordic countries. Liver Transpl 8 (11), 1055–1062.

Bretherick, A.D., et al., 2011. Acute liver failure in Scotland between 1992 and 2009; incidence, aetiology and outcome. Qjm 104 (11), 945–956.

Chalasani, N., et al., 2008. Causes, clinical features, and outcomes from a prospective study of drug-induced liver injury in the United States. Gastroenterology 135 (6), 1924–1934.

Dara, L., Liu, Z.-X., Kaplowitz, N., 2015. Mechanisms of adaptation and progression in idiosyncratic drug induced liver injury, clinical implications. Liver Int 36 (2), 158–165, p.n/a–n/a.

de Abajo, F.J., et al., 2004. Acute and clinically relevant drug-induced liver injury: a population based case-control study. Br. J. Clin. Pharmacol. 58 (1), 71–80.

De Hert, M., et al., 2009. Metabolic syndrome in people with schizophrenia: a review. World Psychiatry 8 (1), 15–22.

Derby, L.E., et al., 1993. Liver disorders in patients receiving chlorpromazine or isoniazid. Pharmacotherapy 13 (4), 353–358.

Eggert, A.E., et al., 1994. Clozapine rechallenge after marked liver enzyme elevation. J. Clin. Psychopharmacol. 14 (6), 425–426.

Erdogan, A., et al., 2004. Management of marked liver enzyme increase during clozapine treatment: a case report and review of the literature. Int. J. Psychiatry. Med. 34 (1), 83–89.

Escorsell, A., Mas, A., de la Mata, M., 2007. Acute liver failure in Spain: analysis of 267 cases. Liver Transpl 13, 1389–1395.

Gaertner, H.J., Fischer, E., Hoss, J., 1989. Side effects of clozapine. Psychopharmacology (Berl) 99 (Supl), S97–100.

Gaertner, I., et al., 2001. Relevance of liver enzyme elevations with four different neuroleptics: a retrospective review of 7,263 treatment courses. J. Clin. Psychopharmacol. 21 (2), 215–222.

Golebiewski, K., 2006. Antipsychotic Monitoring. Graylands Hosp Drug Bull 14 (3), 4.

Hsu, J.-H., et al., 2014. Increased risk of chronic liver disease in patients with schizophrenia: a population-based cohort study. Psychosomatics 55 (2), 163–171.

Huang, Y.-S., et al., 2007. Genetic polymorphisms of manganese superoxide dismutase, NAD(P)H:quinone oxidoreductase, glutathione S-transferase M1 and T1, and the susceptibility to drug-induced liver injury. J. Hepatol. 47 (1), 128–134.

Hummer, M., et al., 1997. Hepatotoxicity of clozapine. J. Clin. Psychopharmacol. 17 (4), 314–317.

Kim, E.Y., et al., 2014. Aminotransferase levels as a prospective predictor for the development of metabolic syndrome in patients with schizophrenia. Psychopharmacology 231 (23), 4479–4487.

Kim, S., Naisbitt, D.J., 2016. Update on advances in research on idiosyncratic drug-induced liver injury. Allergy Asthma Immunol Res 8 (1), 3–11.

Kim, S.-W., et al., 2010. Effectiveness of switching from aripiprazole to ziprasidone in patients with schizophrenia. Clin. Neuropharmacol. 33 (3), 121–125.

Kirkegaard, A., Jensen, A., 1979. An investigation of some side effects in 47 psychotic patients during treatment with clozapine and discontinuing of the treatment. Arzneimittel-forschung 29 (5), 851–858.

Kirkegaard, A., Hammershoj, E., Ostergard, P., 1982. Evaluation of side effects due to clozapine in long-term treatment of psychosis. Arzneimittelforschung 32 (4), 465–468.

Kundrotas, L.W., Clement, D.J., 1993. Serum alanine aminotransferase (ALT) elevation in asymptomatic US Air Force basic trainee blood donors. Dig. Dis. Sci. 38 (12), 2145–2150.

Lee, W., 2012. Acute Liver Failure. Semin. Respir. Crit. Care. Med. 33, 36–45.

Limdi, J., Hyde, G., 2003. Evaluation of abnormal liver function tests. Postgrad. Med. J. 79, 307−312.

Lucena, M.I., et al., 2008. Glutathione S-transferase m1 and t1 null genotypes increase suscepti-bility to idiosyncratic drug-induced liver injury. Hepatology 48 (2), 588−596.

Marinkovic, D., et al., 1994. The side-effects of clozapine: a four year follow-up study. Prog. Neuropsychopharmacol. Biol. Psychiatry. 18 (3), 537−544.

Markowitz, J.S., Grinberg, R., Jackson, C., 1997. Marked liver enzyme elevations with cloza-pine. J. Clin. Psychopharmacol. 17 (1), 70−71.

Marwick, K.F.M., Taylor, M., Walker, S.W., 2012. Antipsychotics and abnormal liver function tests: systematic review. Clin. Neuropharmacol. 35 (5), 244−253.

Mesotten, F., et al., 1989. Therapeutic effect and safety of increasing doses of risperidone (R 64766) in psychotic patients. Psychopharmacology 99 (4), 445−449.

Navarro, V.J., Senior, J.R., 2006. Drug-related hepatotoxicity. N Engl J Med 354 (7), 731−739.

Pae, C.U., et al., 2005. Naturalistic observation on the hepatic enzyme changes in patients treated with either risperidone or olanzapine alone. Int. Clin. Psychopharmacol. 20 (3), 173−176.

Patt, C.H., et al., 2003. Prevalence of transaminase abnormalities in asymptomatic, healthy sub-jects participating in an executive health-screening program. Dig. Dis. Sci. 48 (4), 797−801.

Punzalan, C.S., Barry, C.T., 2015. Acute liver failure: diagnosis and management. J Intensive Care Med. 1−12 [Epub ahead of print].

Reuben, A., et al., 2010. Drug-induced acute liver failure: results of a US multicenter, prospec-tive study. Hepatology 52 (6), 2065−2076.

Rosen, H.R., et al., 2015. Association between plasma level of Galectin-9 and survival of patients with drug-induced acute liver failure. Clin Gastroenterol Hepatol 14 (4), 606−612.

Sgro, C., et al., 2002. Incidence of drug-induced hepatic injuries: a French population-based study. Hepatology 36 (2), 451−455.

Stewart, J.D., Horvath, R., Baruffini, E., Ferrero, I., Bulst, S., Watkins, P.B., Fontana, R.J., Day, C.P., Chinnery, P.F., 2010. Polymerase γ gene POLG determines the risk of sodium valproate-induced liver toxicity. Hepatology 52 (5), 1791−1796.

Taylor, D., Paton, C., Kapur, S., 2009. Maudsley Prescribing Guidelines 10th Edition. Informa Healthcare, London.

Vanni, E., et al., 2010. From the metabolic syndrome to NAFLD or vice versa? Dig Liver Dis 42 (5), 320−330.

Verma, S., Kaplowitz, N., 2009. Diagnosis, management and prevention of drug-induced liver injury. Gut 58 (11), 1555−1564.

第八章

胰 腺 炎

8.1 流行病学

2012 年发表的一项瑞典国家胰腺炎诊断调查发现，同时使用抗精神病药的人群较未使用者的胰腺炎风险要显著增高，*OR* 达 1.4（95%*CI*: 1.1～1.6；Bodén et al，2012）。进一步分析发现，酒精使用相关障碍、肥胖、糖尿病、胆石症等疾病诊断与胰腺炎发生存在显著相关性（*OR* 为 0.8），这些结果提示我们应关注抗精神病药使用中的相关风险。抗精神病药具有不同的作用机制，但总体上并未发现某一类或某一种抗精神病药具有特别高的风险性。这项调查还发现，奥氮平和氯氮平并未影响胰腺炎的发病风险（*OR* 为 0.9），这种结果并不能排除少见的特异质事件的可能。以往的研究认为，接受第一代抗精神病药治疗的患者，发生胰腺炎的风险相对较高，其中低效价药物（如氯丙嗪）比高效价药物（如氟哌啶醇）的风险更高（约 2.8 比 1.2，Gasse et al，2008）。

美国 FDA 的资料显示，有 192 例服用氯氮平、奥氮平、利培酮和氟哌啶醇的患者发生了胰腺炎，其中 39 例患者并无酒精滥用病史，但 16 例与氯氮平使用有关的患者都有新近诊断为"高血糖症"的病史（Koller et al，2003）。同时服用丙戊酸盐的比率为 23%，其中 22 例（11.5%）患者导致死亡发生，死亡患者中有 4 例在胰腺炎发病后 8d 之内即死亡（框 8-1）

框 8-1　胰腺炎

- 仅 2% 的急性胰腺炎病例与药物使用有关，而与抗精神病药使用相关的病例可能其本身具有特异体质
- 胰腺炎可能是由于第二代抗精神病药使用导致代谢性疾病发生的结果
- 服用抗精神病药的患者应给予相关风险评估，包括酒精滥用，胆道结石，血甘油三酯增高和自身免疫疾病
- 对高血药浓度或局部或系统出现并发症情况时，应给予积极的补液、促排泄和支持治疗

总体上大多数患者的处方剂量在产品推荐范围内，服用抗精神病药的患者占所有急性胰腺炎患者的 2%（Jones et al，2015）。此外，有一些合并用药可

能成为相关发病诱因,特别是丙戊酸钠和选择性 5-HT 再摄取抑制剂(SSRI)类抗抑郁药,还有非固醇类抗炎药物(NSAIDs)、二甲双胍、他汀类。血管紧张素转化酶抑制剂(ACEI)以及噻嗪类利尿剂的合并使用可能与胰腺炎的发生存在一些关联性(Jones et al, 2015),几种因素的叠加增加了胰腺炎发病风险。

8.2 病理学

急性胰腺炎的发生如果要归因于某种抗精神病药所致,应首先排除其他可能的原因和风险,包括胆道结石、酒精滥用、吸烟、高甘油三酯血症和自身免疫系统疾病(Yadav et al, 2013)。某种抗精神病药导致急性胰腺炎发生的机制至今尚未明了,但在一些病例报道中发现,氯氮平使用中产生免疫系统的炎症反应可表现为嗜伊红细胞增生(Frankenlerg et al, 1992;Garlipp et al, 2002;Bayard et al, 2005)。药物本身的分子结构或其代谢产物产生的毒性作用同样也有可能引起胰腺炎,如丙戊酸钠、利尿剂和他汀类药物(Janes et al, 2015)。

急性胰腺炎所致的病理损害与酶原的提前激活和胰腺本身对酶的防御机制受到严重破坏有关。其中最为明确的是胰蛋白酶原作为一种酶的前体,通常应在十二指肠与肠激酶结合后被激活,然后释放胰蛋白酶并引发一系列复杂的蛋白水解过程(Jones et al, 2015)。如果酶原在到达十二指肠前即被激活,就会引起酶对胰腺组织的自身消化过程,酶原在胰腺内激活已在胆汁淤积和酒精滥用的情况下得到证实(Jones et al, 2015)。遗传因素也可能诱发胰腺炎发病,如 HTR2C 基因的 759C/T 多态性存在,可明显增加代谢综合征发生的风险,已有一例奥氮平使用相关的胰腺炎病例报道,提示甘油三酯异常增多可能引起此类药物不良反应(Rigos et al, 2015)。

Cerulli(1999)报道了一例使用氯氮平 3 年后发生胰腺炎的案例,患者的甘油三酯水平非常高(5 740mg/dl),氯氮平治疗过程中,患者出现甘油三酯和体重指数(BMI)升高较为多见,而胰腺炎的发生与这些代谢异常有关,而并非因氯氮平的直接作用所致。另一例起初认为与氯氮平使用有关的胰腺炎患者,之后发现其存在胆道结石,而氯氮平治疗的疗效反应非常好,在消除胆道结石后重新使用氯氮平获得成功(Schmitz-Hubsch et al, 2009)。

8.3 临床与实验室特征

急性胰腺炎主要的诊断要点是临床表现为腹痛,实验室检查发现血脂酶和 / 或淀粉酶水平升高。腹部增强的计算机断层扫描(CT)有异常发现。腹痛通常局限于脐周或上腹部，呈持续性疼痛，并可放射至后背。恶心、呕吐和轻 - 中度腹胀也不少见。在未发生并发症前，患者的腹部应该是软的，没有反跳痛，肠鸣音也存在，当脂酶水平升高超出正常范围上限的 3 倍以上时，对胰腺炎诊断具有重要价值，如果腹部 CT 提示胰腺周围脂肪组织异常或胰腺急性间质性水肿等组织坏死迹象出现，即使酶的异常水平未达到诊断标准，也强力支持急性胰腺炎的诊断（Banks et al，2013）。急性胰腺炎可能会诱发或加重原有的呼吸道、心血管和肾脏的功能衰竭，如果在胰腺炎发生第一周后持续存在上述脏器功能衰竭的话，预后将会较差（Banks et al，2013）。发生并发症的风险在肥胖个体中更为显著（Frossard et al，2009）。

　　胰腺炎也可能与其他因抗精神病药治疗所致威胁患者安全的不良反应同时发生。最近有报道，一例 53 岁男性患者，服用氯氮平 300mg/d＋ 氨磺必利 800mg/d 达 3 年之久，然后出现急性胰腺炎发病（Bonnet et al，2015）。这种严重情况常提示同时存在酮症酸中毒、胸膜渗出和全身炎症反应，患者被收住 ICU 后，出现癫痫大发作、骨骼肌溶解症、发热和肌强直，临床表现与恶性综合征一致，经停用抗精神病药，给予丹曲林（硝苯呋海因）、地西泮、静脉补液和广谱抗生素治疗后，患者逐渐恢复和痊愈，之后再度接受氯氮平治疗（剂量达 400mg/d），并未再发生胰腺炎、恶性综合征或癫痫发作。

8.4　处理

　　药物所致胰腺炎的临床处理基本要点是停用可能导致发病的治疗药物（Jones et al，2015）。在精神科住院时，患者出现血压升高（收缩压 >100mmHg）、呼吸次数 <20 次 /min、心率 <100 次 /min、血氧饱和度正常及血清肌酐水平低于 1.4mg/dl 时，应给予止痛药物和补液维持。而对于那些临床指标明显异常如肥胖或血液浓缩（脱水）、临床发现有局部脏器或全身并发症（如发热、低血压、血细胞升高、腹痛持续或加剧）或持续性脏器功能衰竭时，应及时转至内科病房采取积极的抢救措施（Banks et al，2013；Anderson et al，2009；Muddana et al，2009）。一些严重病例应尽可能给予患者各种医疗护理支持。

参考文献

Andersson, R., Sward, A., Tingstedt, B., Akerberg, O., 2009. Treatment of acute pancreatitis: focus on medical care. Drugs 69, 505−514.

Banks, P.A., Bollen, T.L., Dervenis, C., Gooszen, H.G., Johnson, C.D., Sarr, M.G., et al., 2013. Classification of acute pancreatitis − 2012: revision of the Atlanta classifications and definitions by international consensus. Gut 62, 102−111.

Bayard, J.M., Descamps, O.S., Evrard, S., et al., 2005. Case report: acute pancreatitis induced by clozapine. Acta Gastroenterol. Belg. 68, 92−94.

Bodén, R., Bexelius, T.S., Mattsson, F., et al., 2012. Antidopaminergic drugs and acute pancreatitis: a population-based study. BMJ Open 2, e000914.

Bonnet, U., Taazimi, B., Montag, M., Ronge, R., Gespers, H., Kuhlmann, R., et al., 2015. Severe acute pancreatitis, neuroleptic malignant syndrome and grand mal seizures associated with elevated amisulpride and low clozapine serum levels. Psychiatr. Danub. 27 (4), 424−425.

Cerulli, T.R., 1999. Clozapine-associated pancreatitis. Harv. Rev. Psychiatry 7, 61−63.

Frankenburg, F.R., Kando, J., 1992. Eosinophilia, clozapine, and pancreatitis. Lancet 340, 251.

Frossard, J.L., Lescuyer, P., Pastor, C.M., 2009. Experimental evidence of obesity as a risk factor for severe acute pancreatitis. World J. Gastroenterol. 15, 5260−5265.

Garlipp, P., Rosenthal, O., Haltenhof, H., et al., 2002. The development of a clinical syndrome of asymptomatic pancreatitis and eosinophilia after treatment with clozapine in schizophrenia: implications for clinical care, recognition and management. J. Psychopharmacol. 16, 399−400.

Gasse, C., Jacobsen, J., Pedersen, L., Mortensen, P.B., Norgaard, M., Sorensen, H.T., et al., 2008. Risk of hospitalization for acute pancreatitis associated with conventional and atypical antipsychotics: a population-based case-control study. Pharmacotherapy 28, 27−34.

Jones, M.A., Hall, O.M., Kaye, A.M., Kaye, A.D., 2015. Drug-induced pancreatitis: a review. Ochsner. J. 15, 45−51.

Koller, E.A., Cross, J.T., Doraiswamy, P.M., Malozowski, S.N., 2003. Pancreatitis associated with atypical antipsychotics: from the Food and Drug Administration's MedWatch surveillance system and published reports. Pharmacotherapy 23, 1123−1130.

Muddana, V., Whitcomb, D.C., Papachristou, G.I., 2009. Current management and novel insights in acute pancreatitis. Expert Rev. Gastroenterol. Hepatol. 3, 435−444.

Rizos, E., Tournikioti, K., Alevyzakis, E., Peppa, M., Papazaxos, K., Zorbas, G., et al., 2015. Acute necrotizing pancreatitis following olanzapine treatment and 759C/T polymorphism of HTR2C gene: a case report. In Vivo 29 (5), 529−531.

Schmitz-Hubsch, T., Schlaepfer, T.E., Westheide, J., et al., 2009. Clozapine: acquittal of the usual suspect. World J. Biol. Psychiatr. 10, 981−984.

Yadav, D., Lowenfels, A.B., 2013. The epidemiology of pancreatitis and pancreatic cancer. Gastroenterology 144, 1252−1261.

第四部分

抗精神病药神经病学和神经肌肉
方面的重大不良作用

第九章

癫 痫 发 作

9.1 流行病学

癫痫发作是由脑内异常的过度或同步性神经元放电活动所引起的短暂的体征和/或症状（Fisher et al, 2005）。癫痫作为一种脑疾病，其定义是至少两次自发的间隔期达 24h 的癫痫发作，继一次自发的癫痫发作后再次发作的可能性增高，或者是一种癫痫综合征的诊断（Fisher et al, 2014）。

根据最近的一篇系统综述，一般人群中自发癫痫发作的频率约为 50/（10 万人·年）（Ngugi et al, 2011）。然而，在抗精神病药的注册研究中，癫痫发作的发生率在抑郁障碍患者中超过 1 000/（10 万人·年）、在精神病性障碍中为 784/（10 万人·年）、在强迫障碍中为 433/（10 万人·年）（Alper et al, 2007）。根据这些研究的数据，与一般人群相比，未服药精神分裂症患者癫痫发作的发生率增加了不止 10 倍。尽管尚需更多更广泛的样本才能确定癫痫发生率的确切数值，但精神障碍患者癫痫发作的发生率增加已得到研究的反复验证（Hyde and Weinberger, 1997；Swinkels et al, 2005），然而并非所有的研究都支持这一点（Gelisse et al, 1999）。癫痫发作的根源可能在于某种常见的神经生物学物质，这种物质对于癫痫发作的症状和体征具有易化作用或对其发生阈值具有损害作用。

9.1.1 接受抗精神病药治疗剂量的患者中的癫痫发作

对所有的抗精神病药而言，在治疗剂量下出现癫痫发作的个案病例都可见诸报道，第一例这样的个案病例由 Anton-Stephens（1954）报道，该患者的治疗药物为氯丙嗪。这一事实为众所周知，此处不具体提及各自的个案病例报道。在诸如此类的个案病例报道中，确定个体感受性、处方药物和偶然的境遇事件在哪些患者中能解释其出现的癫痫发作经常是困难的。对观察性研究的一篇综述表明，使用后癫痫发作的发生率最高的抗精神病药为氯氮平（1%～4.4%）和氯丙嗪（0.5%～9%），其他药物癫痫发作的发生率则较低（Pisani et al, 2002）。一些研究报道显示，癫痫发作的患者要远远超出这个比例。在一项纳入 129 例使用佐替平（zotepine）的患者研究中，经过平均 48d 的治疗期后有 22 例患者（17.1%）出现过癫痫发作（Hori et al，1992）。癫痫发作的预测因子为更高的药物剂量、与吩噻嗪类药物合用以及头部创伤史。然而，对于此类观察性研究发现的分析显示，癫痫发作似乎总是在较小的样本中表现出较高的发生率，原因不清楚。可能的原因是发表偏倚，即值得注意的结果被发表的概率偏高。也可能在纳入更多被试的研究中，对患者既往史的审察力度偏低。

对 1968—2006 年期间 WHO 有关药物副作用的数据库评估发现，CNS 活性药物副作用报道超过 700 万，其中提到癫痫发作的约占 1%（Kumlien and Lundberg，2009）。在这些癫痫发作的药物副作用的报道中，马普替林比例最高（14%），紧随其后的药物依次为艾司西酞普兰（10%）、安非他酮（9.5%）、氯氮平（9%）、氯普噻吨（8.5%）、阿莫沙平（8.5%）、多萘哌齐（8.4%）、利斯的明（rivastigmine，6.4%）、喹硫平（5.9%）和曲米帕明（5.7%）。然而，不得不考虑的是，这些数字并非反映了与这些药物有关的癫痫发作的绝对发生率，并且还受到个体内在一致性的自发性不良反应偏倚报告的影响。一项系统回顾和荟萃分析显示，在撕掉药物标签的情况下，使用奥氮平较之于使用利培酮的阿尔茨海默病患者更多地出现神经病学方面的症状表现，如头脑迷糊不清醒、头昏眼花、头痛、头晕、体位性头昏眼花、癫痫发作或耳鸣（Maher et al，2011）。有证据表明，利培酮在青少年癫痫患者中使用是安全的，不会增加癫痫发作的频率（Gonzalez-Heydrich et al，2004）。一项对西班牙药物不良反应监测系统 1984—2011 年的数据分析揭示，第二代抗精神病药的癫痫发作报告率显著高于第一代抗精神病药。如果将氯氮平从中剔除，第二代抗精神病药的癫痫发作报告率与第一代抗精神病药的癫痫发作报告率之比为 2.1∶1（*CI*：1.4～3.1）（Lertxundi et al，2013）。然而，随着时间进程的不同，癫痫发作的报告率不可能一成不变；随着近期更多药物的临床引入，癫痫发作的报告率可能已经偏向于更高的数值了。

基于发表的观察性研究，Lee 等（2003）对药物导致癫痫发作潜能的等级排序进行了尝试，他们发现氯氮平、奥氮平和吩噻嗪类药物有更高的导致癫痫发作的风险，而其他药物在这方面的风险则较低。类似的是，Pisani 等（2002）认为抗精神病药中的氯氮平和氯丙嗪相较于其他药物有更高导致癫痫发作的风险。他们得出这样的结论，即药物的强镇静作用与癫痫发作的高风险相关联，而药物的强锥体外系副作用则与更低的癫痫发作风险相关联。20世纪 80 年代也有相似的结论，这一结论基于当时高效价和低效价抗精神病药频繁使用的临床经验而提出（Itil and Soldatos，1980）。抗精神病药的合用是常见的临床实践，那么一个与实践高度相关的问题是抗精神病药合并使用情况下癫痫发作的发生率问题。但就我们的知识经验而言,这方面有意义的流行病学数据尚未见诸报道。基于一篇病例报道,Lee 等(2003)对于抗精神病药合用诱发癫痫发作的风险增加进行了讨论。

在 *Summary Basis of Approval Reports*(《关于药物认证的总体说明》)中提供了一项针对来自临床试验(Ⅱ期和Ⅲ期)数据的荟萃分析,公众可通过 1996 年《美国信息自由法案》(US Freedom of Information Act of 1996)来获取这一荟萃分析结果。Alper 等(2007)对超过 20 000 例患者的数据进行了分析,这些患者来自于 1985—2004 年间在美国注册的研究,涉及当时所有注册的抗精神病物,具体包括氯氮平、奥氮平、喹硫平、齐拉西酮、阿立哌唑和利培酮。在 1985 年之前,癫痫发作的发生情况并未得到系统的报道,意味着第一代抗精神病药的有关数据无法获得。对观察时期进行校正后,得以计算出与安慰剂相比较的标准发生率;这些标准的癫痫发作的发生率如下:氯氮平为 9.5(95%*CI*:7.3~12.2)、奥氮平为 2.5(95%*CI*:1.6~3.7)、喹硫平为 2.1(95%*CI*:1.2~3.2),其他所有抗精神病药为 1.0(95%*CI*:0.77~1.35)。这种药物致癫痫发作的外显效力与前述的观察性研究发现有很好的一致性。一般来说,更短的观察期较更长的观察期有更高的癫痫发作发生率,提示癫痫发作主要发生于治疗开始及药物剂量增加之后。

氯氮平相关的癫痫发作尤其令人恼火,因为该药有很好的治疗效能,同时锥体外系副作用也极少。氯氮平的癫痫发作发生率是剂量依赖性的:据报道,剂量在 300mg 以下时其发生率为 1%;剂量在 300~600mg 时其发生率为 2.5%;剂量在 600mg 以上时其发生率约为 4.4%;而且,剂量快速滴定的情况下其发生率可能有增加的风险(Devinsky et al,1991)。患者停止吸烟后及随后的几个月内其氯氮平的血清药物浓度可有相当幅度的增加,有些患者的血清药物浓度可增加至 1 000μg/L(Cormac et al,2010)。一项基于以氯氮平作为起始治疗的 222 例患者的研究显示,6% 的患者出现了癫痫发作;但值得注意的是,每日剂量达 500mg 的患者中有 38% 的患者出现癫痫发作(Grover et al,2015)。在涉及癫痫发作方面,氯氮平是唯一一个收到美国 FDA"黑框警告"警告的抗精神病药物(Alper et al,2007)。在观察到的癫痫发作中至少有 1/4 的发作是肌阵挛性或站立不能性发作。肌阵挛型癫痫可与随后的强直 - 阵挛性癫痫发作相关联。另外,氯氮平可诱发口吃,似乎源于肌阵挛(Wong and Delva,2007)。

9.1.2 抗精神病药中毒后癫痫发作

许多个案报道了患者在意外或故意过量服用抗精神病药后长达 24h 持续延迟性地出现癫痫发作,这些发作大多为全身性强直 - 阵挛发作。在一个由

31 例利培酮中毒患者组成的个案系列中，仅有一例患者观察到癫痫发作（Acri and Henretig，1998），部分原因可能是与其他的药物使用有关。在一个由 83 例氨磺必利过量（>1g）使用患者组成的个案系列中，仅有 2 例患者发生癫痫发作（Isbister et al，2010）。在一项涉及 20 例急性喹硫平过量患者的回顾性队列研究中，4 例患者（20%）出现了癫痫发作，提示喹硫平较上述药物有更高的癫痫发作风险，尽管这 20 例患者中仅有 6 例单一服用了喹硫平（Eyer et al，2011）。总之，癫痫发作在抗精神病药过量的临床并发症中仅占较小比例，而昏迷、呼吸抑制和心律失常却是更严重的临床表现。

9.1.3　遗传易感性

在新发的癫痫病例中，仅有约 1% 的患者具有明确的家族史和单纯的遗传性（Ottman，1997）。第一个描述基因突变引起癫痫的报道发表于 1995 年（Steinlein et al，1995），随后数以千计的基因被认为可能与癫痫相关联。然而，大多数癫痫患者都是零散出现的，并且环境因素至少部分地在其发生中发挥了作用。家族研究已经提供了证据，表明这些零散发生的癫痫病例也具有遗传性的成分因素（Bianchi et al，2003）。因此，在使用抗精神病药（或其他药物）治疗期间，个体的癫痫发作易感性在诸多因素中依赖于其遗传获得的癫痫发作阈值（Landowski and Cubala，2007；Pisani et al，2002）。患者和 / 或其家族成员既往存在癫痫发作史是最常被报道的药物诱发癫痫发作的素质因素（Pisani et al，1999）。

常见各型癫痫遗传成分的结构改变依然未得到透彻的理解。但可以肯定的是，散发癫痫的遗传成分具有相当的复杂性。除了少数具有相对强效作用的基因变异组合外，众多具有弱效作用的基因变异结合在一起也可能导致个体具有癫痫的易感性特质。然而，跨国性的病例对照研究也许能够以一种显而易见的人群特异性的方式，识别出一系列在相当程度上参与疾病易感性的单核苷酸多态性（Cavalleri et al，2007）。因此，从当前的研究观点来看，癫痫的遗传易感性在相当的程度上类似于其他复杂的 CNS 障碍（如精神分裂症和自闭症），仅有少数患者的易感性可由明确识别出的单一的遗传因素来解释，而大多数的患者则仍由众多的个体间不尽相同的遗传变异来解释其易感性。这些遗传决定因素并不对应于当前分类系统如 DSM-5 和 ICD-10 所定义的类别边界，却似乎颇为类似于具有不同临床表现的重要 CNS 障碍的遗传决定因素。目前，在此方面感兴趣的基因系列正日益明朗。然而，仍不清楚的问题是：这些基因如何相互作用？哪些环境因素以何种方式来促发特定障碍的症状表现？为什么许多拥有相当数量危险基因的个体在其一生中还是能保持精神上的健康？

9.2　病理学

当皮质神经元网络中的兴奋与抑制之间的力量失衡而支持突发的"净兴奋"时，癫痫发作便会随之产生（Ko and Benbadis，2014）。癫痫发作可表现为局灶性症状，也可从一开始就表现为全身性的症状。局灶性癫痫发作从概念上可这样理解，即其神经元放电仅限于一侧大脑半球中有限的神经元网络内。局灶性癫痫可以是分离性的局限性存在，或者也可以表现为一定程度上更大范围的扩展。全身性癫痫发作从概念上则可以这样理解，即其神经元放电始于神经元网络内的"某一点"，旋即成燎原之势而迅速扩布到双侧的大脑网络（Berg et al，2010）。也有许多研究报道：在特发性全身性癫痫的患者中也有所谓的局灶性特征（Seneviratne et al，2014）。局灶性发作的癫痫发作与全身性发作的癫痫发作在病理生理机制方面是不同的。总体来说，两者的细胞兴奋性都是增加的，但两者在神经元放电同步性的机制方面似乎有显著的不同。以下机制的不同组合可导致局灶性的癫痫发作：神经抑制功能减弱、氨酪酸（GABA）能神经元活动缺陷、神经兴奋活动增加（Ko and Benbadis，2014）。

抗精神病药可使慢性癫痫患者的癫痫发作频率增加，或者在非癫痫但对癫痫易感的个体中诱发癫痫发作。激发性或急性症状性癫痫发作的出现在时间上紧密邻近于触发性事件（如服用药物），它们不同于癫痫是因为它们仅仅在诱发因素再次存在时才会倾向于再次发生（Neligan et al，2012）。诱发因素如既往癫痫史、脑损伤、老龄化、药物清除减慢、既往脑电图改变和全身性疾病在易化癫痫发作方面很可能发挥着重要的作用，同时，这也许能够对某种药物在低剂量或治疗剂量的情况下也可触发癫痫发作甚至癫痫持续状态做出解释。其他伴随使用的、作用于中枢神经系统和／或能够影响药物血药浓度的药物也是导致癫痫发作加重的因素（Pisani et al，1999，2002）。大多数抗精神病药都是细胞色素 P450 同工酶的底物和抑制物，这使得它们能够广泛同其他种类的药物甚至食物成分发生相互作用（Lee et al，2003）。药物间的相互作用能够导致抗精神病药和抗癫痫药物的血药浓度增加或者减少。

9.3　临床与实验室特征

药物诱发的癫痫发作归类于"不需要作出癫痫诊断的伴癫痫发作的医学情况"（Engel，2001）。至于其发病机制，药物诱发的癫痫发作被分类为"激发性"、"情境相关性"、"偶发性"，"急性症状性"或者"反应性"癫痫发作（Bast and Carmant，2013；Froäscher，2004）。这些癫痫发作仅仅出现于急性触发事件存在如服用药物的时候（国际抗癫痫联合会分类和术语委员会，1989）。只有在例外的情况下，药物诱发的癫痫发作会演变为经典的癫痫。药物诱发的癫痫发作（以及其他激发性癫痫）其临床表现与"慢性"癫痫的癫痫发作表现是相同的（Froäscher，2004）。与药物相关联的癫痫发作通常为全身性发作（90% 的患者），尽管在它们中也可观察到局灶性发作（Bast and Carmant，2013；Meyer and Froäscher，2004）。全身性癫痫发作可分为不同的类型：强直 - 阵挛性、肌阵挛性、阵挛性、强直性、失张力性和失神性发作。局灶性发作的癫痫发作应根据其表现来对其进行描述（Berg et al，2010；Berg and Cross，2012）。

有关药物诱发癫痫发作的个案报道常常只描述"发作"，描述的精确性不够，而且也并未对其进行适当的分类；一般说来，这些个案报道所涉及的发作为全身性强直 - 阵挛性癫痫发作。对于抗精神病药诱发的癫痫发作，除了全身性强直 - 阵挛性发作外，还包括以下的临床发作类型：全身肌阵挛性发作、失神发作（1 例）、"可能的"复杂局灶性发作，"可疑的"简单局灶性发作以及"站立不能"发作（Gouzoulis-Mayfrank et al，1994；Pacia and Devinsky，1994；Silvestri et al，1998；Wong and Delva，2007）。"站立不能"癫痫发作历时短暂，可导致跌倒，但从现行的观点来看它并不代表一种特别的发作类型，而是可以归入到前述的某种发作类别中。在接受氯氮平治疗的患者中，主要观察到的是全身肌阵挛性发作，这种肌阵挛性抽搐与青少年肌阵挛性癫痫相类似，其脑电图中伴随有棘波活动（Gouzoulis-Mayfrank et al，1994）。氯氮平相关的肌阵挛性抽搐可能是全身强直 - 阵挛发作的先行者（Pacia and Devinsky，1994）。

尽管大多数药物诱发的癫痫发作都是自限性的，不会导致持久的不良后果，但其中多达 15% 的发作（尤其是与药物过量有关的发作）可能会表现为癫痫持续状态（Garcia and Alldredge，1994）。

9.3.1　脑电图的诊断相关性

大多数精神类药物，尤其是抗精神病药和抗抑郁药，都具有减少基础脑电活动的作用，但同时也有增加 θ 脑电波和以及在更小的程度上增加 δ 脑电波活动的作用。一项研究发现，在接受抗精神病药治疗的 293 例患者中脑电图出现异常表现的比例高达 19%（Centorrino et al，2002）。然而，同一研究中，未接受药物治疗的 30 例患者中有 13% 也出现了这样的脑电图异常，表明上述的假设是可能的，即精神障碍个体发生一定征象的脑功能障碍方面的倾向性似乎是增加的，表现为如此的非特异性脑电图改变。在使用抗精神病药治疗的患者中,脑电图异常最多见于氯氮平(47%),紧随其后依次为奥氮平(39%)、利培酮(28%)、典型抗精神病药(平均为 14%,其中最高者为氟奋乃静),排在最后的为喹硫平(0%)。这反映了前述药物在引起癫痫发作倾向方面的等级性。严重的脑电图异常如棘波或棘慢复合波可见于 3% 的使用抗精神病药治疗的患者,但未见于没有用药治疗的患者(Centorrino et al, 2002)。一项对 81 例单一抗精神病药治疗的患者的研究报道了类似的结果(Amann et al, 2003):使用奥氮平的患者脑电图异常率为 35.1%,使用氟哌啶醇的患者脑电图异常率为 22.8%;使用喹硫平的患者脑电图异常率为 4.6%,与健康对照组相当。仅在使用奥氮平的 4 例患者中发现有更多的特异性癫痫活动,该研究未纳入给予氯氮平治疗的患者。氨磺必利引起的脑电图异常在频度上与奥氮平相似,但癫痫样脑电活动的发生却显著少于后者(Pogarell et al, 2004)。

大多数脑电图异常都是在氯氮平治疗中观察到的。这些异常及其与癫痫发作的关联已经在一些研究中得以发现。一项对 50 例氯氮平治疗的患者的前瞻研究显示,与血药浓度较低的情况相比,在血药浓度超过 $300\mu g/ml$ 时,患者的脑电图出现更多更明显的减慢。在 3 例出现癫痫发作的患者中,一例有较高的血药浓度;另外两例血药浓度较低,但有癫痫发作史(Freudenreich et al, 1997)。在一项对 50 例治疗患者的进一步深入研究中发现,脑电图的异常发作率为 62%,其优势表现是脑电波的慢化;药物剂量和脑电图异常之间存在着线性相关;但仅 2 例患者发生癫痫发作(Chung et al, 2002)。

一个具有临床高度重要性的问题是,非特异性或特异性脑电图异常与癫痫发作发生的相关性。关于氯氮平的研究提示是,非特异性脑电图异常如棘波和尖波与癫痫发作的出现之间具有强关联性(Welch et al, 1994)。脑电图中的典型癫痫样活动(棘波、尖波、棘慢复合波)几乎仅出现于既往有癫痫史和既往有此类脑电图异常史的患者中(Pisani et al, 2002)。在使用抗精神病药或其他抗精神病药治疗而偶然发生癫痫发作之前或之后,1d 或更多天的脑电图记录一般显示为非特异性脑电图异常或者显示为脑电图没有异常。脑电图往往在癫痫发作出现之后记录,甚至有时在使用抗精神病药治疗的情况下常规记录,但其对于临床决定实际上几乎没有什么预测价值和影响。具有其他癫痫发作危险因素如共病性癫痫的患者中,脑电图记录中的特异性活动对癫痫发作的风险性增高能够起到预示作用(Pisani et al, 2002)。

在抗精神病药治疗之前,或者在一些其他治疗作为对照的情况下,单一的脑电图记录是否能够增加药物的安全性,或者就所提供的治疗的司法研究方面是否能够增加医生的安全性,目前可获得的关于脑电图和癫痫发作之间的关联性的证据尚且无法得出这样的结论。考虑到脑电图记录是在头部的表面所进行的时间有限的记录,从而受限于狭小的时间和空间"窗口"而使得捕捉到潜在癫痫性电活动不过是一种偶然的事件,那么,脑电图记录和癫痫发作之间的这种弱关联性便真的是不足为奇了。在癫痫患者中,发作间隔期的脑电图记录都可以表现得完全平淡无奇,另一方面,在癫痫且在癫痫发作间隔期有频繁癫痫样活动的患者中,对癫痫发作做出可靠的预测也是不可能的(Gil-Nagel and Abou-Khalil,2012)。

9.3.2　鉴别诊断

伴有意识丧失的强直-阵挛性癫痫发作典型临床相具有高度特异性,几乎不会有误诊的情况。然而,在使用氯氮平治疗时,一个难以解释的症状是夜间遗尿。从理论上说,这一症状可能是由睡眠期间没有观察到的强直-阵挛发作导致的。可是,夜间遗尿作为第一代抗精神病药尤其是氯氮平的频繁副作用早已被认识;在使用氯氮平治疗的患者中,夜间遗尿的发生比例可高达 1/5(Harrison-Woolrych et al,2011)。夜间遗尿的发生机制是多样的,尚未完全得到阐明。过深的睡眠被认为是夜间遗尿的主要原因,而癫痫发作作为其常见原因并未得到认可,尤其是缺乏任何其他癫痫发作证据的情况下更是如此(Barnes et al,2012;Sagy et al,2014)。

文献中描述的肌阵挛或站立不能癫痫发作的发生率在其鉴别诊断方面会造成困难。然而,根据我们自己的经验,除强直-阵挛癫痫发作之外的任何其他类型癫痫发作都是非常稀少的。肌阵挛就其本身性质而言并不一定是癫痫,可能会与抽动或作态相混淆。站立不能癫痫发作可能会与跌倒和其他原因所致的意识突然丧失相混淆。肌阵挛所诱发的口吃在氯氮平治疗的患者中也有出现(Wong and Delva,2007),但它可能会与锥体外系副作用、思维形式障碍以及源于其他原因的言语障碍相混淆。复杂的局灶性癫痫发作由并非精神病性障碍典型特征的脑组织局部病灶所引起,在抗精神病药治疗中并不常见。如果复杂的局灶性癫痫发作确实发生了,它们可能会与木僵症状如作态和精神病性起源的"梦样状态"相混淆。

在癫痫的专业临床部门中最具挑战的是对强直-阵挛癫痫发作与非癫痫性(心源性癫痫样)发作进行鉴别(Widdess-Walsh et al,2012)。非癫痫性发作有时与真正的癫痫发作表现近似,被认为是某种分离症状,主要见于其他分离性障碍、人格障碍,精神发育迟滞或童年期遭受性虐待的患者中(Direk et al,2012;Magaudda et al,2011;Myers et al,2013)。精神障碍患者中,此类非癫痫性发作是非常少见的。然而,对分离障碍和非癫痫性发作患者的治疗可能会由于各种原因而出现超说明书用药,可想而知,这势必会给鉴别诊断带来更多的问题。

表明癫痫已经发生过的回顾性证据依赖于血肌酸激酶(CK)活性的检测。

由于发作时强烈的肌肉活动,血肌酸激酶在癫痫发作后活性增高。根据最近的一项荟萃分析,血肌酸激酶活性增高在癫痫性与非癫痫性发作的鉴别方面有很高的特异性,但敏感性却是低的(Brigo et al, 2014)。短暂的癫痫发作并不一定导致血肌酸激酶水平的增加,因此,血肌酸激酶水平正常并不能完全排除癫痫发作的发生。需要注意的是,这项荟萃分析宣称血肌酸激酶高具有特异性,但其所纳入的研究样本并非精神病性障碍患者。实际上,一般由于紧张性肌肉活动和运动性躯体活动的增多及其他的许多原因,血肌酸激酶水平增高在精神障碍患者中也是屡见不鲜的。因此,在使用抗精神病药的患者中,通过检测血肌酸激酶活性来鉴别癫痫性和非癫痫性的发作几乎没有什么价值。

9.3.3 并发症和重要结局

精神障碍患者癫痫发作的不良后果大多与癫痫患者相同。首先,氯氮平治疗中癫痫发作的患者,其药物的使用受到限制而无法增加药物剂量以达到进一步治疗的目的;其次,癫痫发作可能增加威胁生命的风险,如发生意外或跌倒;第三,持久性的癫痫发作本身以及脑损伤意外可能导致进一步的脑损伤,进而在严重的病例中可能由偶发性癫痫发作发展成为创伤后癫痫;第四,如果患者的癫痫发作反复发生,会对其生活质量造成不良后果:包括不能从事驾驶操作以及额外服用抗癫痫药物所致的副作用;最后,有可能会发生癫痫持续状态这一威胁生命的并发症。癫痫持续状态致死的案例已见报道,在一起针对此类患者的尸检综合分析中发现,该患者生前除了接受为期5个月的常规剂量氯氮平单一治疗外,没有任何其他可疑诱因(Wyderski et al, 1999)。然而,在此类病例中疑问仍然存在,即规律服用药物是否真的就是偶尔发生癫痫的相关原因呢?或者,这不过仅仅是一个巧合。

如果需要使用抗癫痫药物治疗,则必须要考虑所选择药物的副作用。副作用之间可以相加和相互加强。血液学、心脏病学、精神病学和代谢方面的副作用尤其重要。卡马西平能引起粒细胞减少症或粒细胞缺乏症,一定不要将其与具有增加这方面并发症风险的抗精神病药特别是氯氮平合用;同样,出于相同的原因,它也不应与奥氮平合用。丙戊酸可诱发血小板减少和凝血功能紊乱。在抗癫痫药物与抗精神病药(和其他抗精神病药,以及抗生素和激素)共同使用的情况下,QTc 间期可能会延长而增加心律失常以至于发展成尖端扭转型室性心动过速的风险(Feldman and Gidal, 2013)。这种风险在氨磺必利与舍吲哚联用时明显高于它与其他抗精神病药联用的情况(Leucht et al, 2013)。因此,当开始药物合用时,尤其需要脑电图的对照性检查。

任何抗癫痫药物都能引起精神方面的副作用如疲劳、抑郁、易激惹和攻击行为,虽然其程度表现是各异的。抗癫痫药物的副作用仅在特定的情况下表现为精神病性症状。体重增加是使用丙戊酸、加巴喷丁和普瑞巴林尤为值得注意的问题。如果需要加用一种抗癫痫药物,拉莫三嗪在大多数情况下都不是好的选择,因为它的致敏性皮疹的风险使其在应用中滴定的很慢。各种药物的合用能导致不同种类的相互作用。代谢酶诱导具有使血药浓度降低和药物疗效消失的可能性,而 P450 代谢酶的抑制则具有使血药浓度增加和中毒出现的可能,这两种机制适用于这两种类型的药物。因此,建议对血药浓度进行监测,尤其是在药物剂量和种类发生改变时更应如此。

9.3.4　死亡或永久残疾的风险分层

在特定情况下,单次的强直 - 阵挛癫痫发作或癫痫持续状态就可以是致命的。上述由 Wyderski 等(1999)提到的患者死于(尽管对其癫痫持续状态进行了成功的治疗)继发性横纹肌溶解和弥散性血管内凝血。具有风险的患者主要是大剂量或中毒剂量用药、使用氯氮平、使用多种抗精神病药治疗、药物剂量增加过快或变化过快以及由其他原因所致的癫痫发作的倾向性增加的患者,如共病癫痫、既往有偶发癫痫发作史或者有酒精或苯二氮䓬类药物戒断综合征、脑损伤、脑动脉硬化和 CNS 感染(Lee et al, 2003)。

9.4　预防与管理

根据上述所描述的证据,对于给予抗精神病药治疗的患者来说,可就其癫痫发作的临床管理推荐方案做出相应的总结。通常,首次癫痫发作的情境(表 9-1)应当与癫痫复发的情境相区别(表 9-2)。考虑到精神障碍患者出现癫痫发作的倾向有所增加,且大多数有效的抗精神病药存在增加癫痫发作的风险,癫痫发作并不能够完全阻止。既然癫痫发作相对少见,并且(除罕见的癫痫持续状态外)只在特定情况下才会威胁生命,因此,在既往没有癫痫发作病史的患者中预防性地使用抗癫痫药物是不合理的。如果患者在典型的触发情境下具有癫痫发作的历史,则应尽可能地避免这种情境,并鼓励其保证充足的睡眠及避免使用酒精。如果患者发生酒精戒断综合征的话,那么预防性地给予快速滴定剂量的抗癫痫药物是合理的,可连续使用数日直到戒断综合征终止。只有在反复癫痫发作并且其触发因素无法避免或者其药物治疗不可避免的情况下,预防性地给予抗癫痫药物干预才是合理的。如果可能的话,在既往有癫痫发作史的患者中应避免使用高风险药物(氯氮平、奥氮平)。一般来说,在使用高剂量药物、药物剂量快速变换以及多种抗精神病药联合使用的情况下,应谨慎为宜。

表 9-1　抗精神病药物治疗患者首次癫痫发作后的管理指导

- 检查癫痫发作是否由已知可增加癫痫风险的药物所引起（抗精神病药中：氯氮平、奥氮平和氯丙嗪是否仍在使用）
- 检查癫痫发作是否由伴随的具有药理学活性的物质使用改变所引起，如停止抽烟、加用具有代谢酶抑制特性的药物
- 如果癫痫发作有可能是抗精神病药的原因所致，检测其血药浓度
- 考虑药物剂量、血药浓度和药物的效力，癫痫发作是否有可能系药物剂量的减少所致？
- 如果使用的是氯氮平或奥氮平（或氯丙嗪），考虑换用其他的抗精神病药
- 如果使用的是氯氮平且有癫痫发作，可减少氯氮平剂量并补充以一种第二代抗精神病药如利培酮或氨磺必利合并治疗
- 如果换用一种不同的抗精神病药或者减少治疗药物的剂量都不可取（这种情况有时见于以高剂量的氯氮平来治疗对其他抗精神病药有治疗抵抗性的患者），可加用一种抗癫痫药物如丙戊酸或拉莫三嗪（Williams and Park，2015）
- 这种情况下，要考虑到的是，拉莫三嗪大多没有什么裨益，因其疗效出现前所需要的缓慢滴定太过于耗费时间
- 不要将氯氮平、奥氮平与卡马西平合并使用，因为它们对血细胞有相似的不良影响
- 如果要另外加用一种抗癫痫药物，应行脑电图（QTc 间期）检查并考虑药物的相互作用。必要时在检测血药浓度后再行调整药物剂量。
- 如果癫痫发作没有显著清楚的原因如服用药物、睡眠剥夺或者酒精戒断，行脑影像学扫描以排除其他原因
- 行脑电图检查以排除先前存在的癫痫素质（棘波或棘慢复合波）
- 在没有临床症状的情况下，不要依从于脑电图的异常而做出癫痫发作的结论
- 告知患者在一段明确的时期内（根据美国的相关规则）不应驾驶机动车辆

表 9-2　抗精神病药治疗患者复发癫痫后的管理

- 检查是否可以找到典型的并且可以避免的触发因素（氯氮平、睡眠剥夺、酒精和酒精戒断）
- 检查癫痫发作的复发是否由具有药理学活性的物质的使用改变所引起，如停止抽烟、加用具有代谢酶抑制特性的药物
- 如果此类触发因素无法避免，以丙戊酸作为加用药物。除了开具处方的抗精神病药有可能引起类似体重增加的副作用外，要考虑丙戊酸所致体重增加的副作用。行脑电图（QTc 间期）检查并考虑药物的相互作用。必要时在检测血药浓度后再行调整药物剂量。
- 脑电图记录在确定治疗方案的效能方面并无帮助
- 然而，脑电图慢化（与以前的脑电图记录相比较）可能表明药物的剂量过大
- 应依据随后出现的癫痫发作而不是脑电图记录做出临床决定

参考文献

Acri, A.A., Henretig, F.M., 1998. Effects of risperidone in overdose. Am. J. Emerg. Med. 16, 498−501.

Alper, K., Schwartz, K.A., Kolts, R.L., Khan, A., 2007. Seizure incidence in psychopharmacological clinical trials: an analysis of Food and Drug Administration (FDA) Summary Basis of Approval Reports. Biol. Psychiatry 62, 345−354.

Amann, B.L., Pogarall, O., Mergl, R., Juckel, G., Grunze, H., Mulert, C., et al., 2003. EEG abnormalities associated with antipsychotics: a comparison of quetiapine, olanzapine, haloperidol and healthy subjects. Hum. Psychopharmacol. 18, 641−646.

Anton-Stephens, D., 1954. Preliminary observations on the psychiatric use of chlorpromazine. J. Ment. Sci. 100, 543−557.

Barnes, T., Drake, M.J., Paton, C., 2012. Nocturnal enuresis with antipsychotic medication. Br. J. Psychiatry 200, 7−9.

Bast, T., Carmant, L., 2013. Febrile and other occasional seizures. In: Dulac, O., Lassonde, M., Sarnat, H.B. (Eds.), Handbook of Clinical Neurology, vol. 111 (3rd series). Elsevier, Edinburgh, pp. 477−491.

Berg, A., Cross, J.H., 2012. Classification of epilepsies and seizures: historical perspective and future directions. In: Stefan, H., Theodore, W.H. (Eds.), Handbook of Clinical Neurology, vol. 107 (3rd series), Epilepsy, Part I. Elsevier, Edinburgh, pp. 99−111.

Berg, A.T., Berkovic, S.F., Brodie, M.J., Buchhalter, J., Cross, J.H., van Emde Boas, W., et al., 2010. Revised terminology and concepts for organization of seizures and epilepsies: report of the ILAE Commission on Classification and Terminology. Epilepsia 51, 676−685.

Bianchi, A., Viaggi, S., Chiossi, E., 2003. Family study of epilepsy in first degree relatives: data from the Italian Episcreen Study. Seizure 12, 203−210.

Brigo, F., Igwe, S.C., Erro, R., Bongiovanni, L.G., Marangi, A., Nardone, R., et al., 2015. Postictal serum creatine kinase for the differential diagnosis of epileptic seizures and psychogenic non-epileptic seizures: a systematic review. J. Neurol. 262 (2), 251−257.

Cavalleri, G.L., Weale, M.E., Shianna, K.V., Singh, R., Lynch, J.M., Grinton, B., et al., 2007. Multicentre search for genetic susceptibility loci in sporadic epilepsy syndrome and seizure types: a case-control study. Lancet Neurol. 6, 1970−1980.

Centorrino, F., Price, B.H., Tuttle, M.I., Bahk, W.M., Hennen, J., Albert, M.J., et al., 2002. EEG abnormalities during treatment with typical and atypical antipsychotics. Am. J. Psychiatry 159, 109−115.

Chung, S.J., Jeong, S.H., Ahn, Y.M., Kang, U.G., Koo, Y.J., Ha, J.H., et al., 2002. A retrospective study of clozapine and electroencephalographic abnormalities in schizophrenic patients. Prog. Neuropsychopharmacol. Biol. Psychiatry 26, 139−144.

Commission on Classification and Terminology of the International League Against Epilepsy, 1989. Proposal for revised classification of epilepsies and epileptic syndromes. Epilepsia 30, 389−399.

Cormac, I., Brown, A., Creasey, S., Ferriter, M., Huckstep, B., 2010. A retrospective evaluation of the impact of total smoking cessation on psychiatric inpatients taking clozapine. Acta Psychiatr. Scand. 121, 393−397.

Devinsky, O., Honigfeld, G., Patin, J., 1991. Clozapine-related seizures. Neurology 41, 369−371.

Direk, N., Kulaksizoglu, I.B., Alpay, K., Gurses, C., 2012. Using personality disorders to distinguish between patients with psychogenic nonepileptic seizures and those with epileptic seizures. Epilepsy Behav. 23, 138−141.

Engel Jr., J., 2001. ILAE commission report. A proposed diagnostic scheme for people with epileptic seizures and with epilepsy. Report of the ILAE task force on classification and terminology. Epilepsia 46, 796−803.

Eyer, F., Pfab, R., Felgenhauser, N., Strubel, T., Saugel, B., Zilker, T., 2011. Clinical and analytical features of severe suicidal quetiapine overdoses—retrospective cohort study. Clin. Toxicol. 49, 846−853.

Feldman, A.E., Gidal, B.E., 2013. QTc prolongation by antiepileptic drugs and the risk of torsade de pointes in patients with epilepsy. Epilepsy Behav. 26, 421−426. Available from: http://dx.doi.org/10.1016/j.yebeh.2012.09.021.

Fisher, R.S., van Emde Boas, W., Blume, W., Elger, C., Genton, P., Lee, P., et al., 2005. Epileptic seizures and epilepsy: definition proposed by the International League Against Epilepsy (ILAE) and the International Bureau for Epilepsy (IBE). Epilepsia 46, 470−472.

Fisher, R.S., Acevedo, C., Arzimanoglou, A., Bogacz, A., Cross, J.H., Elger, C.E., et al., 2014. A practical clinical definition of epilepsy. Epilepsia 55, 475−482.

Freudenreich, O., Richard, D., McEvoy, W., 1997. Clozapine-induced electroencephalogram changes as a function of clozapine serum levels. Biol. Psychiatry 42, 132−137.

Fröscher, W., 2004. Akute symptomatische Epilepsien und Gelegenheitsanfälle des Erwachsenenalters. In: Fröscher, W., Vassella, F., Hufnagel, A. (Eds.), Die Epilepsien, 2. Aufl. Schattauer, Stuttgart, New York, pp. 220−223.

Garcia, P.A., Alldredge, B.K., 1994. Drug-induced seizures. Neurol. Clin. 12, 85−99.

Gelisse, P., Samuelian, J.C., Genton, P., 1999. Is schizophrenia a risk factor for epilepsy or acute symptomatic seizures? Epilepsia 40, 1566−1571.

Gil-Nagel, A., Abou-Khalil, B., 2012. Electroencephalography and video-electroencephalography. In: Stefan, H., Theodore, W.H. (Eds.), Handbook of Clinical Neurology, vol. 107 (3rd series), Epilepsy, Part I. Elsevier, Edinburgh, pp. 323−345.

Gonzalez-Heydrich, J., Pandina, G.J., Fleisher, C.A., Hsin, O., Raches, D., Bourgeois, B.F., et al., 2004. No seizure exacerbation from risperidone in youth with comorbid epilepsy and psychiatric disorders: a case series. J. Child Adolesc. Psychopharmacol. 14, 295−310.

Gouzoulis-Mayfrank, E., Kasper, J., Grunze, H., 1994. Generalisierte epileptische Anfälle unter Behandlung mit Clozapin. Nervenarzt 65, 792−794.

Grover, S., Hazari, N., Chakrabarti, S., Avasthi, A., 2015. Association of clozapine with seizures: a brief report involving 222 patients prescribed clozapine. East Asian Arch. Psychiatry 25, 73−78.

Harrison-Woolrych, N., Skegg, K., Ashton, J., Herbison, P., Skegg, D.C., 2011. Nocturnal enuresis in patients taking clozapine, risperidone, olanzapine and quetiapine. A comparative cohort study. Br. J. Psychiatry 199, 140−144.

Hori, M., Suzuki, T., Sasaki, M., Shiraishi, H., Koizumi, J., 1992. Convulsive seizures in schizophrenic patients induced by zotepine administration. Jpn. J. Psychiatry Neurol. 46, 161−167.

Hyde, T.M., Weinberger, D.R., 1997. Seizures and schizophrenia. Schizophr. Bull. 23, 611−622.

Isbister, G.K., Balit, C.R., Macleod, D., Duffull, S.B., 2010. Amisulpride overdose is frequently associated with QT prolongation and torsades de pointes. J. Clin. Psychopharmacol. 30, 391−395.

Itil, T.M., Soldatos, C., 1980. Epileptogenic side effects of psychotropic drugs. Practical recommendations. JAMA 26, 1460−1463.

Ko, D.Y., Benbadis, S.R., 2014. Epilepsy and Seizures—Pathophysiology. Updated November 18, 2014. Retrieved from: <http://emedicine.medscape.com/article/1184846-overview# aw2aab6b2b4/>.

Kumlien, E., Lundberg, P.O., 2009. Seizure risk associated with neuroactive drugs: data from the WHO adverse drug reactions database. Seizure 19, 69−73.

Landowski, J., Cubala, W.J., 2007. Psychotropic drugs in epilepsy: effect on seizure threshold. A clinical perspective. Epileptologia 15, 49–56.

Lee, K.C., Finley, P.R., Alldredge, B.K., 2003. Risk of seizures associated with psychotropic medications: emphasis on new drugs and new findings. Expert Opin. Drug Saf. 2, 233–247.

Lertxundi, U., Hernandez, R., Medrano, J., Domingo-Echaburu, S., García, M., Aguirre, C., 2013. Antipsychotics and seizures: higher risk with atypicals? Seizure 22, 141–143. Available from: http://dx.doi.org/10.1016/j.seizure.2012.10.009.

Leucht, S., Cipriani, A., Spineli, L., Mavridis, D., Örey, D., Richter, F., et al., 2013. Comparative efficacy and tolerability of 15 antipsychotic drugs in schizophrenia: a multiple-treatments meta-analysis. Lancet 382, 951–962. Available from: http://dx.doi.org/10.1016/S0140-6736(13)60733-3.

Magaudda, A., Gugliotta, S.C., Tallarico, R., Buccheri, T., Alfa, R., Laganà, A., 2011. Identification of three distinct groups of patients with both epilepsy and psychogenic nonepileptic seizures. Epilepsy Behav. 22, 318–323.

Maher, A.R., Maglione, M., Bagley, S., Suttorp, M., Hu, J.H., Ewing, B., et al., 2011. Efficacy and comparative effectiveness of atypical antipsychotic medications for off-label uses in adults: a systematic review and meta-analysis. JAMA 306, 1359–1369. Available from: http://dx.doi.org/10.1001/jama.2011.1360.

Meyer, A., Fröscher, W., 2004. Anfallssteigernde Medikamente und Drogen. In: Fröscher, W., Vassella, F., Hufnagel, A. (Eds.), Die Epilepsien, 2. Aufl. Schattauer, Stuttgart, New York, pp. 523–541.

Myers, L., Perrine, K., Lancman, M., Fleming, M., Lancman, M., 2013. Psychological trauma in patients with psychogenic nonepileptic seizures: trauma characteristics and those who develop PTSD. Epilepsy Behav. 28, 121–126.

Neligan, A., Hauser, W.A., Sander, W.A., 2012. The epidemiology of the epilepsies. In: Stefan, H., Theodore, W.H. (Eds.), Handbook of Clinical Neurology, vol. 107 (3rd series), Epilepsy, Part I. Elsevier, Edinburgh, pp. 113–133.

Ngugi, A.K., Kariuki, S.M., Bottomley, C., Kleinschmidt, I., Sander, J.W., Newton, C.R., 2011. Incidence of epilepsy. A systematic review and meta-analysis. Neurology 77, 1005–1012. Available from: http://dx.doi.org/10.1212/WNL.0b013e31822cfc90.

Ottman, R., 1997. Family studies. In: Engel, J., Pedley, T.A. (Eds.), Epilepsy: A Comprehensive Text Book. Lippincott Raven, Philadelphia, PA, pp. 177–183.

Pacia, S., Devinsky, O., 1994. Clozapine-related seizures. Neurology 44, 2247–2249.

Pisani, F., Spina, E., Oteri, G., 1999. Antidepressant drugs and seizure susceptibility: from in vitro data to clinical practice. Epilepsia 40 (Suppl. 10), S48–S56.

Pisani, F., Oteri, G., Costa, C., Di Raimondo, G., Di Perri, R., 2002. Effects of psychotropic drugs on seizure threshold. Drug Safety 25, 91–110.

Pogarell, O., Juckel, G., Mulert, C., Amann, B., Möller, H.J., Hegerl, U., 2004. EEG abnormalities under treatment with atypical antipsychotics: effects of olanzapine and amisulpride as compared to haloperidol. Pharmacopsychiatry 37, 303–304.

Sagy, R., Weizman, A., Katz, N., 2014. Pharmacological and behavioral management of some often-overlooked clozapine-induced side effects. Int. J. Clin. Psychopharmacol. 29, 313–317.

Seneviratne, U., Cook, M., D'Souza, W., 2014. Focal abnormalities in idiopathic generalized epilepsy: a critical review of the literature. Epilepsia 55, 1157–1169.

Silvestri, R.C., Bromfield, E.B., Koshbin, S., 1998. Clozapine-induced seizures and EEG abnormalities in ambulatory psychiatric patients. Ann. Pharmacother. 32, 1147–1151.

Steinlein, O.K., Mulley, J.C., Propping, P., Wallace, R.H., Phillips, H.A., Sutherland, G.R., et al., 1995. A missense mutation in the neuronal nicotinic acetylcholine receptor alpha 4 subunit is associated with autosomal dominant nocturnal frontal lobe epilepsy. Nat. Genet. 11, 201−203.

Swinkels, W.A., Kuyk, J., van Dyck, R., Spinhoven, P., 2005. Psychiatric comorbidity in epilepsy. Epilepsy Behav. 7, 37−50.

Welch, J., Manschreck, T., Redmond, D., 1994. Clozapine-induced seizures and EEG changes. J. Neuropsychiatr. Clin. Neurosci. 6, 250−256.

Widdess-Walsh, P., Mostacci, B., Tinuper, P., Devinsky, O., 2012. Psychogenic nonepileptic seizures. In: Stefan, H., Theodore, W.H. (Eds.), Handbook of Clinical Neurology, vol. 107 (3rd series), Epilepsy, Part I. Elsevier, Edinburgh, pp. 277−295.

Williams, A.M., Park, S.H., 2015. Seizure associated with clozapine: incidence, etiology, and management. CNS Drugs 29, 101−111.

Wong, J., Delva, N., 2007. Clozapine-induced seizures: recognition and treatment. Can. J. Psychiatry 52, 457−463.

Wyderski, R.J., Starrett, W.G., Abou-Saif, A., 1999. Fatal status epilepticus associated with olanzapine. Ann. Psychopharmacother. 33, 787−789.

第十章

恶性综合征

10.1 流行病学

尽管恶性综合征（NMS）是作用于中枢多巴胺系统的药物引起的一种比较少见的不良反应。但是由于服用这些药物的患者数量众多，临床医生仍须对其保持警惕。恶性综合征的发生率在 0.167 例 /1 000 患者（Neppe，1984）至 32.6 例 /1 000 患者（Argyriou et al，2012）之间波动。2007 年的一篇荟萃分析估计其发生率在 0.991　例 /1 000 人（Gurrera et al，2007）。在这一领域有关恶性综合征发生率的回顾性报道有很多，然而结果却各不相同。例如 Pope 和他的同事（1986）报道称在 Belmont（TN，USA）的一家医院恶性综合征的确诊及疑似发病率为 1.4%，而 Gelenberg 和他的同事（1988）报道的发生率则低得多，只有 0.07%。

在全世界范围内，恶性综合征的发生率也存在差异。在中国，一家精神卫生机构调查称六年间恶性综合征的发病率为 0.12%（Deng et al，1990）。而在俄罗斯，十年间的发生率为 0.02%（Spivak et al，1991）。在澳大利亚，追踪服用氯氮平的恶性综合征病例 8 个月，结果显示恶性综合征的新发病率为 0.08%～0.16%（Sachdev et al，1995）。恶性综合征的发病趋势也同样值得关注，一些调查提示恶性综合征的新发病例数量呈下降趋势。这可能是由于对药物不良反应的警觉性提高（Keck et al，1991）或归功于非典型抗精神病药的使用逐渐普及（Su et al，2014）。虽然非典型抗精神病药给恶性综合征的降低提供了一个合理的解释，但仍未有确凿的证据表明恶性综合征的发病率有所下降（Rittmannsberger，2002）。随着在一级和二级护理病例中精神科处方越来越常见（Rittmannsberger，2002），临床医生需对这种具有潜在致命风险的综合征保持警惕。

10.1.1 遗传易感性

系列案例报道发现恶性综合征呈现家族性特征，因此该病具有潜在的遗传倾向。鉴于恶性综合征的病因主要源自 D_2 受体的作用，许多研究聚焦在这种受体的多态性上，并标记了三种潜在的多态受体：TaqI A，-141C Ins/Del，和 Ser311Cys（Kishida et al，2004）。其遗传作用基于 CYP2D6 酶的多态性，该酶主要影响抗精神病药在肝内的代谢。有超过 40 种不同的多态对偶基因可以影响 CYP2D6 酶的活性。根据 CYP2D6 多态型的显性类型不同，可以将个体分为广泛代谢型、弱代谢型和超代谢型（Bertilsson et al，2002）。尽管在这方面还有很多工作需进一步完善，但一些研究表明恶性综合征患者中 5 对对偶基因的分布率高于对照组（Zivkovic et al，2010）。

10.1.2　危险因素

尽管有些人认为恶性综合征是特异性的和不可预测的，但仍存在一些明确的危险因素。

10.1.2.1　人口学因素

主要的人口学危险因素有：男性（Tsai et al，2003）和共病。个人整体健康水平和康复情况的差异也会产生影响。有脑器质性疾病、既往脑损伤病史（Pelonero et al，1998）或抗精神病药所致锥体外系反应控制欠佳都会增加恶性综合征患病风险。通常认为年龄小于 40 岁的男性为恶性综合征高危人群，但是否与这一人群服用抗精神病药的剂量较大有关仍不得而知。同样需要指出的是，以下人群恶性综合征的概率较高，如肠外给药、躯体限制等。产后妇女的风险也可能略高（Alexander et al，1998）。高龄、营养不良、易激惹、精力疲乏、生化代谢异常如低钠血症、甲状腺毒症及铁缺乏症（Rosebush and Mazurek，1991），长期共病神经系统疾病如帕金森病（Takubo et al，2003）等也能加重恶性综合征（Caroff and Mann，1993）。酒精滥用或其他精神活性物质（Itoh et al，1977）也可能增加恶性综合征的风险。

10.1.2.2　遗传倾向性

既往恶性综合征病史、个人或家族中有过紧张症病史也同样认为是恶性综合征的危险因素（Otani et al，1991a，b）。尽管仅仅是病例报道，但既往的文献有很多同卵双胞胎、母亲和她的两个女儿都患有恶性综合征的报道（Otani et al，1991a，b），这无疑增加了这种疾病具有遗传性的可能。虽然该病可能与遗传因素所致多巴胺 D_2 受体的功能下降有关，但具体作用机制不详，提示本病仍存在潜在的遗传倾向（Mihara et al，2003）。

10.1.2.3　环境因素

以往的文献中将脱水（Keek et al，1989）、躯体限制和高温环境作为恶性综合征的环境危险因素。或许这些因素本身能够使个体感到紧张与不适。

10.1.2.4 药物因素

恶性综合征虽然可发生在药物治疗过程中的任何阶段，但在药物治疗起始阶段或药物剂量调整后发生的频率较高。短期快速调整抗精神病药、尤其是增加药物剂量是导致恶性综合征加重的主要因素（Caroff and Mann，1993），大多数病例发生在治疗初期（Pelonero et al，1998）。在抗精神病药剂量长期维持不变或依从性较好的患者中，恶性综合征的发生率较低（Berman，2011；Sachdev et al，1997）。需要留意的是，既往报道显示，不同药物剂量和各种服药方式下均发生过恶性综合征。

更大的抗精神病药剂量、非口服方式给药——如肌内注射（Viejo et al，2003；Tse et al，2015）或静脉滴注——能增加恶性综合征的风险。与非典型或第二代抗精神病药相比，典型（或第一代）抗精神病药有更高的恶性综合征的风险（Buckley and Hutchinson，1995）。通常可以理解为传统抗精神病药与多巴胺 D_2 受体亲和力更高，从受体中解离出的数量更少。多种抗精神病联合使用（如锂盐和卡马西平）（Pajonk et al，2006）也可增加恶性综合征的患病风险。

快速增加药物剂量也可使恶性综合征的发病概率升高（Baker et al，2003）。通常患者的药物滴定受到年龄、共病、既往抗精神病药服用史、既往药物不良反应，疾病严重程度以及快速起效的临床预期等诸多因素的影响，但仍需重视医生的治疗偏好及临床经验。药物滴定方案只适用某些特定药物，如喹硫平（BNF 63，2012）和氯氮平，并非适用于所有药物。在临床实践中，有时会根据病情比平时更加快速滴定药物，因此当药物剂量陡然升高时应谨慎行事（Langan et al，2012）。

10.2 病理学

传统的观点认为恶性综合征只发生在服用抗精神病药的精神疾病患者中，然而随着抗精神病药应用于非精神疾病领域的现象越来越普遍，恶性综合征亦可见于患有诸如帕金森病、谵妄、脑炎和痴呆的患者中（Tse et al，2015）。健康管理专家逐渐认识到人们可以通过"诊台之外"和网络购买抗精神病药。由于抗精神病药的镇静作用、用途的广泛性以及与精神疾病有关的"污名"，全世界有越来越多的患者在缺乏专业医学指导和监管的情况下服用那些作用于中枢多巴胺系统的抗精神病药。因此详细询问患者的服药史尤为重要，要询问其是否服用过：诊台以外其他途径的药物、草药、网上购药及处在合法性边缘的药物（新型精神活性物质）等。其他药物如三环类抗抑郁剂阿莫沙平（Madakasira，1989）、阿米替林（Janati et al，2012）、心境稳定剂锂盐（Gill et al，2003）和卡马西平（Sharma et al，2013）、苯乙肼（Heyland and Sauve，1991）均有报道提示可诱发恶性综合征。这可能与其多巴胺阻滞作用有关。除了抗精神病药之外，其他具有拮抗多巴胺活性的药物也可能诱发恶性综合征，如止呕剂甲氧氯普胺（Friedman et al，1987；Patterson，1988）、异丙嗪、丁苯那嗪、达哌啶醇及泛影酸盐。

10.2.1　多巴胺受体阻滞假说

通过拮抗黑质纹状体、下丘脑、中脑边缘系统和间质内传导通路的 D_2 受体可以显著而迅速地降低中枢多巴胺活性，这可以解释恶性综合征的很多临床症状，如肌强直、高热及意识状态的改变（Bhanushali and Tuite，2004；Strawn et al，2007）。目前共识认为，恶性综合征与学习障碍、路易体痴呆有类似之处，它们的高风险都与患者对抗精神病药物的敏感性有关。这也是病理生理学发病机制的证据之一。多巴胺神经传递在体温调节中十分重要。抗精神病药通过拮抗体温调节中枢内的多巴胺信号系统，引起体温调节中枢的紊乱（Henderson and Wooten，1981）。迅速拮抗突触后受体时，突触后受体兴奋性快速降低或神经递质缺乏，将引起体温调节中枢多巴胺信号系统缺乏响应，继而引起高热，即恶性综合征的典型症状之一。

一些观测结果同样支持多巴胺受体介导信号系统阻断恶性综合征的发生机制，包括服用大剂量抗精神病药诱发恶性综合征的病例的观察，及突然停用多巴胺激动剂的观察（如帕金森病）。尽管恶性综合征可以发生在治疗过程中的任何时期，但是通常认为在治疗起始阶段和中枢多巴胺系统药物剂量调整时，恶性综合征的发生率更高。基于此，更大剂量的抗精神病药往往意味着更高的恶性综合征风险。胃肠外给药的方式（如静脉滴注或肌内注射）同样会增加恶性综合征发生的概率。恶性综合征也与作用于中枢多巴胺系统药物的种类有关，与非典型抗精神病药或第二代抗精神病药相比，典型抗精神病药（传统的或第一代）往往具有更高的恶性综合征的风险。典型抗精神病药对多巴胺 D_2 受体亲和力较高，这样从受体中解离出的数量就更少。

服用儿茶酚胺类药物的患者中出现了恶性综合征，也进一步验证了多巴胺能信号系统的阻滞可能是恶性综合征的发病机制（Haggerty et al，1987）。我们知道大脑基底核负责调节肌张力及运动的协调性，因此基底核的多巴胺神经递质的改变将引起肌张力的增高及震颤，这样就可以解释恶性综合征的肌强直症状。此外，作为恶性综合征的次要症状的肌张力增高也可使体温进一步升高。

10.2.2 交感神经亢进假说

多巴胺 D_2 受体拮抗理论并不能解释恶性综合征的所有症状。特别是在那些服用低 D_2 受体亲和力药物的恶性综合征的患者中，由于交感神经系统内紧张性抑制剂的清除导致交感神经亢进（Gurrera，1999）。这点可以从恶性综合征患者中频发的自主神经症状以及患者血液、尿液中儿茶酚胺的显著变化得到验证。

10.2.3 骨骼肌纤维中毒假说

恶性高热的症状引发这样的理论假说：交感神经系统内钙调控蛋白的失活或许可以作为恶性综合征产生的触发因素（Gurrera，2002）。服用抗精神病药可使肌细胞内肌浆网的钙离子释放（Adnet et al，2000），这可能导致恶性综合征患者的肌强直、肌溶解及高热症状。丹曲林对恶性综合征的治疗作用也从侧面支持了这一点。恶性高热是一种极为罕见的疾病，其特征为使用卤素麻醉剂后体温升高。这类患者的骨骼肌在体外对氟烷和咖啡因具有收缩反应。恶性综合征患者的肌活检组织在氟烷和咖啡因的作用下也会产生同样的反应。

10.2.4 神经免疫假说

一些研究人员提出了恶性综合征的神经免疫学假说（Anglin et al，2010）。目前已知恶性综合征与血清铁水平降低有关，后者是急性期免疫启动的主要特征（Rosebush and Mazurek，1991）。该假说认为，由于自身抗体产生、热应激、肌溶解及心理压力等因素作用产生恶性综合征急性反应。有研究表明铁对于维持多巴胺 D_2 受体的正常功能至关重要（Kato et al，2007），因此当血清铁水平降低时会引起脑内 D_2 受体的功能下降。

10.3 临床与实验室特征

恶性综合征的诊断主要基于病史和特征性临床表现（表 10-1）。而恶性综合征临床表现多变、不典型，如缺乏四大特征性症状，则可增加诊断的难度和时间。体温升高是恶性综合征的特征症状之一，且具有持续恒定、对传统退热药（如乙酰氨基酚）无效的特点。肌紧张度可介于中等强度至极度强直之间，但其肌强直具有对称性和广泛性的特征。由于肌张力增高可诱发角弓反张、眼动危象，眼球震颤、吞咽和发音困难。患者也经常出现谵妄，其特征为意识的改变、定向障碍及激越。自主神经系统的改变包括血压波动、心率不齐及大量出汗。常见尿失禁和流口水。虽然恶性综合征的临床表现缺乏同质性,但笔者认为恶性综合征的临床过程通常始于肌强直,在随后的几个小时内产生高热和精神状态的改变,其变化程度可由轻度的嗜睡、激越、意识错乱到严重的谵妄或昏迷。

表 10-1　恶性综合征四大典型表现

- 高热
- 肌强直
- 意识状态改变
- 自主神经系统紊乱

　　目前还没有恶性综合征的诊断性检查,并且其异常的实验室生化结果往往在大范围内波动(表 10-2)。肌电图及肌活检结果并不具有特异性,在排除恶性综合征诊断方面能提供的帮助有限,并且要结合临床表现。一般来说,当强烈怀疑有其他替代诊断时,可考虑肌活检。同样需要神经影像学、脑电图(EEG)及腰椎穿刺检查。

表 10-2　实验室异常生化指标

- (偶尔)肌酸激酶 >600UI/L
- 白细胞计数增高(尤其在白细胞增多症患者中)
- 肾小球滤过率降低
- 炎症性指标升高(如 C- 反应蛋白和红细胞沉降率)
- 血清铁降低

　　考虑诊断恶性综合征的可能时,许多临床医生十分重视患者血液中肌酸激酶的水平。尽管这一实验室指标对诊断十分重要,但在一些不适宜的患者身上仍充满潜在陷阱。恶性综合征患者血肌酸激酶水平通常大于 6 000～1 000UI/L。像躯体限制或肌注药物等很多其他情况下也会引起体内血肌酸激酶水平的升高,尽管上升幅度没有那么高(通常低于 600UI/L)。当怀疑患者患有恶性综合征时,持续监控其血肌酸激酶水平是十分必要的,这样可以监测该指标是否随着患者病情的恢复和时间的推移而下降。对于肝肾功能、电解质及体液平衡的监测也应同样作为全面治疗工作中的一部分。如果有可能实施的话,也可以考虑使用脑电图。尽管很少出现阳性结果,但它能帮助排除癫痫发作。此外,恶性综合征患者的脑电图追踪结果提示广泛的慢波。同样地,当患者表现出恶性综合征的症状时,腰椎穿刺可以帮助排除中枢神经系统感染。

鉴于临床表现的异质性，目前缺乏统一的实验室生化指标。目前有许多诊断标准用于辅助诊断恶性综合征，其中包括 DSM Ⅳ 标准（DSM-Ⅳ-TR，2000）、Pope 标准（Pope et al，1986）、Levenson 标准（Levenson，1985）和 Adityanjee 标准（Adityanjee et al，1988）（表 10-3）。

表 10-3　恶性综合征诊断标准

DSM Ⅳ 的恶性综合征研究标准	Pope 标准（符合全部三个主要标准）回顾性标准：满足 2 项附加标准	Levenson 标准（符合三大主要标准或，2 个主要标准和四个最低标准）	Adityanjee 标准（符合全部四个主要特征及自主神经功能失调条目下至少两项）
服用抗精神病药且加重为严重的肌强直和体温升高符合下列 2 项（或更多的）症状： ● 大汗 ● 吞咽困难 ● 震颤 ● 尿失禁 ● 意识水平改变（从意识混乱到昏迷状态） ● 缄默 ● 心动过速 ● 血压升高或血压波动 ● 白细胞增多 ● 肌损伤的实验室指标（如肌酸激酶升高） 上诉标准 A 和 B 中的症状不能归因于其他物质使用、神经系统疾病或其他躯体疾病 上诉 A 和 B 的症状不是由于某种精神疾病所致	主要标准 高热（>37.5℃） 严重锥体外反应（2 项或更多） ● 铅管样强直 ● 齿轮样强直 ● 流涎 ● 动眼神经危象 ● 颈后倾 ● 角弓反张 ● 牙关紧闭 ● 吞咽困难 ● 舞蹈样运动 ● 运动障碍 ● 慌张步态 ● 屈肌伸展姿态 自主神经功能失调（2 项或更多） ● 舒张压升高超过20mmHg ● 心动过速（超过基线水平 30 次以上） ● 呼吸急促（大于等于 25 次/min） ● 大汗 ● 尿失禁 回顾性标准： 神志不清 白细胞数 >15 000 CPK>300U/L	主要标准： 高热 肌强直 CPK 升高 最低标准： 心动过速 血压异常 呼吸急促 意识改变 大汗 白细胞升高	主要特征： 被两名不同的观察者发现意识状态的改变（激越除外） 肌强直 （口腔）体温升高 >39℃ 自主神经功能失调： ● 心动过速（>90bpm） ● 呼吸急促（>25 次/min） ● 血压波动至少：30mmHg 收缩压或15mmHg 舒张压 ● 大汗 ● 尿失禁 支持性特征： ● CPK 升高 ● 白细胞增多

CPK，肌酸激酶；EPS，锥体外系反应；BP，血压

10.3.1 鉴别诊断

很多疾病的表现与恶性综合征相似，临床医生应对此高度警惕和敏感，掌握其诊断与初步处理的专业知识是十分有必要的。主要需与恶性综合征相鉴别的疾病有：细菌性或病毒性脑膜炎、中枢神经系统的其他感染、中毒或代谢性脑病、五羟色胺综合征（SS）、重度脱水、中暑、药物中毒、胆碱能反应、药物过量或戒断反应、致死性紧张症、血管炎（包括原发性中枢神经系统血管炎）、恶性高热、重金属中毒（如铊或砷）、间歇性急性卟啉病、甲状腺危象以及精神类药物所致帕金森高热综合征。临床表现的差异性增加了诊断的不确定性，因而需要排除任何潜在的感染。这样患者在完全排除感染之前需要完善一些检查，如血常规、尿常规、胸部 X 线，神经影像学和脑脊液分析等。

10.3.1.1 恶性综合征和五羟色胺综合征

五羟色胺综合征是一种由五羟色胺能抗抑郁剂和抗精神病药物引起的致命性不良反应。通常认为，五羟色胺综合征是由于中枢神经系统内五羟色胺活性增加所致，其大部分临床表现与恶性综合征重叠（表10-4）。鉴于五羟色胺综合征同样表现出自主神经系统、神经肌肉和精神状态的改变，因此区分这两组证候群（恶性综合征和五羟色胺综合征）显得十分具有挑战性（Dosi et al，2014）。五羟色胺综合征通常与肌阵挛和反射亢进有关，而恶性综合征更多与严重的肌强直有关。五羟色胺综合征中胃肠道症状（如腹泻、恶心、呕吐）较为常见，这在恶性综合征中较为少见。恶性综合征中血肌酸激酶显著升高，而五羟色胺综合征也会有血肌酸激酶的增高，这无疑增加了鉴别的难度。在停用可能诱发症状的药物后，几天内五羟色胺综合征可自行缓解，而恶性综合征的这一过程往往需要更长的时间（通常9～14d）。

表10-4 五羟色胺综合征临床特点

- 神经肌肉异常：震颤、肌阵挛、肌僵直及反射亢进
- 意识状态改变：焦虑、激越和躁狂
- 自主神经系统激活：高热，大汗，心动过速

已有的公开病例证实了鉴别这两种疾病的难度。在一个病例中，一位 62 岁的男性患者同时服用丙咪嗪和碳酸锂。随着丙咪嗪剂量的增加，他逐渐表现出高热、肌阵挛、震颤、心动过速、精神状态改变、大汗和轻度肌强直等症状。尽管药理学和临床特征与五羟色胺综合征更加一致，但其临床表现渐恶化且出现了肌酸激酶升高、严重的肌强直以及肌阵挛和反射亢进。该患者还

同时服用了甲氧氯普胺及一种多巴胺拮抗剂。患者入院后发现，该患者同时符合五羟色胺综合征和恶性综合征的诊断标准。最终诊断最有可能的是初期的五羟色胺综合征，接下来进展成为恶性综合征。虽然这种情况十分罕见，但仍提示了这两种疾病在其不同的阶段同时发生、相互联系的可能。这种状况可能与精神科处方模式相关。由于药物的用途越来越广，对精神疾病诊断不确定性的认识逐渐提高，不同种类的抗精神病药物的适应证越来越多，使用抗精神病药的同时联用抗抑郁剂和情绪稳定剂的现象极为普遍。因此有必要对五羟色胺综合征共病恶性综合征的情况持开放的态度。

10.3.1.2 紧张症与恶性综合征

恶性综合征是否为紧张症的一种极端表现一直是个备受争议的问题。一方面，多巴胺受体阻滞引起首发的恶性综合征证实了恶性综合征是一种独立的疾病。另一方面，本书作者 Taylor 和 Fink 与很多学者一样认为恶性综合征是恶性紧张症的一种，毕竟已有研究和观察可以证实恶性综合征表现出很多紧张症的临床症状，同时还伴有严重的自主神经系统失调。紧张症的治疗方案（如电休克治疗、ECT）在恶性综合征中也取得了不错的疗效。此外，早在抗精神病药问世前，就已有文献记录过与恶性综合征类似的表现。Kahlbaum 在 1874 年就已经对紧张症进行过描述，其包含情感、行为和运动方面的症状（表 10-5）。

表 10-5　紧张症的临床表现

- 激越
- 强制性木僵：长时间维持一种固定姿势
- 模仿言语：快速而被动地重复他人言语
- 模仿行为：被动模仿他人的动作
- 扮鬼脸
- 造作：特立独行
- 缄默症
- 违拗
- 摆姿势
- 刻板运动
- 木僵
- 蜡样屈曲

Stauder（1934）创造了"致死性紧张症"这一术语，并在当时记录了一系列患有紧张症的病例，他们都表现出自主神经紊乱的症状，且死亡率很高。

其他作者则用"有害"或"恶性"紧张症来指代这种情况（Gabris and Muller，1983；Philbrick and Rummans，1994）。虽然 Stauder 首次报道这一疾病还是在抗精神病药问世之前，但紧张症的自主神经症状很难与恶性综合征相鉴别。由于这两种疾病的大部分症状重叠，研究人员假定恶性综合征和恶性紧张症是属于同一连续谱系上的疾病，只不过恶性综合征是医源性、药源性等因素诱发的特殊形式的恶性紧张症而已（Fricchione et al，2000）。

10.3.2　并发症和主要后遗症

有证据表明，恶性综合征患者通常会在停用抗精神病药后 7～10d 内自行缓解（Caroff，1980）。然而在一些情况下患者病情可能加重并有生命危险，这很大程度上取决于病情本身的严重程度及其并发症。及时的识别和处理可以有效改善恶性综合征的预后。在那些诊断和治疗不及时的病例中，恶性综合征可持续数周，这大大增加了患者帕金森样或紧张症样残留症状的风险并且会长期持续影响其心肺功能。

潜在的并发症包括：癫痫发作、肾衰竭、认知损害和残留的紧张症状态。还有一些患者在恶性综合征后发展出了室隔综合征。在一些恶性综合征的死亡病例中，患者常常死于心律失常、弥散性血管内凝血、心力衰竭、呼吸衰竭或肾衰竭。

10.3.3　复发风险

鉴于多数恶性综合征患者本身患有严重精神疾患（如精神分裂症或双相情感障碍），他们将来可能仍需要长期服用抗精神病药治疗。在恶性综合征发作后重新使用抗精神病药同样存在风险。McCarthy（1988）报道了一例恶性综合征的死亡病例，患者三个月前曾有一次较轻微的恶性综合征，其他人也报道了服用相同作用的抗精神病药后恶性综合征复发的病例（Gonzalez-Blanco et al，2013）。因此，针对这些患者可以考虑如锂盐或电休克疗法（ECT）的替代治疗方案。如果不可避免必须重新使用抗精神病药，医生需要十分谨慎，并且要像对待住院患者一样密切监测这些患者。

10.3.4　死亡或永久性功能丧失的危险分级

恶性综合征的临床特点就是病情波动变化，且其临床表现缺乏同质性，一些患者症状很轻微，而其他患者则可能危及生命。病情的严重程度及预后很难预测，且目前缺乏有效的风险评估工具和手段。虽然在恶性综合征患者中，肌酸激酶（CPK）水平显著升高，但其他因素（如肌肉损伤或剧烈运动）也可引发该指标水平升高（Sahoo et al，2014）。那些服用抗精神病药且体温升高的患者，可能是其他原因导致肌酸激酶升高，因此肌酸激酶不能作为一项有针对性的检验手段（Adnet et al, 2000）。

10.4 预防与管理

最重要的是应立即停用诱发恶性综合征的药物。即使是为了施测实验室评估（如 CPK）来确诊恶性综合征，也没有任何必要让患者继续服用那些疑似诱发恶性综合征的药物。既往病例结果显示，即使停用这些药物后，肌酸激酶可能仍会在几天之内维持较高的水平，而继续服用这些药物有可能使临床症状进一步恶化。

对此类患者应进行大量的支持治疗和补液治疗以维持体内水和电解质的平衡。尽管没有经过系统研究证实，但将患者安置在一个舒适的环境（不超过21～23℃）中更有利于其散热。控制体温的其他物理方法还包括冷敷，虽然其疗效尚未经过严格的评估，但仍不失为一种安全且廉价的干预手段。重度自主神经失调的患者需要进入 ICU 接受治疗。严重低血压患者需要接受血管收缩治疗以维持灌注。意识不清的患者则需要接受机械通气。无论在什么情况下，一旦患者出现意识水平下降，都要警惕吸入性肺炎的风险并及时处置，因为这正是恶性综合征的主要致死病因。简便的处置包括将患者置于半卧位（45°），并使其尽可能保持静止不动，尽管这不太可能实现。虽然可逆性扩张型心肌病极少发生，但仍需进行胸部 X 线、超声心动图和心电图（ECG）等检查并在临床上对这种情况保持警惕。

尽管很多报道称解热药在恶性综合征患者中疗效一般，但仍可用来治疗体温升高。由于初步诊断的不确定，通常会给予患者抗生素或抗病毒药物治疗（尤其是怀疑脑炎时）。保证患者足够的供氧也十分重要。同样需留意及纠正可能的电解质紊乱或酸碱失衡。通过服用祥利尿剂可以使体内维持弱碱性的 pH，而这利于将肌红蛋白残渣经尿液排出体外。

恶性综合征的特殊治疗有时会引起争议，这类疗法多半基于个人经验或案例报道。然而一些药物治疗可降低恶性综合征的死亡率（表 10-6）。通常当上述治疗疗效欠佳时，可考虑电休克治疗，也能取得不错的效果。Trollor 和 Sachdev（1999）的一篇病例回顾中提到，即便是在药物治疗失败后，电休克治疗仍是有效的，因此在取得显著的疗效前继续维持若干次电休克治疗是十分必要的。电休克疗法的治疗作用机制可能与提高多巴胺受体的敏感性有关（Wielosz, 1981），然而考虑到年龄、性别、精神疾病诊断或任何包含紧张症在内的恶性综合征的特殊表现等因素时，其疗效往往难以估计。

表 10-6　恶性综合征的药物治疗

- 苯二氮䓬类药物：基于恶性综合征是紧张症的一种形式的前提，已有报道称劳拉西泮可成功治疗恶性综合征（Davis et al，2000）
- 丹曲林：一种乙内酰脲衍生物，可以通过抑制肌浆网内钙离子的释放而使肌肉松弛，减少细胞内钙的使用。因此可以缓解恶性综合征中的骨骼肌肉毒性症状。既往病例报道中也有不错的疗效（Kouparanis et al，2015）
- 溴隐亭：一种多巴胺激动剂，可缓解肌强直和发热，对恶性综合征具有很好的疗效（Yang et al，2014）。但要注意监测其不良反应，如恶心、呕吐或使精神状态恶化
- 金刚烷胺：一种 NDMA 样谷氨酸受体的弱拮抗剂，能促进多巴胺的释放并降低其再摄取。同样可以改善恶性综合征的症状（Woo et al，1986）

　　系列病例研究提示，治疗恶性综合征最快的方案是服用溴隐亭，其次是丹曲林。相比单纯的支持治疗，这两种药物能更快速和显著地缓解恶性综合征。也有一些报道建议同时使用这两种药物（Rosenberg and Green，1989）。

　　恶性综合征管理的一个很重要的方面就是那些从恶性综合征恢复和治愈的患者的后续随访与管理，因为他们还会继续服用作用于中枢多巴胺系统的药物。患者既往有恶性综合征史应被列为高危因素，并对将来的疾病管理提出巨大的挑战。尽管目前还没有完善的方法，但临床医生通常应尽量减少其他危险因素，如考虑使用低效价多巴胺拮抗剂，避免（如有可能的话）肠胃外给药方式，考虑使用电休克治疗。另外，鉴于许多慢性精神疾病患者在沟通和认知方面存在困难，建议开发一套药物警示系统。如果患者既往有恶性综合征病史，那么在他们的病例或电子系统中应有所标记或警示。

参考文献

Adityanjee, Singh, S., Singh, G., Ong, S., 1988. Spectrum concept of neuroleptic malignant syndrome. Br. J. Psychiatry 153, 107−111.

Adnet, P., Lestavel, P., Krivosic-Horber, R., 2000. Neuroleptic malignant syndrome. Br. J. Anaesth. 85, 129−135.

Alexander, P.J., Thomas, R.M., Das, A., 1998. Is risk of neuroleptic malignant syndrome increased in the postpartum period? J. Clin. Psychiatry 59, 254−255.

Anglin, R.E., Rosebush, P.I., Mazurek, M.F., 2010. Neuroleptic malignant syndrome: a neuroimmunologic hypothesis. CMAJ 182 (18), E834−E838.

Argyriou, A.A., Drakoulgona, O., Karanasios, P., Kouliasa, L., Leonidou, L., Giannakopoulou, F., et al., 2012. Lithium induced fatal neuroleptic malignant syndrome in a patient not being concomitantly treated with commonly offending agents. J. Pain Symptom Manage. 44 (6), e4−e6.

Baker, R.W., Kinon, B.J., Maguire, G.A., Liu, H., Hill, A.L., 2003. Effectiveness of rapid initial dose escalation of up to forty milligrams per day of oral olanzapine in acute agitation. J. Clin. Psychopharmacol. 23, 342−348.

Berman, B.D., 2011. Neuroleptic malignant syndrome: a review for neurohospitalists. Neurohospitalist 1, 41−47.

Bertilsson, L., Dahl, M.L., Dalen, P., Al-Shurbaji, A., 2002. Molecular genetics of CYP2D6: clinical relevance with focus on psychotropic drugs. Br. J. Clin. Pharmacol. 53, 111−122.

Bhanushali, M.J., Tuite, P.J., 2004. The evaluation and management of patients with Neuroleptic malignant syndrome. Neurologic Clin. 22, 389−441.

BNF 63, March 2012. 4.2.1 Antipsychotic Drugs 235. <http://www.medicinescomplete.com/mc/bnf/current/PHP2284-quetiapine.htm/>.

Buckley, P.F., Hutchinson, M., 1995. Neuroleptic malignant syndrome. J. Neurol. Neurosurg. Psychiatry 58, 271−273.

Caroff, S.N., 1980. The neuroleptic malignant syndrome. J. Clin. Psychiatry 41 (3), 79−83.

Caroff, S.N., Mann, S.C., 1993. Neuroleptic malignant syndrome. Med. Clin. North Am. 77 (1), 185−202.

Davis, J.M., Caroff, S.N., Mann, S.C., 2000. Treatment of neuroleptic malignant syndrome. Psychiatr. Ann. 30 (5), 325−331.

Deng, M.Z., Chen, G.Q., Phillips, M.R., 1990. Neurolpetic Malignant Syndrome in 12 of 9,792 Chinese inpatients exposed to neuroleptics: a prospective study. Am. J. Psychiatry 147 (9), 1149−1155.

Dosi, R., Ambaliya, A., Joshi, H., Patell, R., 2014. Serotonin syndrome versus neuroleptic malignant syndrome: a challenging clinical quandary. BMJ Case Rep. Available from: http://dx.doi.org/10.1136/bcr-2014-204154.

DSM-IV-TR, 2000. Medication-induced movement disorders: neuroleptic malignant syndrome. Diagnostic and Statistical Manual of Mental Disorders. American Psychiatric Association, Washington, DC, pp. 795−798.

Fricchione, G., Mann, S., Caroff, S., 2000. Catatonia, lethal catatonia and neuroleptic malignant syndrome. Psychiatr. Ann. 30 (5), 347−355.

Friedman, L.S., Weinrauch, L.A., D'Elia, J.A., 1987. Metoclopramide induced neuroleptic malignant syndrome. Arch. Intern. Med. 147, 1495−1497.

Gabris, G., Müller, C., 1983. So-called pernicious catatonia. Encéphale 9, 365−385.

Gelenberg, A.J., Bellinghausen, B., Wojcik, J.D., Falk, W.E., Sachs, G.S., 1988. A prospective survey of neuroleptic malignant syndrome in a short term psychiatric hospital. Am. J. Psychiatry 154 (4), 517−518.

Gill, J., Singh, H., Nugent, K., 2003. Acute lithium intoxication and neuroleptic malignant syndrome. Pharmacotherapy 23, 811−815.

González-Blanco, L., García-Prada, H., Santamarina, S., Jiménez-Treviño, L., Bobes, J., 2013. Recurrence of neuroleptic malignant syndrome. Actas Esp. Psiquiatr. 41 (5), 314−318, Epub September 1, 2013.

Gurrera, R.J., 1999. Sympathoadrenalhyoactivity and the aetiology of neuroleptic malignant syndrome. Am. J. Psychiatry 156, 169−180.

Gurrera, R.J., 2002. Is neuroleptic malignant syndrome a neurogenic form of malignant hyperthermia? Clin. Neuropharmacol. 25, 183−193.

Gurrera, R.J., Simpson, J.C., Tsuang, M.T., 2007. Meta-analytic evidence of systemic bias in estimates of neuroleptic malignant syndrome incidence. Compr. Psychiatry 48 (2), 205−211.

Haggerty Jr., J.J., Bentsen, B.S., Gillette, G.M., 1987. Neuroleptic malignant syndrome superimposed on tardive dyskinesia. Br. J. Psychiatry 150, 104−105.

Henderson, V.M., Wooten, G.F., 1981. Neuroleptic malignant syndrome: a pathogenic role for dopamine receptor blockade? Neurology 31 (2), 132−137.

Heyland, D., Sauve, M., 1991. Neuroleptic malignant syndrome without the use of neuroleptics. Can. Med. Ass. J. 145, 817−819.

Itoh, H., Ohtuska, N., Ogita, K., 1977. Malignant neuroleptic syndrome: its present status in Japan and clinical problems. Folia Psychiatr. Neurol. Jpn. 31, 565−576.

Janati, A.B., Alghasab, N., Osman, A., 2012. Neuroleptic malignant syndrome caused by a combination of carbamazepine and amitriptyline. Case Rep. Neurol. Med.183252.

Kato, D., Kawanishi, C., Kishida, I., et al., 2007. Effects of CYP2D6 polymorphisms on neuroleptic malignant syndrome. Eur. J. Clin. Pharmacol. 63, 991−996.

Keck Jr, P.E., Pope Jr, H.G., McElroy, S.E., 1991. Declining frequency of neuroleptic malignant syndrome in a hospital population. Am. J. Psychiatry 148 (7), 880−882.

Keek, P.E., Pope, H.G., Cohen, B.M., McElroy, S.L., Nierenberg, A.A., 1989. Risk factors for neuroleptic malignant syndrome. Arch. Gen. Psychiatry 46, 914−9198.

Kishida, I., Kawanishi, C., Furuno, T., Kato, D., Ishigami, T., Kosaka, K., 2004. Association in Japanese patients between neuroleptic malignant syndrome and functional polymorphisms of the dopamine D(2) receptor gene. Mol. Psychiatry 9 (3), 293−298.

Kobayashi, A., Kawanishi, C., Matsumura, T., Kato, D., Furukawa, R., Kishida, I., et al., 2006. Quetiapine induced neuroleptic malignant syndrome in dementia with Lewy bodies: a case report. Prog. Neuropsychopharmacol. Biol. Psychiatry 30, 1170−1172.

Kouparanis, A., Bozikas, A., Spilioti, M., Tziomalos, K., 2015. Neuroleptic malignant syndrome in a patient on long-term olanzapine treatment at a stable dose: successful treatment with dantrolene. Brain Inj. 29 (5), 658−660. Available from: http://dx.doi.org/ 10.3109/ 02699052.2014.1002002/. Epub January 27, 2015.

Langan, J., Martin, D., Shahajan, P., Smith, D., 2012. Antipsychotic dose escalation as a trigger for Neuroleptic Malignant Syndrome (NMS): literature review and case series report. BMC Psychiatry 12, 214, ISSN: 1471-244X. Available from: http://dx.doi.org/10.1186/1471-244X-12-214/.

Levenson, J.L., 1985. Neuroleptic malignant syndrome. Am. J. Psychiatry 142 (10), 1137−1145.

Madakasira, S., 1989. Amoxapine induced neuroleptic malignant syndrome. Drug Intelligence Clin. Pharm. 23, 50−61.

McCarthy, A., 1988. Fatal recurrence of neuroleptic malignant syndrome. Br. J. Psychiatry 152, 558−559.

Mihara, K., Kondo, T., Suzuki, A., Yasui-Furukori, N., Ono, S., Sano, A., et al., 2003. Relationship between functional dopamine D2 and D3 receptors gene polymorphisms and neuroleptic malignant syndrome. Am. J. Med. Genet. B. Neuropsychiatr. Genet. 117B (1), 57−60.

Neppe, V.M., 1984. The neuroleptic malignant syndrome, a priority system. South Afr. Med. J. 65 (13), 523−525.

Otani, K., Horiuchi, M., Kondo, T., Kanedo, S., Fuskushima, Y., 1991a. Is the predisposition to neuroleptic malignant syndrome genetically transmitted? Br. J. Psychiatry 158, 850−853.

Otani, K., Kaneko, S., Fukushima, Y., Chiba, K., Ishizaki, T., 1991b. NMS and genetic drug oxidation. Br. J. Psychiatry 159 (4), 595−596. Available from: http://dx.doi.org/10.1192/ bjp.159.4.595.

Pajonk, F.-G.B., Schwertner, A.K., Seelig, M.A., 2006. Rapid dose titration of quetiapine for the treatment of acute schizophrenia and acute mania: a case series. J. Psychopharmacol. 20, 119−124.

Patterson, J.F., 1988. Neuroleptic malignant syndrome associated with Metoclopramide. South Med. J. 81, 674−675.

Pelonero, A.L., Levebson, J.L., Pandurangi, A.K., 1998. Neuroleptic malignant syndrome; a review. Psychiatr. Serv 49, 1163−1172.

Philbrick, K.L., Rummans, T.A., 1994. Malignant catatonia. J. Neuropsychiatr. Clin. Neurosci. 6, 1−13.

Pope Jr, H.G., Keck Jr, P.E., McElroy, S.L., 1986. Frequency and presentation of neuroleptic malignant syndrome in a large psychiatric hospital. Am. J. Psychiatry 143 (10), 1227−1233.

Rittmannsberger, H., 2002. The use of drug monotherapy in psychiatric inpatient treatment. Prog. Neuropsychopharmacol. Biol. Psychiatry. 26, 547−551.

Rosebush, P.I., Mazurek, M.F., 1991. Serum iron and neuroleptic malignant syndrome. Lancet 2013, 149−151.

Rosenberg, M.R., Green, M., 1989. Neuroleptic malignant syndrome. Review of response to therapy. Arch. Intern. Med. 149, 1927.

Sachdev, P., Kruk, J., Kneebone, M., Kissane, D., 1995. Clozapine induced neuroleptic malignant syndrome: review and report of new cases. J. Clin. Psychopharmacol. 15 (5), 365−371.

Sachdev, P., Mason, C., Hadzi-Pavlovic, D., 1997. Case control study of neuroleptic malignant syndrome. Am. J. Psychiatry 154, 1156−1158.

Sahoo, M.K., Agarwal, S., Biswas, H., 2014. Catatonia versus neuroleptic malignant syndrome: the diagnostic dilemma and treatment. Ind. Psychiatry J. 23 (2), 163−165. Available from: http://dx.doi.org/10.4103/0972-6748.151703.

Sharma, B., Sannegowda, R.B., Gandhi, P., Dubey, P., Panagariya, A., 2013. Combination of Steven-Johnson syndrome and neuroleptic malignant syndrome following carbamazepine therapy: a rare occurrence. BMJ Case Rep. June 11, 2013. pii:bcr2013008908. Available from: http://dx.doi.org/10.1136/bcr-2013-008908/.

Spivak, B., Maline, D.I., Kozyrev, V.N., Mester, R., Neduva, S.A., Ravilov, R.S., et al., 1991. Frequency of neuroleptic malignant syndrome in a large psychiatric hospital in Moscow. Eur. Psychiatry. 147, 880−882.

Stauder, K.H., 1934. Die tödliche Katatonie. Arch. Psychiatr. Nervenkr. 102, 614−634.

Strawn, J.R., Keck, P.E., Caroff, S.N., 2007. Neuroleptic malignant syndrome. Am. J. Psychiatry 164, 870−876.

Su, Y.P., Chang, C.K., Hayes, R.D., Harrison, S., Lee, W., Broadbent, M., et al., 2014. Retrospective chart review on exposure to psychotropic medications associated with neuroleptic malignant syndrome. Acta Psychiatr. Scand. 130 (1), 52−60. Available from: http://dx.doi.org/10.1111/acps.12222/. Epub November 15, 2013.

Takubo, H., Harada, T., Hashimoto, T., Inaba, Y., Kanazawa, I., Kuno, S., et al., 2003. A collaborative study on the malignant syndrome in Parkinson's disease and related disorders. Parkinson. Relat. Disord. 9 (Suppl. 1), S31−S41.

Trollor, J.N., Sachdev, P.S., 1999. Electroconvulsive treatment of neuroleptic malignant syndrome: a review and report of cases. Aust. N. Z. J. Psychiatry 33 (5), 650−659.

Tsai, H.C., Kuo, P.H., Yang, P.C., 2003. Fever, consciousness disturbance, and muscle rigidity in a 68-year-old man with depressive disorder. Chest 124 (4), 1598−1601.

Tse, L., Barr, A.M., Scarapicchia, V., Vila-Rodriguez, F.V., 2015. Neuroleptic malignant syndrome: a review from a clinically oriented perspective. Curr. Neuropharmacol. 13, 395−406.

Viejo, L.F., Morales, V., Punal, P., Perez, J.L., Sancho, R.A., 2003. Risk factors in neuroleptic malignant syndrome a case control study. Acta Psychiatri. Scand. 107, 45−49.

Wielosz, M., 1981. Increased sensitivity to dopaminergic agonists after repeated electroconvulsive shock (ECS) in rats. Neuropharmacology. 20 (10), 941−945.

Woo, J., Teoh, R., Vallance-Owen, J., 1986. Neuroleptic malignant syndrome successfully treated with amantidine. Postgrad. Med. J. 62, 809−810.

Yang, Y., Guo, Y., Zhang, A., 2014. Neuroleptic malignant syndrome in a patient treated with lithium carbonate and haloperidol. Shanghai Arch Psychiatry 26 (6), 368−370. Available from: http://dx.doi.org/10.11919/j.issn.1002-0829.214099.

Zivković, M., Mihaljević-Peles, A., Sagud, M., Silić, A., Mihanović, M., 2010. The role of CYP2D6 and TaqI A polymorphisms in malignant neuroleptic syndrome: two case reports with three episodes. Psychiatr. Danub. 22 (1), 112−116.

第十一章

热卒中及横纹肌溶解

11.1 热卒中

11.1.1 定义

热卒中是指在高温环境下，人体核心温度超过 40℃，并伴有中枢神经系统损伤，如意识丧失、抽搐和谵妄等的一组临床证候群（MartinLatry et al，2007）（框 11-1）。

框 11-1 热卒中

- 热卒中是指在高温环境下，体温超过 40℃，并伴有中枢神经系统症状（如意识丧失、混乱，惊厥发作）。
- 热卒中的风险随着精神疾病和抗精神病药的使用而增加
- 抗精神病药通过抑制下丘脑从而抑制外周血管舒张，减少汗液生成
- 主要治疗方法是冷却，并加上通气和循环支持治疗，如果向多器官功能障碍进展，则可能需要额外的措施
- 预防策略包括居室制冷，避开阳光，凉水淋浴，饮用冷饮，限制外出劳动等

11.1.2 流行病学

许多研究发现，热卒中的风险随着精神疾病的发生和 / 或抗精神病药的使用而增加（Kim et al，2014；Nordon et al，2009；Semenza et al，1996；Bouchama et al，2007；Martin-Latry et al，2007）。然而，即使从广义程度而言，在特定的气候条件、暴露及药物使用情况下热卒中的发生率都是不确定的。一项由芬兰科学家 Tacke 和 Venalainen（1987）主持的研究发现，稳定治疗状态下和享受 10min 64℃桑拿的住院精神疾病患者以及作为对照的精神科护士，在桑拿过后体温没有明显差异。由于桑拿在这家精神病院较为普遍，作者检查了过去 20 年的病历资料，只发现 7 例惊厥发作（6 例已确诊为癫痫）和 2 例意识丧失的病例。这 2 例意识丧失被认为是热卒中所致，其中一例患者因吸

入呕吐物死亡。这项研究表明，桑拿导致的热卒中十分罕见，但不能排除身体状况不佳的精神病患者数小时处于超过 35℃ 的高温中，或连续数日承受 22℃ 以上温度的情况。

一项荟萃分析结果显示，在六项环境高温所致死亡的病例对照研究中，Bouchama 等（2007）发现精神病患者（OR=3.61；95%CI：1.3～9.8）和服用抗精神病药的患者（OR=1.9；95%CI：1.3～2.8）死亡风险增加。2012 年韩国的一项研究显示，热卒中患者的神经精神障碍比其他热病更为常见（校正 OR=7.69；95%CI：4.06～14.54）。

诺顿等（2009）对 2003 年 8 月法国热浪期间 70～100 岁老年人的死亡情况进行了研究。在这个老年人群中，抗精神病药的使用增加了死亡风险（校正 OR=2.09；95%CI：1.89～2.35）。具体来说，与三环类抗抑郁药和 5- 羟色胺再摄取抑制剂相似，吩噻嗪（OR=1.24；95%CI：1.06～1.46）、奥氮平、氯氮平或洛沙平（OR=1.76；95%CI：1.09～2.84）和苯甲酰胺（氨磺必利）（OR=2.25；95%CI：1.78～2.85）增加了死亡风险。然而，与一般老人相比，使用抗精神病药和抗抑郁药的老年人本来身体状况就更可能更差。

这些研究都没有计算精神病患者的热卒中发生率或热卒中死亡率，但它们确实提供了这组患者风险升高的证据。流行病学证据受抗精神病药的已知作用机制（参见 11.1.3）支持，并且观察发现，热卒中的精神病患者即使在体温非常高的情况下，也通常无汗（Tacke and Venalainen，1987）。

大多数发表的案例中导致热卒中的抗精神病药均包含吩噻嗪类（Zelman and Guillan，1970；Sarnquist and，Larson，1973；Ellis，1976；Forester，1978；Mann and Boger，1978；Cooper，1979；Bark，1982；Stadnyk and Glezos，1983；Tyndel and Labonte，1983；Surmont et al，1984；Lazarus，1985，1989；Koizumi et al，1996；Kwok and Chan，2005），其他第一代抗精神病药包括氟哌啶醇（Bark，1982；Surmont et al，1984）、匹莫齐特（Fijnheer et al，1995）和珠氯噻醇（Fijnheer et al，1995；Kwok and Chan，2005；Kao and Kelly，2007）也有被提及。对于第二代抗精神病药，一篇已发表的病例报道中提到氯氮平（Kerwin et al，2004），另外一篇则涉及喹硫平、珠氯噻醇和苯扎托品（Kao and Kelly，2007）。澳大利亚药品管理局收到的一项报道中涉及氨磺必利、氯氮平和文拉法辛（Hill，R. Personal Communication，Jul.6，2015）。一些病例报道中，体力劳动并不影响热卒中的发病风险（Ellis 1976；Bark，1982），但是另一些则认为热卒中与温和的运动或体力劳动相关，尽管其中一例是在 40℃ 的高温环境下（Cooper 1979；Stadnyk and Glezos，1983；Tyndel and Labonte，1983）；其他提到的活动如建筑工人（Kerwin et al，2004）、汽车清洗（Kwok and Chan，2005）、返还购物手推车（Hill R. Personal Communication，Jul. 6，2015）和屋顶建筑（Kao and Kelly，2007）均与热卒中的发病风险相关。此外，还有两例提到发生在登山（31～32℃）之后（Koizumi et al，1996）。

尽管病例报道提供的第二代抗精神病药与热卒中发病风险之间关系的数据有限，但诺顿等人的流行病学研究（2009）表明，奥氮平、氯氮平、洛沙平和氨磺必利至少可能增加老年人热卒中的风险。随着全球变暖带来的温度升高，若不能采取适当的预防措施，预计所有人群，特别是精神病患者热卒中风险将增加。

11.1.3　病理学

抗精神病药可影响下丘脑体温调节中心（Kerwin et al，2004；Mann and Boger，1978；Cusack et al，2011；Hajat et al，2010），从而抑制外周血管扩张和汗液的生成。当环境温度高于正常体温时，汗液生成和汗液蒸发降温对于人体散热至关重要。不同的抗精神病药对体温调节的影响有所不同，并且可能存在剂量关系（Nordon et al，2009），但这些方面几乎没有受到关注（Hajat et al，2010）。苯扎托品、抗帕金森药物与三环类抗抑郁药和 5- 羟色胺再摄取抑制剂具有协同或加成效应（Lazarus，1985，1989；Hajat et al，2010；Sarnquist and Larson，1973；Fijnheer et al，1995）。

精神分裂症本身以及抗精神病药的其他适应证，也可以通过行为和生理机制与热卒中风险升高相关联（Semenza et al，1996；Bouchama et al，2007；Kim et al，2014；Kim et al，2014）。生理机制主要涉及从核心到外周热传导的血管功能受损。行为机制主要是意识、移动性的降低以及依赖性的增加导致预防措施的缺失，包括移动到阴凉处，穿着凉爽的衣物，以及增加液体摄取。

11.1.4　临床与实验室特征

如前所述，热卒中最明显的临床特点是人体核心温度超过 40℃以及中枢神经系统的损伤，如昏迷、癫痫发作和谵妄。此外，由于出汗反应受抑制，精神病患者的皮肤通常较热且干燥。心动过速和呼吸急促常见，许多患者出现低血压（Kerwin et al，2004）。入院实验室检查可能会提示呼吸性碱中毒、低磷血症、低钾血症、白细胞增多症、电解质紊乱、酸中毒和肌酸激酶升高（CK；Kerwin et al，2004）。

11.1.5　鉴别诊断

精神分裂症患者诊断热卒中的难点在于患者经常处于意识障碍，无法提供可靠病史。而服药过量、遭受创伤或其他可能引起昏迷的医疗状况都会导致患者的昏迷。热卒中诊断的关键是患者的体温，环境温度也可作为参考，但在相对温和的温度下过度或持续劳作也可引起热卒中。热卒中的特征与恶性综合征（NMS）相似，但可以通过缺乏肌肉僵硬和出汗鉴别（参见第十章）。另外，NMS很少导致体温超过40℃。

11.1.6 并发症及突出的后遗症

热卒中常见并发症，约50%的病例报道结果是死亡（Martin-Latry et al，2007）。并发症包括多器官功能障碍、脑病、横纹肌溶解症、急性肾衰竭、成人呼吸窘迫综合征、心肌损伤、肝细胞损伤、肠缺血或梗死、胰腺损伤和弥散性血管内凝血与血小板减少症（Kerwin et al，2004）。呕吐物吸入是一个继发的并发症，通常导致肺炎后死亡（Lazarus，1985）。死亡可能在入院几个小时内发生（Ellis，1976；Bark，1982；Stadnyk and lezos，1983；Kao and Kelly，2007）或可能长期患病后发生（Sarnquist and Larson，1973；Bark，1982；Surmont et al，1984）。少见完全恢复的热卒中病例报道，但 Mann 和 Boger（1978）报道一例迁延难治性贫血患者和 Kerwin 等（2004）报道一例思维迟钝、肌肉坏死的患者不再有任何精神病征。

11.1.7 风险分层、死亡率或永久性残疾率

Varghese 等（2005）曾报道在南印度热卒中患者的死亡率为71%，但他们发现在医疗人员提高对这项疾病的警觉性之后，热卒中的死亡率下跌至50%，这提示我们积极治疗的重要性。在该研究中对发热超过3d的患者即进行入院治疗。

11.1.8 处理

保证通气和血液循环，防止吸入是热卒中后昏迷患者的基本治疗（Sarnquist and Larson，1973）。降温是十分重要的，但应注意避免体表过快降温，以免机体为保留体内脏器等的热量而引起寒战，外周血管收缩（Cusack et al，2011；Stadnyk and Glezos，1983）。降温可以使用冰袋、冷水浴、风扇和腹腔冷冻透析液灌洗（26C°）来散热（Stadnyk and Glezos，1983）。最近，一项病例报道描述了一个可以辅助快速降温的系统，这个系统使用了特殊设计的血管内球囊导管系统进行降温（hamaya et al，2015）。热卒中患者一般不会发生脱水，因为此时患者会停止出汗，因此应当避免大量补液。如果出现酸中毒应及时纠正。有时为防止癫痫发作需要使用地西泮。在某些情况下治疗时可以使用丹曲林（Kerwin et al，2004）。这是指与麻醉剂相关的恶性高热，而不是热卒中。如果继发休克，应避免使用血管收缩剂，因为血管扩张有利于散热。若发生了肾衰竭需要进行透析。

11.1.9 预防

一项流行病学研究的荟萃分析发现,在热浪中最有效地防止死亡的措施是在家使用空调(OR=0.23;95%CI:0.1~0.6)(Bouchama et al,2007)。特别是对于那些患有精神疾病的患者来说,被收容的精神患者(1.1;1.0~1.2)相较于未被收容者(4.8;3.0~7.6;P<0.001)死亡的风险降低了。然而,让所有精神病患者转至机构或要求精神患者的住所全部有空调也是不可行的。对热卒中的预防,需要卫生保健人员教育患者采取措施预防热卒中和监测自身情况,特别是要教育那些无法照顾自己的人(Cusack et al,2011)。穿着凉爽、宽松的衣服,居室制冷,避开阳光,凉水淋浴,饮用冷饮,以及限制能量消耗都是可以采取的措施(Hajat et al,2010),然而在闷热的房间里吹电风扇是不推荐的(Bouchama et al,2007)。精神病患者热卒中一般认为是突然发生的(Kwok and Chan,2005),但如果在天气炎热时监测体温会给人预警,当体温上升到38C°以上时预示着需要升级预防措施。

11.2 横纹肌溶解

11.2.1 定义

横纹肌溶解症是骨骼肌组织分解后(Zutt et al,2014),细胞内的成分被释放到血液循环中导致血清肌酸激酶(CK)升高。三个因素可能导致此病危及生命:肌红蛋白在肾小球滤液中沉淀导致的急性肾衰竭,电解质紊乱导致的心律失常,以及弥散性血管内凝血导致的多器官损害(Parekh et al,2012)(框11-2)。

框11-2 横纹肌溶解症

- 横纹肌溶解症是骨骼肌组织破坏导致肌酸激酶(CK)上升的一种疾病
- CK大幅上升可能发生在没有确定诱因的精神病患者中
- 多例CK的大幅上升可以发生在没有症状的病例中且一般是通过常规筛查出来的
- 轻度和中度的横纹肌溶解可不必停用抗精神病药或其他干预
- 严重的病例是非常罕见的,抗精神病药使用与肌酸激酶临床显著升高之间可能没有因果关系

11.2.2 流行病学

导致横纹肌溶解的病因有多种,包括酒精和药物滥用、特殊药物(特别是他汀类药物)、严重感染、肌内注射、电解质紊乱、高热、恶性综合征(NMS)、

极度体力消耗、癫痫持续状态、多处外伤、挤压伤、广泛三度烧伤、长时间不动、多饮（Parekh et al，2012；Zutt et al，2014）。当其他危险因素缺失时，精神疾病也可能与肌酸激酶上升超过正常 30 倍有关（Meltzer，2000）。为了评估精神病药物与血清肌酸激酶超标的关系，一些研究调查了服用抗精神病药患者的血清肌酸激酶浓度（Reznik et al，2000；Scelsa et al，1996；Melkersson，2006）。Scelsa 等（1996）每周对 37 例服用氯氮平治疗精神障碍的患者进行血清肌酸激酶浓度检测，平均每例患者连续测定 8.2 个月，血清肌酸激酶浓度波动幅度大且有 78% 的患者在某一时刻的值高于正常范围。三例患者有十分显著的血清肌酸激酶升高（>20 000U/L）且无肌红蛋白尿或肌肉无力或疼痛。这三位患者在停用氯氮平之后血清肌酸激酶很快恢复正常。还有一位患者氯氮平的耐受性激发试验结果显示氯氮平低剂量时血清肌酸激酶仅轻度升高。

一项研究采用 VigiBase 数据（WHO 国际药物监测合作中心）发现横纹肌溶解症在规律服用抗精神病药患者中的发生率比一般随机事件高，并且氯氮平是最常见的诱发横纹肌溶解的精神类药物（Star et al，2012）。

11.2.3 病理学

抗精神病药引起血清肌酸激酶增高的途径还不清楚，而且病因可能不是抗精神病药本身，而是患者某些潜在的生理状态。

11.2.4 临床与实验室特征

许多已发表的横纹肌溶解血清肌酸激酶升高的病例都是常规检查中筛查出来的（Perlov et al，2005；Oulis et al，2007；Shuster，2000；Boot and de Haan，2000）。该病的症状包括肌肉疼痛和乏力（Ceri et al，2011），易摔倒（Rosebraugh et al，2001）以及行走困难（Dickmann and Dickmann，2010）。但是精神病患者不能自主表达他们有肌肉症状。此外，除了上述肌肉症状，心动过速和发热也时有发生（Strawn et al，2008；Klein et al，2006；Eiser et al，1982；Strachan et al，2007），但频率不是很高（Marti-Bonmati et al，2003；Marinella，1997）。肌红蛋白尿的症状已很少有报道；血清肌酸激酶高于 10 000U/L 的患者都几乎没有出现过肌红蛋白尿（Strawn et al，2008；Meltzer et al，1996；Perlov et al，2005）。肝酶轻度升高比较常见。虽然肾功能不全在横纹肌溶解中得到广泛重视，但是肌酐上升的病例报道却是少数（Eiser et al，1982），且血清肌酸激酶升高后几天才会有肌酐上升（Yang and McNeely，2002）。

11.2.5 鉴别诊断

恶性综合征（NMS）是鉴别诊断之一（参见第十章）。它的特点是肌肉僵硬,精神状态改变,发热,心动过速,血压波动,肾衰竭以及血清肌酸激酶浓度升高(Meltzer et al, 1996)。只要有前两个特征时可以排除横纹肌溶解。当存在明显的血清肌酸激酶升高时,缺乏肌肉强直的症状通常可以排除 NMS 诊断(Perlov et al, 2005;Yang and McNeely, 2002)。精神状态的改变在精神病患者中并不少见,在服药过量或癫痫发作后很可能发生。这个鉴别诊断应包括对其他潜在的直接或间接发病诱因的系统回顾。

11.2.6 并发症和后遗症

极少数抗精神病药治疗横纹肌溶解症并发肾衰竭,如前面提到的,只有一例病例报道了这种情况下发生的横纹肌溶解是致命的并且只有一项病例报道描述了后遗症(Eiser et al, 1982)。有证据表明,即使在涉及过量药物使用的情况下,抗精神病药所致治疗横纹肌溶解症的并发症也是非常罕见的(Waring et al, 2006)。

11.2.7 处理

在血清肌酸激酶轻度或中度上升的情况下,可以考虑停用抗精神病药。仔细考虑其他可能导致血清肌酸激酶升高的因素,并在 1~2d 内复查血清肌酸激酶值,可有助于找到诱发因素并防止因停药导致的精神病复发。在更严重的情况下,如果血清肌酸激酶复查时仍无下降趋势也找不到可能诱因时,停用抗精神病药可能有助于血清肌酸激酶恢复正常。然而,对于肾功能损害、高血清肌红蛋白、肌红蛋白尿或高血清肌酸激酶(5 000U/L)的患者应接受静脉滴注等渗盐水以减少肾衰竭的风险。连续肌酐测定有助于早期发现肾功能不全。

11.2.8 结论

抗精神病药导致血清肌酸激酶的极端致命性升高较为罕见,有证据表明肌酸的大量上升在精神病患者中较为常见,这些上升可能是与精神疾病相关,而与抗精神病药治疗无关,其机制仍不清楚。

参考文献

Heat Stroke

Bark, N.M., 1982. Heatstroke in psychiatric patients: two cases and a review. J. Clin. Psychiatry 43, 377–380.

Bouchama, A., Dehbi, M., Mohamed, G., et al., 2007. Prognostic factors in heat wave related deaths: a meta-analysis. Arch. Intern. Med. 167, 2170–2176.

Cooper, R.A., 1979. Heat and neuroleptics: a deadly combination. Am. J. Psychiatry 136, 466–467.

Cusack, L., de Crespigny, C., Athanasos, P., 2011. Heatwaves and their impact on people with alcohol, drug and mental health conditions: a discussion paper on clinical practice considerations. J. Adv. Nurs. 67, 915−922.

Ellis, F., 1976. Heat wave deaths and drugs affecting temperature regulation. Br. Med. J. 2, 474.

Fijnheer, R., van de Ven, P.J., Erkelens, D.W., 1995. [Psychiatric drugs as risk factor in fatal heat stroke] [Dutch]. Ned. Tijdschr. Geneeskd. 139, 1391−1393.

Forester, D., 1978. Fatal drug-induced heat stroke. J. Am. Coll. Emerg. Phys. 7, 243−244.

Hajat, S., O'Connor, M., Kosatsky, T., 2010. Health effects of hot weather: from awareness of risk factors to effective health protection. Lancet 375, 856−863.

Hamaya, H., Hifumi, T., Kawakita, K., et al., 2015. Successful management of heat stroke associated with multiple-organ dysfunction by active intravascular cooling. Am. J. Emerg. Med. 33 (124), e125−e127.

Kao, R.L., Kelly, L.M., 2007. Fatal exertional heat stroke in a patient receiving zuclopenthixol, quetiapine and benztropine. Can. J. Clin. Pharmacol. 14, e322−e325.

Kerwin, R.W., Osborne, S., Sainz-Fuertes, R., 2004. Heat stroke in schizophrenia during clozapine treatment: rapid recognition and management. J. Psychopharmacol. 18, 121−123.

Kim, S.H., Jo, S.N., Myung, H.N., et al., 2014. The effect of pre-existing medical conditions on heat stroke during hot weather in South Korea. Environ. Res. 133, 246−252.

Koizumi, T., Nomura, H., Kobayashi, T., et al., 1996. Fatal rhabdomyolysis during mountaineering. J. Sports Med. Phys. Fitness 36, 72−74.

Kwok, J.S., Chan, T.Y., 2005. Recurrent heat-related illnesses during antipsychotic treatment. Ann. Pharmacother. 39, 1940−1942.

Lazarus, A., 1985. Heatstroke in a chronic schizophrenic patient treated with high-potency neuroleptics. Gen. Hosp. Psychiatry 7, 361−363.

Lazarus, A., 1989. Differentiating neuroleptic-related heatstroke from neuroleptic malignant syndrome. Psychosomatics 30, 454−456.

Mann, S.C., Boger, W.P., 1978. Psychotropic drugs, summer heat and humidity, and hyperpyrexia: a danger restated. Am. J. Psychiatry 135, 1097−1100.

Martin-Latry, K., Goumy, M.P., Latry, P., et al., 2007. Psychotropic drugs use and risk of heat-related hospitalisation. Eur. Psychiatry 22, 335−338.

Nordon, C., Martin-Latry, K., de Roquefeuil, L., et al., 2009. Risk of death related to psychotropic drug use in older people during the European 2003 heatwave: a population-based case-control study. Am. J. Geriatr. Psychiatry 17, 1059−1067.

Sarnquist, F., Larson Jr., C.P., 1973. Drug-induced heat stroke. Anesthesiology 39, 348−350.

Semenza, J.C., Rubin, C.H., Falter, K.H., et al., 1996. Heat-related deaths during the July 1995 heat wave in Chicago. N. Engl. J. Med. 335, 84−90.

Stadnyk, A.N., Glezos, J.D., 1983. Drug-induced heat stroke. Can. Med. Assoc. J. 128, 957−959.

Surmont, D.W., Colardyn, F., De Reuck, J., 1984. Fatal complications of neuroleptic drugs. A clinico-pathological study of three cases. Acta Neurol. Belg. 84, 75−83.

Tacke, U., Venalainen, E., 1987. Heat stress and neuroleptic drugs. J. Neurol. Neurosurg. Psychiatry 50, 937−938.

Tyndel, F., Labonte, R., 1983. Drug-facilitated heat stroke. Can. Med. Assoc. J. 129, 680−682.

Varghese, G.M., John, G., Thomas, K., et al., 2005. Predictors of multi-organ dysfunction in heatstroke. Emerg. Med. J. 22, 185−187.

Zelman, S., Guillan, R., 1970. Heat stroke in phenothiazine-treated patients: a report of three fatalities. Am. J. Psychiatry 126, 1787−1790.

Rhabdomyolysis

Boot, E., de Haan, L., 2000. Massive increase in serum creatine kinase during olanzapine and quetiapine treatment, not during treatment with clozapine. Psychopharmacology 150,

347－348.

Ceri, M., Unverdi, S., Altay, M., et al., 2011. Comment on: low-dose quetiapine-induced severe rhabdomyolysis. Ren. Fail. 33, 463－464.

Dickmann, J.R., Dickmann, L.M., 2010. An uncommonly recognized cause of rhabdomyolysis after quetiapine intoxication. Am. J. Emerg. Med. 28 (1060), e1061－e1062.

Eiser, A.R., Neff, M.S., Slifkin, R.F., 1982. Acute myoglobinuric renal failure. A consequence of the neuroleptic malignant syndrome. Arch. Intern. Med. 142, 601－603.

Klein, J.P., Fiedler, U., Appel, H., et al., 2006. Massive creatine kinase elevations with quetiapine: report of two cases. Pharmacopsychiatry 39, 39－40.

Marinella, M.A., 1997. Rhabdomyolysis associated with haloperidol without evidence of NMS. Ann. Pharmacother. 31, 927－928.

Marti-Bonmati, E., San Valero-Carcelen, E., Ortega-Garcia, M.P., et al., 2003. Olanzapine elevation of serum creatine kinase. J. Clin. Psychiatry 64, 483－484.

Melkersson, K., 2006. Serum creatine kinase levels in chronic psychosis patients—a comparison between atypical and conventional antipsychotics. Prog. Neuropsychopharmacol. Biol. Psychiatry 30, 1277－1282.

Meltzer, H.Y., 2000. Massive serum creatine kinase increases with atypical antipsychotic drugs: what is the mechanism and the message? Psychopharmacology 150, 349－350.

Meltzer, H.Y., Cola, P.A., Parsa, M., 1996. Marked elevations of serum creatine kinase activity associated with antipsychotic drug treatment. Neuropsychopharmacology 15, 395－405.

Oulis, P., Koulouris, G.C., Konstantakopoulos, G., et al., 2007. Marked elevation of creatine kinase with sertindole: a case report. Pharmacopsychiatry 40, 295－296.

Parekh, R., Care, D.A., Tainter, C.R., 2012. Rhabdomyolysis: advances in diagnosis and treatment. Emerg. Med. Pract. 14, 1－15.

Perlov, E., Tebartz van Elst, L., Czygan, M., et al., 2005. Serum creatine kinase elevation as a possible complication of therapy with olanzapine. Naunyn Schmiedebergs Arch. Pharmacol. 372, 168－169.

Reznik, I., Volchek, L., Mester, R., et al., 2000. Myotoxicity and neurotoxicity during clozapine treatment. Clin. Neuropharmacol. 23, 276－280.

Rosebraugh, C.J., Flockhart, D.A., Yasuda, S.U., et al., 2001. Olanzapine-induced rhabdomyolysis. Ann. Pharmacother. 35, 1020－1023.

Scelsa, S.N.M., Simpson, D.M.M., McQuistion, H.L.M., et al., 1996. Clozapine-induced myotoxicity in patients with chronic psychotic disorders. Neurology 47, 1518－1523.

Shuster, J., 2000. Olanzapine and rhabdomyolysis. Nursing 30, 87.

Star, K., Iessa, N., Almandil, N.B., et al., 2012. Rhabdomyolysis reported for children and adolescents treated with antipsychotic medicines: a case series analysis. J. Child Adolesc. Psychopharmacol. 22, 440－451.

Strachan, P., Prisco, D., Multz, A.S., 2007. Recurrent rhabdomyolysis associated with polydipsia-induced hyponatremia—a case report and review of the literature. Gen. Hosp. Psychiatry 29, 172－174.

Strawn, J.R., Adler, C.M., Strakowski, S.M., et al., 2008. Hyperthermia and rhabdomyolysis in an adolescent treated with topiramate and olanzapine. J. Child Adolesc. Psychopharmacol. 18, 116－118.

Waring, W.S., Wrate, J., Bateman, D.N., 2006. Olanzapine overdose is associated with acute muscle toxicity. Hum. Exp. Toxicol. 25, 735－740.

Yang, S.H., McNeely, M.J., 2002. Rhabdomyolysis, pancreatitis, and hyperglycemia with ziprasidone. Am. J. Psychiatry 159, 1435.

Zutt, R., van der Kooi, A.J., Linthorst, G.E., et al., 2014. Rhabdomyolysis: review of the literature. Neuromuscul. Disord. 24, 651－659.

第五部分

抗精神病药治疗引起的代谢并发症

第十二章

2 型糖尿病

12.1 流行病学

糖尿病是一种以血糖升高为特点的代谢性疾病（American Diabetes Association，2014）。一些致病过程参与糖尿病的发展。包括胰腺 β 细胞自身免疫的损害，导致胰岛素缺乏，最终导致胰岛素抵抗（American Diabetes Association，2010）。在靶组织中主要是碳水化合物、脂肪、蛋白质的代谢存在异常。绝大多数的糖尿病病例可以分为两大病因。一种分类是 1 型糖尿病，病因是胰岛素分泌减少（American Diabetes Association，2014）。通常通过在胰岛发生的自身免疫病理学过程的血清学和基因标记的证据，来识别患这种类型糖尿病的高风险人群。另外一种更普遍的类别是 2 型糖尿病（type 2diabetes mellitus，T2DM），即胰岛素缺陷，这是由于在一个或多个激素作用的复杂通路上，胰岛素分泌不足和对胰岛素组织的反应降低（胰岛素抵抗）所致（American Diabetes Association，2010）。慢性高血糖依次与长期的损害、紊乱、器官衰竭，特别是眼睛、肾脏、神经、心脏和血管有关（American Diabetes Association，2010）。在 2 型糖尿病中，一定程度的高血糖足以引起各种靶组织的病理和功能变化，但是除了典型的糖尿病症状，口渴、烦渴和多尿，可能在疾病被发现前已经存在了很长一段时间。在本章，因为在接受抗精神病药治疗的人群中没有证据显示 1 型糖尿病的增加，我们主要关注 2 型糖尿病。

精确获得服用抗精神病药患者中 2 型糖尿病的患病率是困难的，因为在这个人群中有大量未确诊的 2 型糖尿病患者（Holt and Mitchell，2014；Samaras et al，2014）。比如，据估计，在患有重性精神疾病的人群中，高达 70% 的糖尿病患者是未被确诊的，这与平常人群中 25%～30% 形成对比（Tayloret al，2005）。然而，既往文献中最乐观的估计是，重性精神疾患伴发 2 型糖尿病的比率仅为 10%。例如，一项包括 26 篇文献涉及 145 744 例精神分裂症患者的荟萃分析指出，2 型糖尿病整体汇总患病率为 9.7%（95%CI：6.7%～13.1%）（Stubbset al，2015）。另外最近的一篇包含 19 篇研究（总人数 =18 053）的荟萃分析指出，双相情感障碍患者中 2 型糖尿病总体患病率为 9.4%（95%CI：

6.5%～12.7%)(Vancampfort et al,2015)。一篇包含 15 篇研究的荟萃分析明确地指出在重性抑郁患者中(*n*=14 049)2 型糖尿病患病率为 8.6%(95%*CI*：6.4%～11.0%)(Vancampfort et al,2015a)。文献中一致指出重性精神疾患出现 2 型糖尿病的风险会比常人增加两到三倍(Stubbs et al,2015；Vancampfort et al,2013a,2015b)。

12.1.1　2 型糖尿病在重性精神疾病患者中患病风险增加

对 2 型糖尿病相关因素的认识可以帮助识别高风险群体。有证据表明在重性精神疾病患者中，生活方式、环境因素、精神疾病的生物学效应、使用抗精神病药治疗和基因易损性都可能增加患有 2 型糖尿病的风险。

12.1.1.1　生活方式和环境因素

与正常人相比，重性精神疾病患者更易久坐(Vancampfort et al,2012)、易吸烟(Dickerson et al,2013)、饮食结构更倾向于富含饱和脂肪酸和精制糖，并且回避水果和蔬菜(Bly et al,2014)，这些都是已知的 2 型糖尿病的风险因素(American Diabetes Association,2014)。例如，一项对 501 161 名美国退伍军人的研究指出，与正常人相比，患有精神分裂症或双相情感障碍的退伍军人更易吸烟(两者分别为 *OR*=1.69,95%*CI*：1.63～1.75,和 *OR*=1.18,95%*CI*：1.13～1.24)、体力活动更少(两者分别为 *OR*=0.92,95%*CI*：0.89～0.95 和 *OR*=0.94,95%*CI*：0.90～0.98)(Chwastiak et al,2011)。按照这样的方式，一个恶劣的社区环境和贫穷导致的重性精神疾病患者更容易得 2 型糖尿病(Soundy et al,2014；Vancampfort et al,2013b,2014a)。

12.1.1.2　精神疾病的生物学效应

重性精神疾病患者会出现许多炎症和神经内分泌的改变(Manu et al,2014)，这增加了胰岛素抵抗风险，进而增加 2 型糖尿病的易感性(Mitchell and Dinan,2010)。此外，最近有研究指出免疫系统的改变，特别是那些与炎症相关的疾病，可以增加精神分裂症的患病风险，这表明慢性炎症有可能是两个条件中的先决条件(Fineberg and Ellman,2013)。更具体地说，重性精神疾病可能与下丘脑 - 垂体 - 肾上腺轴紊乱(Bradley and Dinan,2010)和基底氢化可的松分泌增多有关(特别是在疾病早期阶段)，这是一种异常的昼夜节律和钝化的氢化可的松对心理压力的反应。

12.1.1.3　抗精神病药的使用

抗精神病药易引起体重增加(Bak et al,2014)以及其他代谢异常(Rummel-

Kluge, 2010), 从而增加患者肥胖、2 型糖尿病和心血管疾病的风险 (Mitchell et al, 2013a, b; Vancampfort et al, 2013b, 2014c)。糖尿病相关的不良事件的风险具有个体差异。奥氮平和氯氮平与 2 型糖尿病高风险有关，而喹硫平的风险较小 (Rummel-Kluge et al, 2010; De Hert et al, 2012) (表 12-1)

表 12-1 抗精神病药引起的体重增加和高血糖的风险

抗精神病药	体重增加的相关风险	糖代谢异常的相关风险
氯丙嗪	明确高相关	高 (有限的资料)
氟奋乃静	无关/低相关	低 (有限的资料)
氟哌啶醇	无关/低相关	低
吗茚酮	无关	低 (有限的资料)
奋乃静	无关/低相关	低
哌咪清	无关/低相关	低 (有限的资料)
硫利达嗪	中度相关	高 (有限的资料)
氨磺必利	无关/低相关	轻微
阿立哌唑	无关/低相关	低
阿塞那平	无关/低相关	低 (有限的资料)
氯氮平	明确高相关	高
伊潘立酮	中度相关	轻微 (有限的资料)
鲁拉西酮	无关/低相关	低 (有限的资料)
奥氮平	明确高相关	高
帕潘立酮	中度相关	轻微
喹硫平	中度相关	中等的
利培酮	中度相关	轻微
舍吲哚	中度相关	轻微
齐拉西酮	无关/低相关	低
佐替平	中度相关	未明

来源: Permission obtained from Nature Publishing Group © De Hert M, Detraux J, van Winkel R, et al. 2012 Metabolic and cardiovascular adverse effects associated with antipsychotic drugs. Nat Rev Endocrinol, 8: 114-126. Available from: http://dx.doi.org/10.1038/nrendo.2011.15。

12.1.1.4 基因易损性

分子推理和全组基因关联研究指出，精神分裂症与 2 型糖尿病共享大量多基因成分 (Lin and Shuldiner, 2010)。据估计 11% 的精神分裂症和 14% 的 2 型糖尿病假定风险基因可能增加其他疾病的风险 (Lin and Shuldiner, 2010)。

最近有研究指出丝氨酸 / 苏氨酸激酶、蛋白激酶 B（protein kinase B，PKB），又名 AKT，可能是一个很重要的共享成分，并且是连接精神分裂症和 2 型糖尿病致病过程的一个重要因素（Liu et al，2013）。编码酪氨酸羟化酶的基因多态性可能也在重性精神疾病患者的 2 型糖尿病的发展中具有重要作用（Chiba et al，2000）。另一个例子是 TCF7L2 基因（编码 Wnt/β- 连环蛋白信号的转录因子），在胰腺 β 细胞功能具有重要意义，并且是 2 型糖尿病的敏感基因（Lin and Shuldiner，2010）。Wnt 信号通路在中枢神经系统发育中起作用，而且 Wnt 信号通路异常与精神分裂症有关（Alkelai et al，2012）。

12.1.1.5 基因与环境的交互作用

遗传变异不仅可以直接影响个体出现 2 型糖尿病患病风险，也可能解释暴露在各种环境因素下的一些多样性，比如抗精神病药治疗后体重增加的程度。根据多项关于基因影响抗精神病药引起体重增加的研究结果，一致认为五羟色胺 2C 受体（serotonin 2C receptors，HTR2C）、瘦素启动子区基因变异，最近的研究发现亚甲基四氢叶酸还原酶（MTHFR）、黑皮质素受体 -4（MC4R）基因与抗精神病药引起的体重增加存在关系。也有少量的证据表明组胺 H_1 受体基因（HRH1）、脑源性神经营养因子（BDNF）、神经肽 Y（NPY）、大麻素受体 1（CNR1）、胃饥饿素 / 肥胖抑制素（GHRL）、脂肪量和肥胖相关基因（FTO）、α- 酮戊二酸依赖性双加氧酶基因和腺苷酸活化蛋白激酶（AMPK）基因（Kao and Muller et al，2013）。当解释现有的证据时，应该考虑全组基因相关研究方法上的局限。已发表研究的研究设计、样本量、种族划分、精神分裂症药物分型、协变量、联合给药方式、统计方法和研究设计方式（横断面研究与前瞻性队列研究）都会影响实验结果。此外，尽管体重是一项可靠和普遍的评估指标，但要注意有些研究会报告以千克为单位的体重变化，有些则报告体重变化的百分比（校正基线体重）或身体质量指数（BMI）的变化，也有的研究会使用代谢综合征作为结果变量（Kao and Muller et al，2013）。

12.2 病理学

最近有研究指出，服用抗精神病药的重性精神疾病患者患 2 型糖尿病的风险很高。2 型糖尿病可能在治疗开始后迅速产生。在一个案例系列中，使用抗精神病药治疗 3 个月之内，有一半以上的患者开始产生 2 型糖尿病（Jin et al，2002）。但是 2 型糖尿病也可能随着治疗多年而逐渐发生（Holt and Peveler et al，2006）。根据这些研究发现，如图 12-1 所示，服用抗精神病药的患者以两种不同的模式出现高血糖；①葡萄糖代谢逐渐恶化，类似于 2 型糖尿病，通过增加胰岛素抵抗,尤其是作为体重增加的一个结果,克服胰腺 β- 细胞分泌增加的容量限制。第二种情况为 β 细胞剧烈的下降可能导致糖尿病酮症酸中毒(DKA)。关于 DKA 的报道,尽管不常见,但是可以反驳葡萄糖调解异常与抗精神病药仅仅引起体重增加的观点(Guenette et al,2013a)。虽然过量的脂肪是 2 型糖尿病的一个重要危险因素,但是并不是引起 DKA 的原因,原因应该是胰岛素显著的缺乏。在使用抗精神病药治疗后会很快出现 DKA,而且经历过的个人在体重上没有显著的改变。这些案例指出体重增加并不能作为唯一的指标来评价抗精神病药引起葡萄糖异常。DKA 的发生也引发出关于其机制的讨论;我们仍不清楚抗精神病药引起的胰岛素和葡萄糖代谢问题是单一机制的还是多种不同机制共同导致的(换句话说,一种通过抗精神病药引起体重增加,或是通过其他直接影响胰岛素分泌,两者哪一种占主导)。

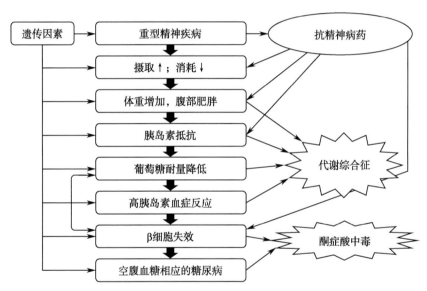

图 12-1 抗精神病药引起代谢异常的途径(Permission obtained from Elsevier©Scheen,A.J,van Winkel,R,De Hert,M,2008. Traitements neuroleptiques et troubles metaboliques. Méd. Maladies Métaboliq,2,593-599)

虽然我们对抗精神病药引起的葡萄糖调节改变的机制了解甚少,但是有研究者已经提出异质受体结合药理学,不同的抗精神病药之间情况不同。抗精神病药可以与多巴胺能、五羟色胺、肾上腺素能和胆碱能结合,可以影响与葡萄糖有关的基本身体组织的受体和转运体。一种假设是抗精神病药引起的体重增加和相关的高血糖是通过其与五羟色胺受体 5-HT$_{1a}$ 和 5-HT$_{2c}$ 结合实现的(Guenette et al,2013b)。刺激 5-HT$_{1a}$ 可以引起摄食增加,但是刺激 5-HT$_{2c}$ 可以降低摄食量。阻断 5-HT$_{2c}$ 受体可以引起摄食量增加。尤其是氯氮平和奥氮平是强力的 5-HT$_{2c}$ 的阻断剂。事实上阿立哌唑和齐拉西酮对于代谢紊乱仅有微弱的效应，尽管它们与 5-HT$_{2c}$ 受体具有较高的亲和性，这可能通过其他受体特异性的机制比如对 5-HT$_{2c}$ 受体具有潜在的平衡作用。比如，阿立哌唑部分激动 5-HT$_{1a}$ 受体。

阻断多巴胺 D$_2$ 受体被认为是另一种潜在的机制（Hahn et al，2011）。首先，运用抗精神病药延长 D2 阻断可能会导致胰岛素颗粒储存的消耗。其次，阻断多巴胺 D$_2$ 受体和 5-HT$_{1a}$、5-HT$_{2c}$ 受体可能是引起一系列的能量摄取增加、体重增加、高血糖症的重要原因（Correll et al，2009）。第三，抗精神病药对 M$_3$ 受体的亲和力似乎与葡萄糖稳态有关，可能由于 M$_3$ 受体在胰腺 β 细胞上控制胆碱能依赖的胰岛素释放（Weston-Green et al，2013）。一些抗精神病药，比如氯氮平和奥氮平可能损害胰腺 β 细胞胆碱能依赖和葡萄糖依赖的胰岛素分泌。在抗精神病药中，对 M$_3$ 受体高亲和力的药物如氯氮平和奥氮平，被认为是预测导致葡萄糖失调和 2 型糖尿病的最佳因素（Starrenburg and Bogers，2009；Weston-green et al，2013）。此外，根据这些药物的药理学机制，仍有未被发表的证据表明，氯氮平和氟哌啶醇（而不是阿立哌唑）在体外实验中，可能会降低 β 细胞生存能力（Bowen et al，2012）。可以确定的是，抗精神病药会通过多种渠道影响代谢。但是仍有许多未解之谜，今后依然需要进一步对这些机制进行研究。相信越来越多的数据证据会帮助我们最终解决这个问题。

12.3　临床与实验室特征

在美国，2 型糖尿病在成年人糖尿病中占比超过 90%（American Diabetes Association，2010）。许多患有 2 型糖尿病的人是无症状的，高血糖是在实验室检查出来的，并需要进一步确定。传统的高血糖症状包括多尿症、烦渴多饮、体重降低、有时还存在多食和视力模糊（American Diabetes Association，2010）。诊断糖尿病是根据血糖的标准，如空腹血糖（FPG）、随机血糖（RPG）、口服葡萄糖耐量试验（OGTT）后 2h 血糖（2h-PG）（American Diabetes Association，2014）。当考虑到金标准时，OGTT 则不常用，因为 FPG 和 RPG 试验更快更简单，对患者来说更方便更易接受，而且更便宜。FPG 比 RPG 具有更好的敏感性，但是必须考虑到空腹测量的不便。最近，国际专家委员会增加糖化血红蛋白（HbA$_{1c}$）（临界值≥6.5%，48mmol/mol）作为诊断糖尿病的第三选择。流行病学数据表明，与 FPG 和 2h-PG 一样，HbA$_{1c}$ 与视网膜病变的风险有类似的关系（Cheng et al，2009）。与 FPG 和 OGTT 相比，HbA$_{1c}$ 具有更方便（不需要空腹）、更好的预分析稳定性和在疾病和压力期间减少白天的扰动不安的优点。这些优点在一些患者中必须通过平衡 HbA$_{1c}$ 和平均葡萄糖之间更高的花费和不完全的相关（Bonora and Tuomilehto，2011）。特别要注意，以单次测量 HbA$_{1c}$ 结果诊断糖尿病时往往阳性预测值较低；但是，这种方法可以作为筛选算法的一部分重复测试，或结合其他测量方式。在治疗开始期间，如果血糖浓度上升过快，会导致 HbA$_{1c}$ 产生假阴性结果。

　　和大多数诊断测试一样，除非有明确的临床诊断，否则就该进行反复试验以排除实验室错误（如一名患者具有高血糖危象或表现出典型的高血糖症状，同时 RPG≥200mg/dl）（American Diabetes Association，2014）。由于不同的评估指标会筛查出稍有不同的人群，建议在糖尿病早期阶段进行重复评估时，尽量采用同一种评估手段，这样可以在最大限度上保证一致性。如果患者的两种测试结果不同，则测试结果会高于诊断，有异议的地方应重复测量（American Diabetes Association，2014）。诊断会根据测试结果做出，比如，一名患者符合 HbA$_{1c}$ 糖尿病诊断标准（两个结果≥6.5%，48mmol/mol）但是 FPG 不符合（<126mg/dl 或 7.0mmol/L），反之亦然，则患者应该被考虑诊断糖尿病（American Diabetes Association，2014）（表 12-2）。

表 12-2　糖尿病诊断标准（American Diabetes Association，2014）

糖化血红蛋白≥6.5%（48mmol/mol）
或
空腹血糖≥126mg/dl（7.0mmol/L）。空腹定义为至少 8h 无卡路里摄入
或
在口服糖耐量测试后，两小时血糖≥200mg/dl（11.1mmol/L）。应使用含有相当于溶于水的 75g 无水葡萄糖的葡萄糖负荷进行试验[a]
或
患者具有典型的高血糖或高血糖危象的症状，随机血糖≥200mg/dl（11.1mmol/L）

[a] 在没有明确的高血糖症的情况下，应通过重复测试确认结果

Source：Permission obtained from American Diabetes Association © American Diabetes Association，2014. Standards of medical care in diabetes-2014. Diabetes Care，37（Suppl.1），S14S80. Available from：http://dx.doi.org/10.2337/dc14-S014

12.3.1　糖尿病风险增加的类别（糖尿病前期）

　　糖尿病诊断与分类专家委员会（1997）意识到有些患者血糖水平没有达到糖尿病标准，但是与正常相比还是很高。"糖尿病前期"被定义为 126mg/dl（7.0mmol/L）>FPG 水平≥100mg/dl（5.6mmol/L）和 / 或 200mg/dl（11.1mmol/L）>2h-OGTT 值≥140mg/dl（7.8mmol/L）。在没有怀孕的情况下，空腹血糖异常

（impaired fasting glucose，IFG）和葡萄糖耐量降低（impaired glucose tolerance，IGT）不是临床疾病，而应该被认为是葡萄糖调节受损和未来患有 2 型糖尿病以及心血管疾病的危险因素的提示。IFG 和 IGT 均与代谢综合征有关，包括肥胖（特别是腹部和内脏肥胖），高血脂和 / 或低高密度脂蛋白类型和高血压（Alberti et al，2009）。

12.3.1.1 风险人群

服用抗精神病药的儿童和成人比他们的同龄人更易患有代谢综合征。在临床试验中，给予抗精神病药物的药物治疗患者的绝对体重增加比转用抗精神病药物的患者高出三到四倍（Alvarez-Jiménez et al，2008）。另一项研究（Bobo et al，2013）指出，与标准倾向评分匹配且最近刚开始服用其他精神类药物的对照组相比，服用抗精神病药的儿童和青少年患有糖尿病的风险上升了三倍（Galling and Correll，2015）。服用奥氮平和喹硫平的儿童与成人患者，在治疗 11 周后引起胆固醇、甘油三酯和低密度脂蛋白显著的升高（Correll et al，2009）。与年龄配对的未服用抗精神病药的患者比较，在同一个药物索引数据库中，一项研究（Hammerman et al，2008）指出患 2 型糖尿病的年龄小于 24 岁的患者与年龄在 25～44 岁的患者的比值比分别为 8.9（95%CI：7.0～11.3）和 4.2（95%CI：3.8～4.5），年龄在 45～54 岁的患者比值比为 1.9（95%CI：1.8～2.1），年龄在 55～64 岁的患者比值比为 1.3（95%CI：1.2～1.4）。一个可能的原因是年轻患者低的基础性 2 型糖尿病风险导致抗精神病药引起的致糖尿病效果显著，但是在相对较高的年龄中，生物学和行为风险因素变得比抗精神病药更显著（Holt and mitchell，2014）。

12.3.1.2 鉴别诊断

2 型糖尿病的鉴别诊断是有限的，最重要的是包括 1 型糖尿病，因为这需要胰岛素紧急的治疗。当患者年龄小于 40 岁、有酮酸中毒历史或者体重低时，临床上应该考虑 1 型糖尿病（American Diabetes Association，2010）。

12.3.1.3 并发症、显著的后遗症、死亡或永久残疾的风险分层

糖尿病长期的并发症可以分为微血管并发症和大血管并发症。微血管并发症包括：①视网膜病变与潜在的失明；②肾病导致肾衰竭；③周围神经病变，包括足部溃疡、截肢、夏科关节的风险；④自主神经病变引起胃肠道、泌尿生殖系统、心血管症状、性功能障碍（American Diabetes Association，2010）。糖尿病患者患动脉粥样硬化、外周动脉和脑血管疾病的风险增加一倍（Sarwar et al，2010）。

在患有严重精神疾病的人群中，2 型糖尿病的患者患代谢综合征、微血管

和大血管并发症和因 2 型糖尿病死亡的概率比一般人更多（Becker and Hux，2011）。最近丹麦的一项包含 470 万参与者的研究（Ribe et al，2014）指出，患有严重精神疾病和 2 型糖尿病患者（人数 =1 083）的死亡率与未患病人群相比，在调整年龄和日期后，男性为 4.14（95%CI：3.81～4.51），女性为 3.13（95%CI：2.88～3.40）。诊断为 2 型糖尿病的患者，累计的死亡风险对于患有重性精神疾病的患者十分重要；小于 50 岁的人群中，15%（95%CI：12.4%～17.6%）的患者在诊断后的 7 年内死亡，50～69 岁患者的风险增加到 30.7%（95%CI：27.8%～33.4%），≥70 岁的患者为 63.8%（95%CI：58.9%～68.2%）。在因躯体疾病死亡的患者中，33.4% 的患者归因于 2 型糖尿病，14% 的患者归因于于 2 型糖尿病和严重精神疾病的相互作用。

有一些已被提出的增加 2 型糖尿病发病率和过早死亡率风险的原因，其中包括精神症状（如抑郁症）和认知损害，从而导致服用降糖药的较低依从性、较差的糖尿病自我管理如血糖的自我监测和跟踪（Ciechanowski et al，2003；Dickerson et al，2005）以及生活方式干预的低依从性。生活方式干预包括节食，体育运动，戒烟戒酒和一般的身体健康保健（De Hert et al，2011a）。

12.4 预防和处理措施

伴有严重精神疾病的患者会大大提高患 2 型糖尿病的风险，因此附加的预防措施是必要的。有鉴于此，由国际青年身体健康流动工作小组发出的健康积极生活（HeAL）声明倡导大家能够在年轻人严重精神疾病首次发作时就能够积极识别，目的是为了改善对这些人的照顾和减少对其照顾的不平等性（HeAL：www.iphys.org.au）（Curtis et al，2012）。HeAL 宣言表明当我们对最初诊断后 2 年的患者及对相似背景的没有精神疾病的同龄人进行比较评估时，任何正在遭受精神疾病痛苦的年轻人都应警惕未来躯体疾病并发症的风险（特别是肥胖、前期的心血管疾病和糖尿病）。

12.4.1 对服用抗精神病药的人群进行 2 型糖尿病的筛查

尽管它的潜在益处有明确的指导和证据，常规葡萄糖筛查并没有转化为临床实践（Mitchell et al，2012），特别是在儿童和青少年起始的抗精神病药治疗中（Raebel et al，2014）。举个例子，在美国一项大型队列研究中（n=516 304），只有 11% 的儿童和青少年在开始抗精神病药治疗之前的 90d 里和开始治疗 3d 后评估了血糖水平。将时间范围扩大到治疗后 30d，这个比例也只增加到 15%。重要的是，美国的这项研究包括的 6 年（2006—2011）在推荐代谢筛查先于抗精神病药治疗的指南出版之后。这种血糖的低筛查率可能同时反映了患者和医生的专业障碍。与其他群体相比，患有严重精神疾病的人们做健康筛查的机会可能要少得多（Lord et al，2010）。在精神卫生机构中进行筛查的专业障碍包括缺乏明确的筛查责任意识，缺乏对应该如何测量和何时测量的理解，缺乏对结果解释的信心及必要的设备（Barnes et al，2007；DeHert et al，2011a）。

2 型糖尿病漏诊率之高提示我们，所有接受抗精神病药治疗的患者，无论是哪种抗精神病药，都应提供 2 型糖尿病和其他心血管危险因素的常规筛查。欧洲糖尿病研究协会和欧洲心脏病学会支持下的欧洲精神病学会（De Hert et al，2009）提出了筛查和监测的指南。世界精神卫生协会还回顾了在严重精神疾病和躯体疾病直接联系的证据，并且为了在普通人群中实现与躯体疾病一样的健康照顾，在个人层面和系统宏观层面都提出了推荐（DeHert et al，2011a，b）。虽然不同的国际指南角度不同，但是都推荐在开始治疗或者更改治疗时进行筛查，在开始的几星期后（为了识别小部分在开始抗精神病药治疗后快速发展为糖尿病的患者）和此后的每年都应筛查。在首发症状时建立糖尿病和心血管病的危险因素的基线数据，以便在治疗过程中出现的任何随后的改变都可以被监测。病史和检查应该至少包括：①既往的心血管疾病史、2 型糖尿病史或者其他相关疾病史；②前期的心血管疾病、2 型糖尿病或其他相关疾病的家族史；③吸烟史；④身高和体重以便记录 BMI，还有腰围；⑤空腹血糖和 / 或 HbA_{1c}；⑥血压（测量 2 次取平均值）（概述：表 12-3）。推荐在第一次处方抗精神病药治疗之前进行空腹血糖和 / 或 HbA_{1c} 的测定（De Hert et al，2009，2011a）。测定的频率取决于患者的用药史和基线危险因素的出现情况。

表 12-3　欧洲糖尿病研究协会和欧洲心脏病学会支持下的欧洲精神病学会出版的监测指南

问诊	测量指标	决策
个人 / 家族史：	身高	行为治疗（如肥胖，前驱糖尿病）
糖尿病	体重	戒烟
高血压	腰围	转诊（实习医生 / 走读医学研究生）
冠心病	血压	换药
吸烟	空腹血糖和 / 或 HbA_{1c}	
节食	空腹血脂	
体育运动		

12.4.2　人群正常基线测试筛查

对于正常基线测试的患者，建议在治疗开始后 6～12 周重复测量，并且至少每年一次。在初始阶段，重要的是每周测量体重以确定那些通过精神科治疗迅速增重的个体。年度检查还应包括心血管疾病危险因素的测量,尿白蛋白排泄和血肌酐的检测,眼科检查(最好包括眼底摄影)和足部检查,以诊断并发症的早期征兆(De Hert et al,2009,2011a)。

12.4.3　人群中危险因素的筛查

那些存在 2 型糖尿病主要危险因素的人(家族史、BMI≥25kg/m²、腹部肥胖、妊娠期糖尿病、少数民族)在与其他开始药物治疗的患者(基线状态,在 6 周和 12 周之间)一样的同一时间点应该有 FPG 浓度或 HbA$_{1c}$ 的监测,但此后也需要较为频繁的检查(大约每 3~6 个月 1 次)(De Hert et al,2009,2011a)。那些比基线状态下体重增加 7% 或更多的人也应更频繁地监测 FPG 浓度或 HbA$_{1c}$ 值(De Hert et al,2009,2011a)。

患有(前驱期)糖尿病的人开始抗精神病治疗后应特别注意 DKA 的发生(De Hert et al,2009,2011a)。该病的症状和体征通常发展迅速,有时在 24h 之内(Guenette et al,2013a)。DKA 之前的几天会出现多尿、多饮、体重减少,往往主诉呕吐和腹痛。体格检查提示脱水征,表现为失去皮肤充盈,黏膜干燥、心动过速和低血压。精神状态可表现为从高警觉到深度嗜睡不等。大多数患者当时都表现为体温正常或甚至是体温降低。入院时也可表现为呼吸中有丙酮,尤其是患者伴有严重的代谢性酸中毒时。致命性 DKA 通常都发生在生理性应激源的情况下(如并发感染、胰腺炎、心肌梗死或手术)(Umpierrez and Kitabchi,2003)。相反,药源性 DKA 的诱发因素并不那么清楚。举例来说,有一临床研究报道,在使用第二代抗精神病药的精神患者中,有 17 个人患者因为 DKA 死亡,而这些非生理因素是通过病史或者尸检确定的(Ely et al,2013)。

12.4.4　生活方式调整

过去 20 年的研究发现调整生活方式可以降低一般人群患糖尿病的风险(Norris et al,2008)。具体包括:恢复正常体重;减少膳食脂肪摄取;降低饱和脂肪摄入量;增加膳食纤维的摄入;加强体育活动／锻炼,至少应达到一周 5d,每日 30min。

尽管没有在患有严重精神疾病的人群中开展糖尿病的干预研究,但是最近的研究成果表明生活方式改变是帮助患有严重精神疾病的人改善健康状况、减少心血管代谢风险的基础(Rosenbaum et al,2014;Vancampfort and Faulkner,2014)。这些改变将行为方法运用到体重管理和治疗中,包括健康教育和自我行为管理技巧。一项荟萃分析指出,相较于对照组,遵循生活方式干预的患者的腰围(加权均数差,WMD=−3.58cm,95%CI:

−5.51，−1.66，*P*=0.03）、体脂含量（WMD=−2.82%，95%CI：−5.35，−0.30，*P*=0.03）、空腹血糖（WMD=−5.79mg/dl，95%CI：−9.73，−1.86，*P*=0.004）、胰岛素（WMD=−4.93μIU/ml，95%CI：−7.64，−2.23，*P*=0.000 4）、总胆固醇（WMD=−20.98mg/dl，95%CI：−33.78，−8.19；*P*=0.001）、低密度脂蛋白胆固醇（WMD=−22.06mg/dl，95%CI：−37.80，−6.32，*P*=0.006）、甘油三酯（WMD=−61.68mg/dl，95%CI：−92.77，−30.59，*P*=0.000 1）明显下降，而且体重减轻≥7%[29.7% vs 61.3%；相对危险度（*RR*）=−0.52，95%CI：−0.35，−0.78，*P*=0.002]。直到干预结束后 12 个月（均值 =3.6 个月），关于体重的益处显现出来了（WMD=−3.48kg，95%CI：−6.37，−0.58，*P*=0.02）。亚组分析的结果显示，不考虑治疗时间，与对照组相比，这些非药物干预手段（不管是用于个人还是团体治疗，不论是认知行为还是营养干预，抑或是干预或者治疗试验）都具有优势。然而，体重和 BMI 的显著改善只体现在门诊试验中（*P*<0.000 1），在住院和混合样本中均未体现（*P*=0.09～0.96）（Caemmerer et al，2012）。最近，Green 等有一些新发现，试验组被试（*n*=104）联合每周 2h 的体育运动 6 个月和饮食推荐计划（6 个月维持干预）后，在这 12 个月里空腹血糖水平正常是对照组（像往常一样照顾）被试的 2.39 倍。这项实验（Green et al，2015）里的被试特别欣赏自我决定方法。在服用抗精神病药治疗的患者里应用和维持生活方式改变方法成功的证据快速增长（Vancampfort et al，2013c，2014b）。可惜的是很多重性精神疾病患者参加自助计划需要更多的援助以确保能有效（Daumit et al，2013）。

12.4.5 药物干预

在一般人群中，二甲双胍和奥利司他能减少 2 型糖尿病的发生率（Knowler et al，2002；Chiasson et al，2002；Ramachandran et al，2006）。虽然目前没有用于预防严重精神疾病患者 2 型糖尿病，但已有用这些药物治疗抗精神病药引起的体重增加的尝试。最近的系统性综述（Mizuno et al，2014）报道了二甲双胍和安慰剂治疗的患者均差为 −3.17kg（95%CI=−4.44 到 −1.90kg），除此之外，暂时没有二甲双胍对严重精神疾病患者伴糖尿病的预防试验，也没有通过减少体重增幅或督促减肥的研究。需要进行研究来评估二甲双胍是否可以预防该人群中 2 型糖尿病的发生。然而，根据目前一般人群中的证据和已有的安全性研究和二甲双胍的低成本，几个国际化指南（De Hert et al，2009；McIntyre et al，2012）推荐二甲双胍可考虑用于服用抗精神病药的患者。这些指南建议二甲双胍可能特别与目前额外的危险因素相关，如代谢紊乱的个人或家族史，或者生活方式干预的不成功。

在一项对处方氯氮平或者奥氮平的患者使用奥利司他的随机对照试验

里，在观察 16 周以后男性患者体重[（−2.39±5.45）kg，P=0.023]有适度减少，但在女性中没有。延长（32 周）奥利司他治疗相较于短期（16 周）治疗没有额外的益处（Tchoukhine et al，2011）。NICE（2012）指南对于糖尿病高危因素个体的预防建议在生活方式干预改善代谢因素不理想时，奥利司他可以作为二甲双胍的替代治疗。Holt and Mitchell（2014）最近推荐奥利司他只应该被用于二甲双胍为禁忌证或耐受性差时，因为考虑到应用奥利司他的副作用和治疗的持久性差，在涉及少量被试的几个实验中，其他的几个药物也被用于尝试治疗抗精神病药治疗有关的体重增加。抗癫痫药物如托吡酯和唑尼沙胺对体重也有适度的疗效（Gierisch et al，2014）。

　　服用抗精神病药治疗的 2 型糖尿病患者与那些普通人群的治疗方法相似，并且应该遵从现有的有效治疗方法（Holt and Mitchell，2014）。美国糖尿病协会（2014）建议患有 T2DM 的患者应该参考有效的持续支持计划，目标是减少 7% 的体重。建议这些患者进行每周 150min 的中等强度的有氧体育活动（50%～70% 的最高心率），至少每周 3d，不能连续 2d 没有运动。没有禁忌证的情况下，应鼓励他们进行阻抗训练至少每周 2 次。而且，美国糖尿病协会（2014）认为对于所有 2 型糖尿病的患者，碳水化合物、蛋白质、脂肪的卡路里没有理想的比例；因此，宏观的营养素的分布应当基于个人目前饮食模式、喜好和代谢目标的评估。对于治疗糖尿病来说，各种饮食模式（不同的食物和食物组合）都可以被接受。

　　建议从蔬菜、水果、全谷类、豆类和乳制品中摄取碳水化合物，要超过其他碳水化合物来源，尤其是那些含额外的脂肪、糖或钠的食物（American Diabetes Association，2014）。2 型糖尿病的患者也应该至少消耗大量的纤维素和全谷类数量（至少每日 25g 纤维素）。那些患有 2 型糖尿病的患者和那些高危人群应该限制或避免摄入含糖饮料（任何有热量的甜味料里包括高果糖玉米糖浆和蔗糖）以减少体重增加的风险和心血管代谢恶化的风险。对于患有 2 型糖尿病的患者，一个理想的全脂肪摄入量的证据是不足的；因此，治疗的目标应个体化（American Diabetes Association，2014）。脂肪的质量远比数量重要得多。2 型糖尿病的患者，以一种地中海式、富含单不饱和脂肪的因素模式可能有益于血糖控制及心血管病危险因素控制，因此可以被推荐作为一种低脂、高碳水化合物饮食模式的有效替代方式。最后，如同推荐给普通大众的一样，推荐增加富含长链 n-3 脂肪酸（从多脂鱼中获得）和 n-3 亚麻酸的食物（American Diabetes Association，2014）。

　　考虑到正服用抗精神病药治疗的患者的肥胖高发率，口服药减少引起体重增加的可能性或可以促进体重减少。基于肠促胰素效应的治疗，包括二肽基肽酶 -4 抑制剂和高血糖素样肽 -1 受体激动剂，或钠 - 葡萄糖协同转

运蛋白 -2 抑制剂，是对正服用抗精神病药治疗患者可能产生特殊作用的新型药物，虽然他们与体重不变或体重减少和低血糖低风险有关（Larsen et al，2014）。虽然高血糖素样肽 -1 受体激动剂必须通过注射方式，但每周一次的剂型（如艾塞那肽或度拉糖肽的缓释剂）由心理健康机构管理是目前可行的办法。治疗糖耐量受损和 2 型糖尿病的方法包括生活方式转变，规律监测和进行规律治疗（American Diabetes Association，2014）。在初级保健团队和精神保健团队的卫生保健专业人员，对于严重精神疾病的患者因 2 型糖尿病受到的照顾，他们有责任确保患者不是弱势群体。尽管咨询的数量增加了，重性精神疾病患者也有卫生保健专业人员照顾，但逐渐浮现的证据表明他们受到的是次级的躯体健康照顾（Mitchell et al，2009）。相较于普通人群，他们受到更少的关于 2 型糖尿病的健康教育，更不太可能为视网膜病或糖尿病足并发症检查，且更不太可能筛查 HbA_{1c} 水平和其他心血管危险因素。其中一些不平等是与临床医师对精神疾病患者的态度造成的（Welch et al，2014）。

当接受抗精神病药的 2 型糖尿病患者病情进展时，重要的是评估在疾病初期治疗可能发挥的作用。在这种情况下，适当换药为一种可替代的抗精神病药但应被予以良好照顾及充分考虑患者精神状态（Holt and Mitchell，2014）。迄今为止，有三项以血糖控制测量作为次要结局的研究，评价了抗精神病药的换药策略。其中两项研究中，患者的奥氮平换为喹硫平（Deberdt et al，2008）或口服奥氮平口崩片（Karagianis et al，2010），然而在第三个研究中（Stroup et al，2011），服用奥氮平、喹硫平、利培酮的患者换为阿立哌唑。然而，HbA_{1c} 没有显著改变，表明需要更多的研究才能制订严格的建议。

12.5 结论

现有的证据表明严重精神疾病和 2 型糖尿病的联系有潜在的不同的复杂的机制。这种生活方式、环境因素、疾病和治疗作用的相互影响使确定哪种因素参与到服用抗精神病药治疗的患者的 2 型糖尿病的进展中更加困难。总的来说，有证据指向在特殊的抗精神病药和 2 型糖尿病之间有因果联系，但风险的等级仍不能确定，且其他 2 型糖尿病的危险因素，如肥胖，饮食不良，没有体育活动缺乏体育锻炼，家族史，都有可能比使用抗精神病药治疗有更高的风险。然而，尽管抗精神病药通过几条分子路径可能直接增加 2 型糖尿病的风险，但通过对传统危险因素如体重增加的影响，大多数风险似乎是间接的。我们推荐的治疗是：精神科专业医师、全科医生、内科专家都有责任给一些预防性的和保护性的生活方式建议，实施遵守国际标准的必要的筛查评估，并且对临床相关的异常征象精心策划或进行合适而及时的治疗。除这些方法之外，改善健康促进策略，聚焦于生活方式，锻炼和饮食的计划，改变那些患有精神疾病患者的社会环境是极为重要的。

参考文献

Alberti, K.G., Eckel, R.H., Grundy, S.M., Zimmet, P.Z., Cleeman, J.I., Donato, K.A., et al., 2009. Harmonizing the metabolic syndrome: a joint interim statement of the International Diabetes Federation Task Force on Epidemiology and Prevention; National Heart, Lung, and Blood Institute; American Heart Association; World Heart Federation; International Atherosclerosis Society; and International Association for the Study of Obesity. Circulation 120 (16), 1640−1645. Available from: http://dx.doi.org/10.1161/CIRCULATIONAHA.109.192644.

Alkelai, A., Greenbaum, L., Lupoli, S., Kohn, Y., Sarner-Kanyas, K., Ben-Asher, E., et al., 2012. Association of the type 2 diabetes mellitus susceptibility gene, TCF7L2, with schizophrenia in an Arab-Israeli family sample. PLoS One 7 (1), e29228. Available from: http://dx.doi.org/10.1371/journal.pone.0029228.

Alvarez-Jiménez, M., González-Blanch, C., Crespo-Facorro, B., Hetrick, S., Rodríguez-Sánchez, J.M., Pérez-Iglesias, R., et al., 2008. Antipsychotic-induced weight gain in chronic and first-episode psychotic disorders: a systematic critical reappraisal. CNS Drugs 22, 547−562.

American Diabetes Association, 2010. Diagnosis and classification of diabetes mellitus. Diabetes Care 33 (Suppl. 1), S62−S69. Available from: http://dx.doi.org/10.2337/dc10-S062.

American Diabetes Association, 2014. Standards of medical care in diabetes—2014. Diabetes Care 37 (Suppl. 1), S14−S80. Available from: http://dx.doi.org/10.2337/dc14-S014.

Bak, M., Fransen, A., Janssen, J., van Os, J., Drukker, M., 2014. Almost all antipsychotics result in weight gain: a meta-analysis. PLoS One 9 (4), e94112. Available from: http://dx.doi.org/10.1371/journal.pone.0094112.

Barnes, T.R., Paton, C., Cavanagh, M.R., Hancock, E., Taylor, D.M., 2007. UK Prescribing observatory for mental health. A UK audit of screening for the metabolic side effects of antipsychotics in community patients. Schizophr. Bull. 33 (6), 1397−1403. Available from: http://dx.doi.org/10.1093/schbul/sbm038.

Becker, T., Hux, J., 2011. Risk of acute complications of diabetes among people with schizophrenia in Ontario, Canada. Diabetes Care 34, 398−402. Available from: http://dx.doi.org/10.2337/dc10-1139.

Bly, M.J., Taylor, S.F., Dalack, G., Pop-Busui, R., Burghardt, K.J., Evans, S.J., et al., 2014. Metabolic syndrome in bipolar disorder and schizophrenia: dietary and lifestyle factors compared to the general population. Bipolar Disord. 16 (3), 277−288. Available from: http://dx.doi.org/10.1111/bdi.12160.

Bobo, W.V., Cooper, W.O., Stein, C.M., Olfson, M., Graham, D., Daugherty, J., et al., 2013. Antipsychotics and the risk of type 2 diabetes mellitus in children and youth. JAMA Psychiatry 70 (10), 1067−1075. Available from: http://dx.doi.org/10.1001/jamapsychiatry.2013.2053.

Bonora, E., Tuomilehto, J., 2011. The pros and cons of diagnosing diabetes with A1C. Diabetes Care 34 (Suppl. 2), S184−S190. Available from: http://dx.doi.org/10.2337/dc11-s216.

Bowen, E., Holt, R., Harrison, M., 2012. β-cell specific effects of the antipsychotic drugs clozapine and haloperidol. Poster Presented at Diabetes UK Professional Conference, Glasgow.

Bradley, A.J., Dinan, T.G., 2010. A systematic review of hypothalamic-pituitary-adrenal axis function in schizophrenia: implications for mortality. J. Psychopharmacol. 24 (Suppl. 4), 91−118. Available from: http://dx.doi.org/10.1177/1359786810385491.

Caemmerer, J., Correll, C.U., Maayan, L., 2012. Acute and maintenance effects of non-pharmacologic interventions for antipsychotic associated weight gain and metabolic abnormalities: a meta-analytic comparison of randomized controlled trials. Schizophr. Res. 140 (1-3), 159−168. Available from: http://dx.doi.org/10.1016/j.schres.2012.03.017.

Cheng, Y.J., Gregg, E.W., Geiss, L.S., Imperatore, G., Williams, D.E., Zhang, X., et al., 2009. Association of A1C and fasting plasma glucose levels with diabetic retinopathy prevalence in the U.S. population: implications for diabetes diagnostic thresholds. Diabetes Care 32 (11), 2027−2032. Available from: http://dx.doi.org/10.2337/dc09-0440.

Ciechanowski, P.S., Katon, W.J., Russo, J.E., Hirsch, I.B., 2003. The relationship of depressive symptoms to symptom reporting, self-care and glucose control in diabetes. Gen. Hosp. Psychiatry 25 (4), 246−252. Available from: http://dx.doi.org/10.1016/S0163-8343(03)00055-0.

Chiasson, J.L., Josse, R.G., Gomis, R., Hanefeld, M., Karasik, A., Laakso, M., 2002. Acarbose for prevention of type 2 diabetes mellitus: the STOP-NIDDM randomised trial. Lancet 359, 2072−2077. Available from: http://dx.doi.org/10.1016/S0140-6736(02)08905-5.

Chiba, M., Suzuki, S., Hinokio, Y., Hirai, M., Satoh, Y., Tashiro, A., et al., 2000. Tyrosine hydroxylase gene microsatellite polymorphism associated with insulin resistance in depressive disorder. Metabolism 49, 1145−1149. Available from: http://dx.doi.org/10.1053/meta.2000.8611.

Chwastiak, L.A., Rosenheck, R.A., Kazis, L.E., 2011. Association of psychiatric illness and obesity, physical inactivity, and smoking among a national sample of veterans. Psychosomatics 52, 230−236. Available from: http://dx.doi.org/10.1016/j.psym.2010.12.009.

Correll, C.U., Manu, P., Olshanskiy, V., Napolitano, B., Kane, J.M., Malhotra, A.K., 2009. Cardiometabolic risk of second-generation antipsychotic medications during first-time use in children and adolescents. J. Am. Med. Assoc. 302, 1765−1773. Available from: http://dx.doi.org/10.1001/jama.2009.1549.

Curtis, J., Newall, H.D., Samaras, K., 2012. The heart of the matter: cardiometabolic care in youth with psychosis. Early Interv. Psychiatry 6, 347−353. Available from: http://dx.doi.org/10.1111/j.1751-7893.2011.00315.x.

Daumit, G.L., Dickerson, F.B., Wang, N.Y., Dalcin, A., Jerome, G.J., Anderson, C.A., et al., 2013. A behavioral weight-loss intervention in persons with serious mental illness. N. Engl. J. Med. 368 (17), 1594−1602. Available from: http://dx.doi.org/10.1056/NEJMoa1214530.

Deberdt, W., Lipkovich, I., Heinloth, A.N., Liu, L., Kollack-Walker, S., Edwards, S.E., et al., 2008. Double-blind, randomized trial comparing efficacy and safety of continuing olanzapine versus switching to quetiapine in overweight or obese patients with schizophrenia or schizoaffective disorder. Ther. Clin. Risk Manag. 4 (4), 713−720.

De Hert, M., Dekker, J.M., Wood, D., Kahl, K.G., Holt, R.I., Möller, H.J., 2009. Cardiovascular disease and diabetes in people with severe mental illness position statement from the European Psychiatric Association (EPA), supported by the European Association for the Study of Diabetes (EASD) and the European Society of Cardiology (ESC). Eur. Psychiatry 24, 412−424. Available from: http://dx.doi.org/10.1016/j.eurpsy.2009.01.005.

De Hert, M., Correll, C.U., Bobes, J., Correll, C.U., Bobes, J., Cetkovich-Bakmas, M., et al., 2011a. Physical illness in patients with severe mental disorders, I: prevalence, impact of medications and disparities in health care. World Psychiatry 10, 52−77.

De Hert, M., Cohen, D., Bobes, J., Cetkovich-Bakmas, M., Leucht, S., Ndetei, D.M., et al., 2011b. Physical illness in patients with severe mental disorders. II. Barriers to care, monitoring and treatment guidelines, plus recommendations at the system and individual level. World Psychiatry 10 (2), 138−151.

De Hert, M., Detraux, J., van Winkel, R., Yu, W., Correll, C.U., 2012. Metabolic and cardiovascular adverse effects associated with antipsychotic drugs. Nat. Rev. Endocrinol. 8, 114−126. Available from: http://dx.doi.org/10.1038/nrendo.2011.156.

Dickerson, F.B., Goldberg, R.W., Brown, C.H., Kreyenbuhl, J.A., Wohlheiter, K., Fang, L., et al., 2005. Diabetes knowledge among persons with serious mental illness and type 2 diabetes. Psychosomatics 46 (5), 418−424. Available from: http://dx.doi.org/10.1176/appi. psy.46.5.418.

Dickerson, F., Stallings, C.R., Origoni, A.E., Vaughan, C., Khushalani, S., Schroeder, J., et al., 2013. Cigarette smoking among persons with schizophrenia or bipolar disorder in routine clinical settings, 1999-2011. Psychiatr. Serv. 64 (1), 44−50. Available from: http://dx.doi. org/10.1176/appi.ps.201200143.

Ely, S.F., Neitzel, A.R., Gill, J.R., 2013. Fatal diabetic ketoacidosis and antipsychotic medication. J. Forensic Sci. 58 (2), 398−403. Available from: http://dx.doi.org/10.1111/1556-4029.12044.

Expert Committee on the Diagnosis and Classification of Diabetes Mellitus, 1997. Report of the Expert Committee on the Diagnosis and Classification of Diabetes Mellitus. Diabetes Care 20, 1183−1197.

Fineberg, A.M., Ellman, L.M., 2013. Inflammatory cytokines and neurological and neurocognitive alterations in the course of schizophrenia. Biol. Psychiatry 73, 951−966. Available from: http://dx.doi.org/10.1016/j.biopsych.2013.01.001.

Galling, B., Correll, C.U., 2015. Do antipsychotics increase diabetes risk in children and adolescents? Expert Opin. Drug Saf. 14 (2), 219−241. Available from: http://dx.doi.org/10.1517/14740338.2015.979150.

Gierisch, J.M., Nieuwsma, J.A., Bradford, D.W., Wilder, C.M., Mann-Wrobel, M.C., McBroom, A.J., et al., 2014. Pharmacologic and behavioral interventions to improve cardiovascular risk factors in adults with serious mental illness: a systematic review and meta-analysis. J. Clin. Psychiatry 75 (5), e424−e440. Available from: http://dx.doi.org/10.4088/JCP.13r08558.

Green, C.A., Yarborough, B.J., Leo, M.C., Yarborough, M.T., Stumbo, S.P., Janoff, S.L., et al., 2015. The STRIDE weight loss and lifestyle intervention for individuals taking antipsychotic medications: a randomized trial. Am. J. Psychiatry 172 (1), 71−81. Available from: http://dx.doi.org/10.1176/appi.ajp.2014.14020173.

Guenette, M.D., Hahn, M., Cohn, T.A., Teo, C., Remington, G.J., 2013a. Atypical antipsychotics and diabetic ketoacidosis: a review. Psychopharmacology 226 (1), 1−12. Available from: http://dx.doi.org/10.1007/s00213-013-2982-3.

Guenette, M.D., Giacca, A., Hahn, M., Teo, C., Lam, L., Chintoh, A., et al., 2013b. Atypical antipsychotics and effects of adrenergic and serotonergic receptor binding on insulin secretion in-vivo: an animal model. Schizophr. Res. 146 (1−3), 162−169. Available from: http://dx.doi.org/10.1016/j.schres.2013.02.023.

Hahn, M., Chintoh, A., Giacca, A., Xu, L., Lam, L., Mann, S., et al., 2011. Atypical antipsychotics and effects of muscarinic, serotonergic, dopaminergic and histaminergic receptor binding on insulin secretion in vivo: an animal model. Schizophr. Res. 131 (1−3), 90−95. Available from: http://dx.doi.org/10.1016/j.schres.2011.06.004.

Hammerman, A., Dreiher, J., Klang, S.H., Munitz, H., Cohen, A.D., Goldfracht, M., 2008. Antipsychotics and diabetes: an age-related association. Ann. Pharmacother. 42, 1316−1322. Available from: http://dx.doi.org/10.1345/aph.1L015.

Holt, R.I., Peveler, R.C., 2006. Antipsychotic drugs and diabetes—an application of the Austin Bradford Hill criteria. Diabetologia 49, 1467−1476.

Holt, R.I., Mitchell, A.J., 2014. Diabetes mellitus and severe mental illness: mechanisms and clinical implications. Nat. Rev. Endocrinol. Available from: http://dx.doi.org/10.1038/nrendo.2014.203.

International Expert Committee, 2009. International Expert Committee report on the role of the A1C assay in the diagnosis of diabetes. Diabetes Care 32, 1327−1334. Available from: http://dx.doi.org/10.2337/dc09-9033.

Jin, H., Meyer, J.M., Jeste, D.V., 2002. Phenomenology of and risk factors for new-onset diabetes mellitus and diabetic ketoacidosis associated with atypical antipsychotics: an analysis of 45 published cases. Ann. Clin. Psychiatry 14, 59−64.

Kao, A.C., Müller, D.J., 2013. Genetics of antipsychotic-induced weight gain: update and current perspectives. Pharmacogenomics 14 (16), 2067−2083. Available from: http://dx.doi.org/10.2217/pgs.13.207.

Karagianis, J., Landry, J., Hoffmann, V.P., Grossman, L., de Haan, L., Maguire, G., et al., 2010. An exploratory analysis of factors associated with weight change in a 16-week trial of oral vs. orally disintegrating olanzapine: the PLATYPUS study. Int. J. Clin. Pract. 64 (11), 1520−1529. Available from: http://dx.doi.org/10.1111/j.1742-1241.2010.02485.x.

Knowler, W.C., Barrett-Connor, E., Fowler, S.E., Hamman, R.F., Lachin, J.M., Walker, E.A., et al., 2002. Reduction in the incidence of type 2 diabetes with lifestyle intervention or metformin. N. Engl. J. Med. 346, 393−403. Available from: http://dx.doi.org/10.1056/NEJMoa012512.

Larsen, J.R., Vedtofte, L., Holst, J.J., Oturai, P., Kjær, A., Corell, C.U., et al., 2014. Does a GLP-1 receptor agonist change glucose tolerance in patients treated with antipsychotic medications? Design of a randomised, double-blinded, placebo-controlled clinical trial. BMJ Open 4, e004227. Available from: http://dx.doi.org/10.1136/bmjopen-2013-004227.

Lin, P.I., Shuldiner, A.R., 2010. Rethinking the genetic basis for comorbidity of schizophrenia and type 2 diabetes. Schizophr. Res. 123 (2−3), 234−243. Available from: http://dx.doi.org/10.1016/j.schres.2010.08.022.

Liu, Y., Li, Z., Zhang, M., Deng, Y., Yi, Z., Shi, T., 2013. Exploring the pathogenetic association between schizophrenia and type 2 diabetes mellitus diseases based on pathway analysis. BMC Med. Genom. 6 (Suppl. 1), 17. Available from: http://dx.doi.org/10.1186/1755-8794-6-S1-S17.

Lord, O., Malone, D., Mitchell, A.J., 2010. Receipt of preventive medical care and medical screening for patients with mental illness: a comparative analysis. Gen. Hosp. Psychiatry 32, 519−543. Available from: http://dx.doi.org/10.1016/j.genhosppsych.2010.04.004.

Manu, P., Correll, C.U., Wampers, M., Mitchell, A.J., Probst, M., Vancampfort, D., et al., 2014. Markers of inflammation in schizophrenia: association vs. causation. World Psychiatry 13 (2), 189−192. Available from: http://dx.doi.org/10.1002/wps.20117.

McIntyre, R.S., Alsuwaidan, M., Goldstein, B.I., Taylor, V.H., Schaffer, A., Beaulieu, S., et al., 2012. The Canadian Network for Mood and Anxiety Treatments (CANMAT) task force recommendations for the management of patients with mood disorders and comorbid metabolic disorders. Ann. Clin. Psychiatry 24, 69−81.

Mitchell, A.J., Dinan, T.G., 2010. Schizophrenia: a multisystem disease? J. Psychopharmacol. 24 (Suppl. 4), 5−7. Available from: http://dx.doi.org/10.1177/1359786810382059.

Mitchell, A.J., Malone, D., Doebbeling, C.C., 2009. Quality of medical care for people with and without comorbid mental illness and substance misuse: systematic review of comparative studies. Br. J. Psychiatry 194, 491−499.

Mitchell, A.J., Delaffon, V., Vancampfort, D., Correll, C.U., De Hert, M., 2012. Guideline concordant monitoring of metabolic risk in people treated with antipsychotic medication: systematic review and meta-analysis of screening practices. Psychol. Med. 42, 125−147. Available from: http://dx.doi.org/10.1017/S003329171100105X.

Mitchell, A.J., Vancampfort, D., Sweers, K., van Winkel, R., Yu, W., De Hert, M., 2013a. Prevalence of metabolic syndrome and metabolic abnormalities in schizophrenia and related disorders-a systematic review and meta-analysis. Schizophr. Bull. 39 (2), 306−318. Available from: http://dx.doi.org/10.1093/schbul/sbr148.

Mitchell, A.J., Vancampfort, D., De Herdt, A., Yu, W., De Hert, M., 2013b. Is the prevalence of metabolic syndrome and metabolic abnormalities increased in early schizophrenia? A comparative meta-analysis of first episode, untreated and treated patients. Schizophr. Bull. 39 (2), 295−305. Available from: http://dx.doi.org/10.1093/schbul/sbs082.

Mizuno, Y., Suzuki, T., Nakagawa, A., Yoshida, K., Mimura, M., Fleischhacker, W.W., et al., 2014. Pharmacological strategies to counteract antipsychotic-induced weight gain and metabolic adverse effects in schizophrenia: a systematic review and meta-analysis. Schizophr. Bull. 40, 1385−1403. Available from: http://dx.doi.org/10.1093/schbul/sbu030.

NICE, 2012. Preventing Type 2 Diabetes: Risk Identification and Interventions for Individuals at High Risk. <http://guidance.nice.org.uk/PH38>.

Norris, S.L., Kansagara, D., Bougatsos, C., Fu, R., U.S. Preventive Services Task Force, 2008. Screening adults for type 2 diabetes: a review of the evidence for the U.S. Preventive Services Task Force. Ann. Intern. Med. 148 (11), 855−868.

Raebel, M.A., Penfold, R., McMahon, A.W., Reichman, M., Shetterly, S., Goodrich, G., et al., 2014. Adherence to guidelines for glucose assessment in starting second-generation antipsychotics. Pediatrics 34 (5), e1308−e1314. Available from: http://dx.doi.org/10.1542/peds.2014-0828.

Ramachandran, A., Snehalatha, C., Mary, S., Mukesh, B., Bhaskar, A.D., Vijay, V., et al., 2006. The Indian Diabetes Prevention Programme shows that lifestyle modification and metformin prevent type 2 diabetes in Asian Indian subjects with impaired glucose tolerance (IDPP-1). Diabetologia 49 (2), 289−297.

Ribe, A.R., Laursen, T.M., Sandbaek, A., Charles, M., Nordentoft, M., Vestergaard, M., 2014. Long-term mortality of persons with severe mental illness and diabetes: a population-based cohort study in Denmark. Psychol. Med. 44, 3097−3107. Available from: http://dx.doi.org/10.1017/S0033291714000634.

Rosenbaum, S., Tiedemann, A., Sherrington, C., Curtis, J., Ward, P.B., 2014. Physical activity interventions for people with mental illness: a systematic review and meta-analysis. J. Clin. Psychiatry 75 (9), 964−974. Available from: http://dx.doi.org/10.4088/JCP.13r08765.

Rummel-Kluge, C., Komossa, K., Schwarz, S., Hunger, H., Schmid, F., Lobos, C.A., et al., 2010. Head-to-head comparisons of metabolic side effects of second generation antipsychotics in the treatment of schizophrenia: a systematic review and meta-analysis. Schizophr. Res. 123 (2−3), 225−233. Available from: http://dx.doi.org/10.1016/j.schres.2010.07.012.

Samaras, K., Correll, C.U., Mitchell, A.J., De Hert, M., HeAL Collaborators Healthy Active Lives for People With Severe Mental Illness, 2014. Diabetes risk potentially underestimated in youth and children receiving antipsychotics. JAMA Psychiatry 71 (2), 209−210. Available from: http://dx.doi.org/10.1001/jamapsychiatry.2013.4030.

Sarwar, N., Gao, P., Seshasai, S.R., Gobin, R., Kaptoge, S., Di Angelantonio, E., et al., 2010. Diabetes mellitus, fasting blood glucose concentration, and risk of vascular disease: a collaborative meta-analysis of 102 prospective studies. Lancet 375, 2215−2222. Available from: http://dx.doi.org/10.1016/S0140-6736(10)60484-9.

Soundy, A., Freeman, P., Stubbs, B., Probst, M., Vancampfort, D., 2014. The value of social support to encourage people with schizophrenia to engage in physical activity: an international insight from specialist mental health physiotherapists. J. Ment. Health 23 (5), 256−260. Available from: http://dx.doi.org/10.3109/09638237.2014.951481.

Starrenburg, F.C., Bogers, J.P., 2009. How can antipsychotics cause diabetes mellitus? Insights based on receptor-binding profiles, humoral factors and transporter proteins. Eur. Psychiatry 24 (3), 164−170. Available from: http://dx.doi.org/10.1016/j.eurpsy.2009.01.001.

Stroup, T.S., McEvoy, J.P., Ring, K.D., Hamer, R.H., LaVange, L.M., Swartz, M.S., et al., 2011. A randomized trial examining the effectiveness of switching from olanzapine, quetiapine, or risperidone to aripiprazole to reduce metabolic risk: comparison of antipsychotics for metabolic problems (CAMP). Am. J. Psychiatry 168 (9), 947—956. Available from: http://dx.doi. org/10.1176/appi.ajp.2011.10111609.

Stubbs, B., Vancampfort, D., De Hert, M., Mitchell, A.J., 2015. The prevalence and predictors of type 2 diabetes in people with schizophrenia: a systematic review and comparative meta-analysis. Acta Psychiatr. Scand. 132 (2), 144—157.

Taylor, D., Young, C., Mohamed, R., Paton, C., Walwyn, R., 2005. Undiagnosed impaired fasting glucose and diabetes mellitus amongst inpatients receiving antipsychotic drugs. J. Psychopharmacol. 19, 182—186. Available from: http://dx.doi.org/10.1177/0269881105049039.

Tchoukhine, E., Takala, P., Hakko, H., Raidma, M., Putkonen, H., Räsänen, P., et al., 2011. Orlistat in clozapine- or olanzapine-treated patients with overweight or obesity: a 16-week open-label extension phase and both phases of a randomized controlled trial. J. Clin. Psychiatry 72 (3), 326—330. Available from: http://dx.doi.org/10.4088/JCP.09m05283yel.

Umpierrez, G.E., Kitabchi, A.E., 2003. Diabetic ketoacidosis: risk factors and management strategies. Treat. Endocrinol. 2, 95—108.

Vancampfort, D., Faulkner, G., 2014. Physical activity and serious mental illness: a multidisciplinary call to action. Ment. Health Phys. Activity 7 (3), 153—154. Available from: http://dx.doi.org/10.1016/j.mhpa.2014.11.001.

Vancampfort, D., Probst, M., Knapen, J., Carraro, A., De Hert, M., 2012. Associations between sedentary behaviour and metabolic parameters in patients with schizophrenia. Psychiatry Res. 200 (2—3), 73—78. Available from: http://dx.doi.org/10.1016/j.psychres.2012.03.046.

Vancampfort, D., Wampers, M., Mitchell, A.J., Correll, C.U., De Herdt, A., Probst, M., et al., 2013a. A meta-analysis of cardio-metabolic abnormalities in drug naive, first-episode and multi-episode patients with schizophrenia versus general population controls. World Psychiatry 12, 240—250. Available from: http://dx.doi.org/10.1002/wps.20069.

Vancampfort, D., De Hert, M., De Herdt, A., Vanden Bosch, K., Soundy, A., Bernard, P.P., et al., 2013b. Associations between physical activity and the built environment in patients with schizophrenia: a multi-centre study. Gen. Hosp. Psychiatry 35 (6), 653—658. Available from: http://dx.doi.org/10.1016/j.genhosppsych.2013.07.004.

Vancampfort, D., De Hert, M., Vansteenkiste, M., De Herdt, A., Scheewe, T.W., Soundy, A., et al., 2013c. The importance of self-determined motivation towards physical activity in patients with schizophrenia. Psychiatry Res. 210 (3), 812—818. Available from: http://dx.doi.org/10.1016/j.psychres.2013.10.004, Epub 2013 Oct 18.

Vancampfort, D., De Hert, M., De Herdt, A., Soundy, A., Stubbs, B., Bernard, P., et al., 2014a. Associations between perceived neighbourhood environmental attributes and self-reported sitting time in patients with schizophrenia: a pilot study. Psychiatry Res. 215 (1), 33—38. Available from: http://dx.doi.org/10.1016/j.psychres.2013.11.011.

Vancampfort, D., Vansteenkiste, M., De Hert, M., De Herdt, A., Soundy, A., Stubbs, B., et al., 2014b. Self-determination and stage of readiness to change physical activity behaviour in schizophrenia. Ment. Health Phys. Activity 7 (3), 171—176. Available from: http://dx.doi.org/10.1016/j.mhpa.2014.06.003.

Vancampfort, D., Correll, C.U., Wampers, M., Sienaert, P., Mitchell, A.J., De Herdt, A., et al., 2014c. Metabolic syndrome and metabolic abnormalities in patients with major depressive disorder: a meta-analysis of prevalences and moderating variables. Psychol. Med. 44 (10), 2017—2028.

Vancampfort, D., Mitchell, A.J., De Hert, M., Sienaert, P., Probst, M., Buys, R., et al., 2015a. Prevalence and predictors of type 2 diabetes in people with bipolar disorder: a systematic review and meta-analysis. J. Clin. Psychiatry 76 (11), 1490—1499.

Vancampfort, D., Stubbs, B., De Hert, M., Sienaert, P., Probst, M., Buys, R., et al., 2015b. Type 2 diabetes in patients with major depressive disorder: a meta-analysis of prevalence estimates and predictors. Depress. Anxiety 32 (10), 763—773.

Welch, L.C., Litman, H.J., Borba, C.P., Vincenzi, B., Henderson, D.C., 2014. Does a physician's attitude toward a patient with mental illness affect clinical management of diabetes? Results from a mixed-method study. Health Serv. Res 50 (4), 998–1020. Available from: http://dx. doi.org/10.1111/1475-6773.12267.

Weston-Green, K., Huang, X.F., Deng, C., 2013. Second generation antipsychotic-induced type 2 diabetes: a role for the muscarinic M3 receptor. CNS Drugs 27 (12), 1069–1080. Available from: http://dx.doi.org/10.1007/s40263-013-0115-5.

第六部分

抗精神病药的其他严重不良反应

第十三章

间质性肾炎和间质性肺病

13.1 间质性肾炎

13.1.1 定义

肾小管间质性肾炎主要是由药物引起的，也可由感染和自身免疫等原因引起（Beck and Salant，2012）。病如其名，该病主要损伤肾小管和肾间质，很少累及肾小球和肾血管。其临床表现及实验室检查结果变异很大，但急性或亚急性肾损伤的表现是一致的。药物性间质性肾炎的肾活检显示肾间质有炎细胞浸润，特别是淋巴细胞和单核细胞，也包括嗜酸性粒细胞（Beck and Salant，2012；Perazella and Markowitz，2010；框 13-1）。

框 13-1　间质性肾炎

- 氯氮平是唯一一个可引起间质性肾炎的抗精神病药；
- 氯氮平引起的间质性肾炎的发病率非常低，且证据显示该情况没有被漏诊；该疾病的主要特征为：C- 反应蛋白升高（>100mg/L），肌氨酸酐升高，同时常伴有发热；
- 该疾病常与心肌炎伴发，两者可能具有相同或相似的发病机制；
- 严重的病例是否能够完全康复目前尚不清楚；
- 早期发现：该疾病主要依据心肌炎的监测指南，如果心脏异常不能解释疾病的进程则需进一步检测肾功能

13.1.2 流行病学

已有的证据显示间质性肾炎的发病与氯氮平有关，但与其他的抗精神病药基本无关。来自澳大利亚药品管理局[Australian Therapeutic Goods Administration，TGA（2015）]的数据列出了抗精神病药、丙戊酸钠和碳酸锂导致的间质性肾炎、肾衰竭或急性肾损伤的病例数（表 13-1）。丙戊酸钠和碳酸锂常与抗精神病药合用，因此在病例报道中占重要地位，故将它们列在氯氮平之后，如下表（表 13-1）。肾衰竭及急性肾损伤也被列入表格是因为间质性

肾炎引起的肾损伤在缺少肾活检数据确认的情况下可能会被归入上述两种疾病中。在抗精神病药中，除了氯氮平没有超过2例以上的间质性肾炎的报告，但丙戊酸和碳酸锂分别有5例和3例报道，另外在所有氯氮平的病例报道中，存在3例可疑病例。

表 13-1　澳大利亚药品管理局(TGA)有关间质性肾炎、肾衰竭和急性肾损伤的报道（截至至2015年2月21日）[澳大利亚药品管理局(TGA)2015]

药物名称	报道例数	急性间质性肾炎 （例数）	肾衰竭/急性肾损伤 （例数）	死亡例数
氯氮平	7 817	12	55	6
丙戊酸	1 459	5	9	4
锂盐	770	3	22	2
奥氮平	1 715	2	10	2
喹硫平	937	0	4	0
氟哌啶醇	821	0	3	1
氯丙嗪	622	1	2	2
帕立哌酮	416	0	2	0
利培酮	1 484	1	5	0
阿立哌唑	316	1	2	0
氨磺必利	305	0	2	1

只有1例间质性肾炎的病例报道是由喹硫平和奥氮平引起的(He et al，2013)，它发生在喹硫平加量到200mg/d和4年后再将奥氮平从10mg/d加到20mg/d时。在二次肾活检时证明了慢性间质性肾炎的存在。这一例病例尚不足以证明两者之间的因果关系。另外有报道过量使用帕潘立酮可引起急性肾衰竭，尽管详细筛查并没有发现任何炎性指标的升高(Liang et al，2012)。

Hunter等(2009)的报道称，在英国药品和保健品监督管理局报道的26 000例疑由氯氮平引起的不良反应中，有10例急性间质性肾炎，31例急性肾衰竭。该报道与澳大利亚报道的数据一致(表13-1)。这些数据加上少量的病例报道，表明间质性肾炎可能是氯氮平引起的非常罕见的不良反应(表13-2)。如果将慢性间质性肾炎、终末期肾衰竭归因于氯氮平，那可能是在氯氮平治疗早期被漏诊的间质性肾炎引起的。澳大利亚报道的2例慢性肾病的数据中，氯氮平是可疑病因(TGA，2015)。有1例患糖尿病患者的病例报道表明，药物性间质性肾炎可能存在不同的致病途径。间质性肾炎的漏诊并没有出现重大的问题。

表 13-2　有关氯氮平引起间质性肾炎的病例报道

作者年	年龄性别	药物	剂量 mg/d	发病时间	复发情况	诊断数据	其他结果	治疗	结局
Parekh 等(2014)	54 男	氯氮平；丙戊酸钠	100	2.5 个月	2 例有发热，包括 1 例在 2 个月时增加泼尼松治疗肌酸升高	肌氨酸酐 5.1mg/dl；肾脏体积增大；活检：肾小管间质性肾炎	发热；蛋白尿 100mg/dl；CRP261mg/L	泼尼松 30mg/d	肾功能持续改善
Moha 等(2013)	53 女	氯氮平；丙戊酸钠	200	60d	2 周后因发热停用氯氮平；复发是由于 60d 后再开始缓慢增量	肌氨酸酐 2.9mg/dl；活检：AIN 见于 50% 肾皮质区域	发热；心动过速；尿素 42mg/dl；低血压	泼尼松 25mg/d	肾功能恢复接近正常水平
Kanofsky 等(2011)	28 男	氯氮平；双丙戊酸钠；锂盐；奋乃静；末扎托品；维A酸阿莫西林	125	7d		肌氨酸酐 7.1mg/dl；血清总蛋白 5.6g/dl；尿素氮 92mg/dl；无嗜酸性粒细胞	发热；蛋白尿(3+)；	泼尼松＋水化	康复
Hunter 等(2009)	57 女	氯氮平/氯氮平；丙戊酸钠；奥氮平	25	0.1 个月/3d	4 年后复发	急性肾衰竭/肌氨酸酐 1.4mg/dl；未活检	发热；心动过速；CRP197mg/L		停用氯氮平 5 d，肌酐 1.2mg/dl
Siddiqui 等(2008)	26 男	氯氮平；丙戊酸盐；锂盐；氯硝西洋	125	14d		肌氨酸酐 5.0mg/dl；未活检；Echo：LVEF40%	发热；心动过速；蛋白白尿(2+)；嗜酸性粒细胞 $0.8 \cdot 10^9/L$	静脉水化；类固醇类；	停药两周后 LVEF50%，肾功能改善

续表

作者年	年龄性别	药物	剂量 mg/d	发病时间	复发情况	诊断数据	其他结果	治疗	结局
Au et al., (2004)	33 男	氯氮平；丙戊酸盐；齐拉西酮；加巴喷丁	100	14d		肌氨酸酐 9.7mg/dl；超声：肾小球肾炎	发热；呕吐；腹泻；嗜酸性粒细胞 2.5*10⁹/L；尿素氮 87mg/dl	静脉水化	7d 后肌氨酸酐 4.1mg/dl
Estébanez et al., (2002)	69 男	氯氮平；丙戊酸盐；米海索		3 个月	出现癫痫后发现肾衰竭	肌氨酸酐 4.1mg/dl；活检：AIN	脱水症状；没有嗜酸性粒细胞	甲泼尼龙 1g/d 静脉治疗 3d	停用氯氮平后病情改善
Fraser and Jibani (2000)	49 男	氯氮平；地西泮	200	10d	氯氮平治疗 10d，因发热停用 4d 复发 3d	肌氨酸酐 7.3mg/dl；活检：间质性肾炎	发热；脱水	甲泼尼龙 1g/d 静脉治疗 3d 之后口服泼尼松	停用氯氮平 17d 后透析
Southall And Fernando (2000)	24 女	氯氮平	300	11d		蛋白尿 3g/L；未活检	发热；心动过速；呕吐；嗜酸性粒细胞 0.54*109/L；CRP58mg/L		停用氯氮平 8d 后尿常规恢复正常
Elias et al., (1999) Chan 等 (2015)	38 女/29 女	氯氮平；锂盐/文拉法辛；氯氮平	250/700	11d/7d	发热	肌氨酸酐 13.6mg/dl；活检：AIN/肌氨酸酐 4.0mg/dl；活检：伴嗜酸性粒细胞增多的肾小管肾炎、间质性肾炎；偶发肉芽肿	呕吐；尿素 92mg/dl；发热；嗜酸性粒细胞	停用包括氯氮平在内的所有药物	停用氯氮平 15d/2 周后肌氨酸酐恢复正常

氯氮平与间质性肾炎之间的因果关系可以从以下几方面得到支持:不良反应的类型/性质上;发病的时间(7例≤2周);停用氯氮平后症状恢复(表13-2)。另外,再用药后疾病症状会复发或再次反复也支持这一点,尽管首次给药后出现的症状以及再次给药后出现的症状是否是间质性肾炎引起的尚未得到肾活检的确认(Hunter et al,2009)。有7例服用丙戊酸或丙戊酸盐的病例报道表明暴露于该类药物会增加间质性肾炎的风险,这与丙戊酸会增加心肌炎或其他过敏反应的风险一致(参见第二章)(表13-2)(Ronaldson et al,2012)。这7例病例中丙戊酸盐均已达稳定状态一段时间,出现的症状都具有以下特点:病情突然恶化,增加了新的药物或物质,这些病例结果表明:丙戊酸引起间质性肾炎需要较长时间(Fukuda et al,1996;Watanabe et al,2005)。丙戊酸对药物性间质性肾炎的发病有直接作用,但并不是主要原因。另外,4例使用碳酸锂的病例报道表明,锂盐引起间质性肾炎非常罕见。

13.1.3　病理学

氯氮平引起的间质性肾炎是一种特异的过敏反应。炎症因子的存在,C-RP、嗜酸性粒细胞的升高以及肾活检的组织学证据均表明该类疾病的病理过程是包括免疫系统在内的炎症过程。Siddiqui等(2008)特别指出,他们的病例还伴有心肌病以及射血分数降低(40%)。因此,他们提出该病是IgE介导的免疫反应,正如Kilian等(1999)描述的氯氮平诱导的心肌炎(参见第二章)一样。在这点上,我们需要特别注意在TGA(2015)报道的间质性肾炎急性肾损伤或肾衰竭的病例中有9例同时患有心肌病,而这9例病中有5例是心肌炎。

13.1.4　临床和实验室特征

目前发表的病例所表现的常见的临床特征包括:发热、心动过速,有些病例还有一些胃肠道症状,如腹泻、呕吐(Au et al,2004;Southall and Fernando,2000;表13-2)。虽然皮疹也被认为是典型的临床特征(Beck and Salant,2012),但没有一例病例报道中出现该症状。如果上述临床症状同时伴有肌酐升高,或有蛋白尿,偶尔也可以伴有嗜酸性粒细胞的升高、CRP升高。尿中存在红细胞和嗜酸性粒细胞(Chan et al,2015),另外,有证据表明确实存在肾功能障碍以及炎症因子升高,可不需要肾活检即可进行临床诊断(Beck and Salant,2012;Perazella and Markowitz,2010)。这将使精神科医生可以放心地去治疗精神病患者。

13.1.5　鉴别诊断

怀疑为氯氮平引起的间质性肾炎的病例,在停用氯氮平后症状改善,说明氯氮平是导致间质性肾炎的病因。如果停用氯氮平后，症状无改善，肾活检是证实患者是否患有间质性肾炎的金标准，但却不能澄清该病是否与氯氮平治疗有关。

13.1.6　治疗

如果肾损伤不严重，停药后患者可以自行恢复或改善症状（Elias et al，1999），但大部分病例在这之前就已经用了氢化可的松类治疗（Estébanez et al，2002；Fraser and Jibani，2000；Parekh et al，2014）。尽管应用氢化可的松类药物治疗的价值还没有被临床试验证明（Perazella and Markowitz，2010），但它对加快重度病例的康复还是有临床意义的（Parekh et al，2014）。如果引起疾病的药物没有停，间质性肾炎可能会继续进展至肾病的终末期（Martuseviciene et al，2006）。在轻中度病例中如果长期暴露于危险因素中，或有严重的肾小管萎缩和间质纤维化，则肾损伤可能不能完全康复（Beck and Salant，2012），氢化可的松治疗对预后的影响尚不清楚。

13.1.7　预防

这些病例报道的作者提出了多种减轻氯氮平引起的肾功能障碍的方法（Mohan et al，2013；Au et al，2004；Fraser and Jibani，2000；Kanofsky et al，2011）。这些方法及建议包括：在嗜酸性粒细胞数升高或发热的情况下监测肾功能。但令人沮丧的是这两种情况在氯氮平治疗的患者中的出现概率非常高。鉴于氯氮平治疗引起的间质性肾炎非常罕见，因此并不建议专门常规监测这些指标。在这些临床特征中，尤其是发热和 C- 反应蛋白（CRP）升高，也常发生在心肌炎的病例中，另外，心肌炎与药物性间质性肾炎也常同时发生。减少药物性间质性肾炎发病率的方法与减少心肌炎发病率的预防指南一样（参见 2.10；图 2-4）。如果患者因发热感觉不舒服，且 CRP 高于 100mg/L，但肌钙蛋白及超声心动检查未发现心脏异常，则需进一步检测血清肌酐。如果诊断了心肌炎，并且停用了氯氮平，且患者的心功能已经改善，但患者的不舒服仍在加重，那么这种情况下，间质性肾炎应为独立的临床诊断。

13.2　间质性肺病

13.2.1　定义

药物性间质性肺病，本质上可能是免疫调节异常或直接的细胞毒性作用。间质性肺病这一术语适用于一组影响肺组织和肺间质的疾病，用以区别于阻塞性呼吸道类疾病。当临床上有发热、呼吸困难、胸部疼痛症状，同时胸片、

CT 等放射检查发现肺部存在肺肉芽肿性疾病、过敏性肺炎、嗜酸性粒细胞性肺炎、间质性肺炎和肺扩张类疾病，排除其他原因（如充血性心力衰竭、传染性疾病、恶性肿瘤），并且停用药物后这些症状改善及消失，就可以诊断药物性间质性肺病（Matsuno，2012；框 13-2）。

> **框 13-2　间质性肺病**
>
> - 很少有证据显示抗精神病药与间质性肺病之间存在因果关系，但一种药物（氯氮平）除外
> - 只有在使用氯氮平出现过敏反应时才可能发生间质性肺炎
> - 目前较低的发病率可能是由于该病确实属于罕见病，也可能是由于对该类肺病缺乏有效的观察诊断方法或指标

13.2.2　流行病学

面对成千上万使用抗精神病药的患者，医学文献、TGA 和 MHRA（2015）一共报道了 33 例氯氮平相关的间质性肺病（表 13-3）。同时，尽管有大量的患者使用其他的抗精神病药，但极少有病例报道药物性间质性肺病，这些报道中可能还包含其他原因引起的间质性肺病。

表 13-3　所有已发表的文献、TGA（2015）、MHRA（2015）中有关抗精神病药引起的间质性肺病的病例报道汇总（左侧为病例数）

文献		TGA		MHRA	
氯氮平		氯氮平（共 7 875 例报道）		氯氮平（共 12 568 例报道）	
1	过敏性肺泡炎	2	过敏性肺泡炎	1	肺泡炎
1	淋巴细泡性肺泡炎	1	肺部浸润		
		2	肺纤维化	8	肺纤维化
		1	间质性肺病	9	间质性肺病
		2	肺炎	5	肺炎，1 例婴儿
		奥氮平		奥氮平	
		2	肺纤维化，1 例婴儿	1	肺炎
氯丙嗪				氯丙嗪	
1	间质性肺病			1	过敏性肺泡炎
氟哌啶醇		氨磺必利		喹硫平	
1	间质性肺炎	1	肺炎	1	肺炎
				利培酮	
				3	肺纤维化
				1	间质性肺病

1 例使用氯氮平的病例报道中，患者疑存在过敏性肺泡炎，过敏性肺泡炎 15d 的发病时间与预计的心肌炎的发病时间一致（Benning, 1998）。它的症状有发热、昏睡、咳嗽、呼吸困难。X 线检查表现为双肺纹理增粗，与肺部感染相同。CT 呈肺间质病变，超声未见明显变化；红细胞沉淀率（ESR）升高（90mg/h）以及嗜酸性粒细胞升高。停用氯氮平及采取保守治疗后病情改善。

另 1 例使用氯氮平的病例报道中，一名 41 岁的女性在使用 2 个月后出现轻度呼吸困难（Arias et al, 2011），从支气管肺泡灌洗中可以看到 54% 的淋巴细胞和 2% 的酸性粒细胞。CT 显示双肺呈弥漫性毛玻璃样变。肺活检显示轻度慢性炎症改变，不伴有炎症细胞的升高、肝功能升高、ESR（130mg/h）升高，外周血嗜酸性粒细胞并不增多，病毒、细菌以及分枝杆菌培养均阴性，氯氮平减药、停药 2 个月后，CT 复查恢复正常。

来自澳大利亚的 5 例病例（其中过敏性肺泡炎 2 例，肺炎 2 例，肺浸润 1 例）报道，药物性间质性肺病发生在使用氯氮平 2～3 周后。这些炎症可能继发于使用氯氮平后出现的高敏反应。这 5 例患者在停用氯氮平或对应处理后均没有痊愈。其中 3 例使用氯氮平的病例报道，所提供的信息也很少，如未提供使用氯氮平后多久会引起发病。另外 2 例使用氯氮平出现的间质性肺病的病例报道，由于 1 例长期使用氯氮平治疗，另 1 例存在药物滥用，因此也不能显示出氯氮平与间质性肺病间存在因果关系。其他药物如使用氨磺必利出现间质性肺炎报道所提供的信息更少。

氟哌啶醇引起间质性肺病的病例报道中，因为患者精神症状不稳定，因此使用了多种的药物治疗（Sato and Takeichi, 1990）。经支气管活检显示，淋巴细胞增殖伴成纤维细胞增生以及肺泡壁纤维化增厚。这种情况与氟哌啶醇使用有关，因为减量后患者症状改善。氯丙嗪引起间质性肺病的病例中，存在显著的肺泡上皮细胞柱状纤维化，尽管临床检查未发现双肺存在异常的捻发音（Clerici et al, 1986）。

13.2.3　结论

总的来说，间质性肺病可能发生在氯氮平治疗开始起效时，常伴有发热、心跳加速、嗜酸性粒细胞增生，偶伴有心肌炎（参见第二章）（Ronaldson et al, 2011）。病例报道的数量少，可能说明这种情况比较偶发或者是缺乏对有关肺部疾病症状和体征的有效及更多的观察，这些症状或体征包括：咳嗽、呼吸困难、胸痛、伴有发热的心肌炎（Ronaldson et al, 2011）。其他抗精神病药引起的间质性肺病几乎少到可以忽略不计。

参考文献

间质性肾炎

Au, A.F., Luthra, V., Stern, R., 2004. Clozapine-induced acute interstitial nephritis. Am. J. Psychiatry 161, 1501.

Beck, L.H., Salant, D.J., 2012. Chapter 285. Tubulointerstitial diseases of the kidney. In: Longo, D.L., Fauci, A.S., Kasper, D.L., et al., Harrison's Principles of Internal Medicine, 18th ed. McGraw-Hill Medical, New York.

Chan, S.Y., Cheung, C.Y., Chan, P.T., Chau, K.F., 2015. Clozapine-induced acute interstitial nephritis. Hong Kong Med. J. 21 (4), 372−374.

Elias, T.J., Bannister, K.M., Clarkson, A.R., et al., 1999. Clozapine-induced acute interstitial nephritis. Lancet 354, 1180−1181.

Estébanez, C., Fernandez Reyes, M.J., Sanchez Hernandez, R., et al., 2002. Acute interstitial nephritis caused by clozapine [Spanish]. Nefrologia 22, 277−281.

Fraser, D., Jibani, M., 2000. An unexpected and serious complication of treatment with the atypical antipsychotic drug clozapine. Clin. Nephrol. 54, 78−80.

Fukuda, Y., Watanabe, H., Ohtomo, Y., et al., 1996. Immunologically mediated chronic tubulo-interstitial nephritis caused by valproate therapy. Nephron 72, 328−329.

He, L., Peng, Y., Fu, X., et al., 2013. Dibenzodiazepine derivative quetiapine- and olanzapine-induced chronic interstitial nephritis. Renal Failure 35, 657−659.

Hunter, R., Gaughan, T., Queirazza, F., et al., 2009. Clozapine-induced interstitial nephritis − a rare but important complication: a case report. J. Med. Case Rep. 3, 8574.

Kanofsky, J.D., Woesner, M.E., Harris, A.Z., et al., 2011. A case of acute renal failure in a patient recently treated with clozapine and a review of previously reported cases. Pim. Care Companion CNS Disord. 13 (3). Available from: http://dx.doi.org/10.4088/PCC.10br01091.

Kilian, J.G., Kerr, K., Lawrence, C., et al., 1999. Myocarditis and cardiomyopathy associated with clozapine. Lancet 354, 1841−1845.

Liang, C.S., Bai, Y.M., Liou, Y.J., et al., 2012. Acute renal failure after paliperidone overdose: a case report. J. Clin. Psychopharmacol. 32, 128.

Martuseviciene, G., Kamper, A.L., Horn, T., 2006. A severe case of interstitial nephritis caused by sodium valproate [Danish]. Ugeskrift for Laeger 168, 3729−3730.

Mohan, T., Chua, J., Kartika, J., et al., 2013. Clozapine-induced nephritis and monitoring implications. Aust. N.Z. J. Psychiatry 47, 586−587.

Parekh, R., Fattah, Z., Sahota, D., et al., 2014. Clozapine induced tubulointerstitial nephritis in a patient with paranoid schizophrenia. BMJ Case Rep. (online). Available from: http://dx.doi.org/10.1136/bcr-2013-203502

Perazella, M.A., Markowitz, G.S., 2010. Drug-induced acute interstitial nephritis. Nat. Rev. Nephrol. 6, 461−470.

Ronaldson, K.J., Taylor, A.J., Fitzgerald, P.B., et al., 2011. A new monitoring protocol for clozapine induced myocarditis based on an analysis of 75 cases and 94 controls. Aust. N.Z. J. Psychiatry 45, 458−465.

Ronaldson, K.J., Fitzgerald, P.B., Taylor, A.J., et al., 2012. Rapid clozapine dose titration and concomitant sodium valproate increase the risk of myocarditis with clozapine: a case-control study. Schizophr. Res. 141, 173−178.

Siddiqui, B.K., Asim, S., Shamim, A., et al., 2008. Simultaneous allergic interstitial nephritis and cardiomyopathy in a patient on clozapine. Clin. Kidney J. 1, 55−56.

Southall, K.E., Fernando, S.N., 2000. A case of interstitial nephritis on clozapine. Aust. N.Z. J. Psychiatry 34, 697−698.

Therapeutic Goods Administration, Australian Government. Database of Adverse Event Notifications (DAEN). Retrieved (June 5, 2015). from: https://www.tga.gov.au/databaseadverse-event-notifications-daen.

Watanabe, T., Yoshikawa, H., Yamazaki, S., et al., 2005. Secondary renal Fanconi syndrome caused by valproate therapy. Pediatr. Nephrol. 20, 814—817.

间质性肺病

Arias, S.A., Cohen, P., Kwon, J.S., 2011. Clozapine-induced lymphocytic alveolitis. Am. J. Psychiatry 168, 210—211.

Benning, T.B., 1998. Clozapine-induced extrinsic allergic alveolitis. Br. J. Psychiatry 173, 440—441.

Clerici, C., Lacronique, J., Kemeny, J., 1986. Bioclinical conference in pneumology. Hopital Laennec. Case n. 4--February 1985. Interstitial pneumopathy associated with pulmonary infiltration by foamy macrophages [French]. Revue de Pneumologie Clinique 42, 300—305.

Matsuno, O., 2012. Drug-induced interstitial lung disease: mechanisms and best diagnostic approaches. Respir. Res. 13, 39.

Medicines and Healthcare products Regulatory Agency (MHRA), United Kingdom Government. Drug Analysis Prints. Retrieved (July 13, 2015) from http://www.mhra.gov.uk/Safetyinformation/Howwemonitorthesafetyofproducts/Medicines/TheYellowCardScheme/YellowCarddata/Druganalysisprints/index.htm.

Ronaldson, K.J., Taylor, A.J., Fitzgerald, P.B., et al., 2011. A new monitoring protocol for clozapine induced myocarditis based on an analysis of 75 cases and 94 controls. Aust. N.Z. J. Psychiatry 45, 458—465.

Sato, T., Takeichi, M., 1990. Drug-induced pneumonitis associated with haloperidol. A case report. Gen. Hosp. Psychiatry 12, 341—343.

Therapeutic Goods Administration, 2015. Australian Government. Database of Adverse Event Notifications (DAEN). Retrieved (July 13, 2015) from https://www.tga.gov.au/database-adverse-event-notifications-daen.

第七部分

抗精神病药使用在临床与司法中的挑战

第十四章

抗精神病药的获益：控制症状并提高生活质量

14.1 精神分裂症的治疗目标

精神分裂症是一种慢性衰退性精神障碍，以阳性症状及阴性症状为特征，如幻觉、妄想、思维障碍、行为紊乱、意志减退及社会退缩，此外还有认知和功能损害（van Os and Kapur，2009）。精神分裂症在全世界的终生患病率为0.30%~0.66%（McGrath et al，2008），所有精神障碍的患病率达到2.3%（Perala et al，2007）。精神分裂症具有显著的共病现象，使死亡率增加，平均寿命缩短10~25年（Goff et al，2005；Colton and Manderscheid，2006）。精神分裂症的病因被认为是多因素的，其中遗传和环境因素都起着重要的作用。疾病起病通常发生在青春期后期至成年早期，其病程通常是慢性、严重致残性的。广义的治疗目标是减少症状，恢复社会功能，并预防症状复发，因此患者通常需要终身治疗，因此这也成为了重大的公共卫生负担和经济负担（Rice，1999）

在一个世纪前，当 Emil Kraepelin（1919）首次描述精神分裂症的概念时，他指出："精神分裂症的治疗干预手段很少"。在20世纪50年代之前，这一说法大体上仍然是正确的。无论是实验性药物治疗还是精神分析治疗均无效，大多数精神分裂症患者需要长年留在政府机构中。电休克治疗可以有效减轻症状，但由于其副作用，在当时并没有被广泛使用。在20世纪50年代初，一种抗组胺药物氯丙嗪被偶然发现对精神病患者具有强烈的镇静作用，然而最初它是被用于预防术后震颤。这一发现开创了现代精神药理学的新纪元，并迅速成为精神分裂症的主流治疗方法。在很短的时间内，世界各地数百万精神分裂症患者接受了这种药物治疗。一定程度上归功于20世纪60年代和70年代的机构化运动，使许多其他相似的抗精神病药被研发，并在临床实践中使用。人们发现多巴胺 D_2 受体拮抗作用在这些药物的抗精神病疗效中发挥关键作用（Kapur and Mamo，2003），这一发现构建起精神分裂症的多巴胺理论，而这一理论反过来又激发了更多的抗精神病药的发展，而这些药物的机

制类型都是多巴胺 D_2 受体拮抗剂（即第一代抗精神病药，FGA）。在氯氮平这一有着极轻锥体外系副作用（EPS）和迟发性运动障碍副作用（TD）的非典型抗精神病药被引入欧洲和北美之后，人们开始致力于研发类似药物，即第二代抗精神病药（SGA），其特征除阻断 D_2 受体外，同时也可以调节 5-HT 受体。然而，近期研究表明，不同的 SGA 抗精神病疗效不同，副作用也不同，因此对于 SGA 与 FGA 的分类提出了挑战（Leucht et al，2013）。然而，SGA 不仅被广泛用于治疗精神分裂症，在适应证外，还被用于治疗双相情感障碍，重度抑郁障碍（MDD）和许多其他精神障碍（Maher et al，.，2011；Olfson et al，2012）。在 2010 年，美国成年人口中约有 12% 被给予抗精神病药处方，而在老年人群中由于痴呆相关诊断，抗精神病药的使用比例甚至更高（Olfson et al，2015）。最近的证据表明，在怀孕期间使用抗精神病药通常是安全的（Vigod et al，2015）。

本章将简要讨论目前抗精神病药的药理作用，并总结抗精神病药治疗精神分裂症及相关精神障碍以及其他精神障碍的疗效的现有证据。虽然这些药物可能引起严重的不良事件，但那些将在其他章节进行讨论。

14.2　抗精神病药的药理机制

抗精神病药是一类与受体结合并调节脑中多种神经递质系统功能的药物，这些神经递质系统包括但不限于多巴胺、5- 羟色胺、谷氨酸、肾上腺素、乙酰胆碱和组胺（Correll，2010）。这可能是药物临床疗效和不良反应的机制。表 14-1 列出了常用抗精神病药的受体结合谱。

抗精神病药的主要作用机制是对多巴胺 D_2 受体的拮抗作用（Kapur and Mamo，2003）。精神分裂症的多巴胺假说表明，脑中多巴胺能通路神经传导存在异常。多巴胺在中脑边缘通路的过度释放（引起阳性症状），在中脑皮质通路的释放减少（导致阴性症状）（Miyamoto et al，2012）。阻断中脑边缘通路的 D_2 受体将会降低多巴胺的活性，从而减少阳性症状。脑影像研究表明，至少对于某些 FGA 而言，体内纹状体 D_2 受体占有率需达到 65%～70%，才能达到抗精神病作用，而当 D2 占有率大于 80% 时则显著增加 EPS 的风险，而 EPS 正是抗精神病药常见的副作用（Remington and Kapur，1999）。这些结果就使得研究人员假设 D_2 受体拮抗作用可能是抗精神病疗效的"必要的和充分的"条件（Kapur and Mamo，2003），因为所有已知的抗精神病药都与 D_2 受体结合，而那些作用于非 D_2 受体，且与阻断 D_2 受体无关的药物尚未被证明在治疗精神分裂症方面是有效的。

氯氮平在治疗难治性精神分裂症方面优于其他药物（Kane et al，1988），而且只有弱 D_2 受体亲和力的这一发现导致了 SGA 的发展。关于 SGA 的一个假设是它们对 5- 羟色胺能受体的作用更大，对 5-HT$_2$ 受体亲和力高于 D_2 受体是

表 14-1　治疗剂量下常用抗精神病药的神经递质受体相对亲和力

	D1	D2	D3	D4	5-HT$_{1A}$	5-HT$_{2A}$	5-HT$_{2C}$	5-HT$_6$	5-HT$_7$	α$_1$	α$_2$	H$_1$	M$_1$
第一代抗精神病药													
氯丙嗪	++	+	++	++	−	++	++	++	+	+++	+++	++++	++
氟哌啶醇	+	+++	++	+++	−	+	+	++	−	++	−	−	−
奋乃静	+	+++	++	++	+	++	+	++	+	++	−	+++	−
舒必利	−	+	++	−	+	−	−	−	−	−	−	−	−
佐替平	+	++	++	−	++	+++	++	++	++	++	++	++	+
第二代抗精神病药													
氯氮平	+	+	+	++	++	+++	+++	++	++	+++	++	+++	+++
奥氮平	++	++	++	++	+++	+++	++	+++	−	++	+	+++	++
利培酮	+	+++	++	++	+	+++	++	−	+++	+++	++	++	−
喹硫平	−	+	+	+	++	++	−	−	+	++	++	++	++
齐拉西酮	+	++	++	+	+++	+++	+++	+	+++	++	+	++	−
阿立哌唑	−	++++	+++	+	+++	+++	++	++	+++	++	++	++	−
鲁拉西酮	+	++++	+	+	+++	+++	+	−	++++	+	++	+	−
氨磺必利	−	++++	++	−	−	−	−	−	+++	−	−	−	−

一, 极小甚至没有; +, 低; ++, 中; +++, 高; ++++, 极高.

SGA"非典型性"的关键特征（Meltzer et al, 1989）。其他人认为，SGA 倾向于与 D_2 受体结合，然后快速解离，这些"快速解离"的特征使得 SGA 具有较低的 EPS 副作用（Kapur and Seeman, 2001）。每个模型似乎只解释了抗精神病药作用的一部分，并且很可能多巴胺能和 5-HT 能结合作用在抗精神病疗效中均起重要作用。相反，与其他神经递质受体的结合特征能够预测药物诱导的副作用。例如，对组胺 H_1、肾上腺素 $α_1$ 和毒蕈碱 M_1 受体的强亲和力与镇静有关，体位性低血压和抗胆碱能作用有关。在临床实践中，重要的是要识别每种抗精神病药的不同的药效动力学和药代动力学特点，并了解这些因素如何影响临床疗效和不良反应。

14.3　精神分裂症的症状减轻

精神分裂症的特征在于其突出的阳性症状，包括幻听、幻视、偏执、妄想以及行为及思维的紊乱。这些是患者激越、攻击、生产力丧失、长期住院和增加自伤和伤人风险的首要原因。抗精神病药（包括 FGA 和 SGA）均可以有效减轻这些症状，帮助患者从疾病中恢复并回归社会。抗精神病药疗效的证据主要来自：①美国国家精神卫生研究院（NIMH）进行的安慰剂对照研究；②由药物公司赞助的用于 FDA 注册而进行的新药的 3 期临床试验；③两种或多种抗精神病药的头对头疗效对照试验。由于伦理的要求，安慰剂对照研究（除了新药物注册试验）是很少的，因为当有多种有效药物可用于治疗患者时，不应该给予急性期精神病患者安慰剂治疗。

一项早期 NIMH 研究提供了初步证据来支持抗精神病药的强效作用（Cole et al, 1964）。在这一主要为首发精神分裂症患者（n=5 334）的研究中，61% 服用氯丙嗪的患者，对治疗有反应，而安慰剂组仅有 22% 的患者症状明显减轻。这导致应答率差异为 39%，需治数（NNT）为 2～3，因此无论如何都是一个很大的效应值。Davis 及其同事（1989）总结了 1989 年以前有关精神分裂症急性期治疗的 100 项 FGA 和安慰剂对照双盲研究，发现 FGA 在大多数研究中比安慰剂更有效。总体而言，75% 使用吩噻嗪类药物治疗的患者在 6 周后大大改善，而安慰剂组患者的改善率? 则低于 25%。基于这篇综述和其他综述，1992 年卫生保健政策研究机构和 NIMH 为提高精神病患者的治疗质量而召集的精神分裂症患者结局研究小组（PORT）得出结论，抗精神病药有助于控制精神分裂症的阳性症状，并显著降低其发病率和死亡率（Dixon et al, 1995）。许多研究回顾了使用氯丙嗪和其他低效价抗精神病药作为活性药物的疗效。其他综述检验了如氟哌啶醇这类高效价药物的疗效，发现他们同样有效。一篇关于氟哌啶醇的回顾性队列研究（Joy et al, 2006）显示出相较于安慰剂的显著优势，在短期和中期研究中需治数均为 3，氟哌啶醇组的应答率为 43.8%，而安慰剂组仅为 14.4%。

当20世纪90年代氯氮平、奥氮平、利培酮和其他SGA进入市场时，最初被认为比FGA更有效且副作用更小。然而，除了氯氮平在治疗难治性分裂症患者上有明显的优势之外，后来的研究使SGA的优势受到了很大的怀疑。与20世纪60年代至80年代进行的研究相比，最近的研究显示出一种新的趋势，即安慰剂应答率越来越高（Rutherford et al，2014），这可能与SGA相对中等的效应值有关。尽管如此，依然有证据显示，SGA可有效降低精神病症状。对3 832例患者进行的38项随机安慰剂对照试验的荟萃分析显示，对于精神病性症状减轻整体效应值为0.51（Cohen's d），SGA组的应答率为41%，安慰剂组为24%（Leucht et al，2009）。虽然这一结果的需治数仅为6，但是由于在EPS和TD中的相对温和的副作用特征和制药公司积极的营销努力，SGA在过去20年中一直是治疗精神分裂症、双相情感障碍和其他精神病性谱系障碍的主要力量。

虽然证据支持抗精神病药降低精神分裂症的阳性症状的功效，但并不是所有的药物都是一样的。最近的一篇综述回顾了212项（包括安慰剂对照和头对头试验）试验和43 949例患者的数据，对最常用的15种抗精神病药的疗效和耐受性进行了比较（Leucht et al，2013）。研究现，这些药物疗效均显著优于安慰剂，但一些药物比其他药物更有效。氯氮平是最有效的药物，与安慰剂相比，效应值为0.88，比所有其他药物更有效。这并不奇怪，因为近30年氯氮平一直被推荐作为治疗难治性精神分裂症的首选（Kane et al，1988）。在氯氮平之后，氨磺必利、奥氮平和利培酮明显比其他药物（除帕潘立酮和佐替平）效果更好。各种药物间的疗效差异较小，但药物副作用差异很大。另一项关于首发精神分裂症治疗试验的荟萃分析显示，尽管在症状减轻和应答率方面，SGA与FGA具有相似的疗效，但在减轻阴性症状、抑郁症状以及改善认知功能障碍方面，SGA略优于FGA，服用SGA的患者停止药物治疗的可能性更小（Zhang et al，2013）。与其他综述结果一致，在现有证据的情况下，奥氮平和氨磺必利在治疗首发精神分裂症时比FGA更有效。

总之，大多数抗精神病药在治疗精神病性症状方面是有效的。然而，药物之间的异质性太大，以至于无法对FGA与SGA进行简单的分类。抗精神病治疗仍然需要根据患者的需要进行个体化选择，既要考虑疗效也要考虑副作用。

14.4　复发预防及抗精神病药的维持治疗

精神分裂症是一种慢性疾病，需要终身药物治疗。没有治疗，高达80%的患者将在5年内至少发生一次疾病复发（如精神病症状的增加和再住院治疗）（Shepherd et al，1989；Robinson et al，1999）。早期随机安慰剂对照研究表明，在抗精神病药稳定后，转为安慰剂治疗的患者比继续接受药物治疗的患者的再住院率高得多（Engelhardt et al，1967）。

Leucht 及其同事（2012）系统地回顾了 1959—2011 年关于抗精神病药在精神分裂症复发预防中作用的文献，其中包括 65 个 6 493 例患者的随机对照研究。对于疾病复发、再住院、中断治疗和攻击行为等主要结局，持续药物治疗的患者确实明显优于接受安慰剂治疗的患者。服药组的患者中有 22% 出现复发，而安慰剂组为 57%。10% 的服药患者再次住院，安慰剂患者则为 26%。该综述还检查了试验中使用的各种抗精神病药，包括氯丙嗪、氟哌啶醇、喹硫平、帕潘立酮和齐拉西酮，证据显而易见：无论使用哪种药物，抗精神病药均能有效预防复发。长达 2 年随访证明抗精神病药维持治疗可显著降低所有精神分裂症患者的复发风险。

有研究调查了哪种类型的抗精神病药可更有效地预防精神分裂症的复发，包括 SGA 对比 FGA，以及长效制剂对比口服药物。最近的一篇荟萃分析回顾了 23 项 4 504 例患者的研究，比较 SGA 和 FGA 在精神分裂症复发预防上的作用（Kishimoto et al，2013a，b）。虽然单一 SGA 药物与 FGA 没有统计学上的显著性差异，但是作为整体而言，SGA 的复发率（29%）低于 FGA（37.5%）。由于治疗依从性差是复发的重要预测因子（Robinson et al，1999），因此抗精神病药长效注射（LAI）制剂引起了研究者相当大的兴趣。然而，最近大量比较长效注射制剂和口服制剂的大型随机临床试验并未发现在预防精神病复发方面长效注射制剂显著优于口服制剂（Rosenheck et al，2011；Buckley et al，2015）。阴性结果可能是由于多种因素导致，如缺少对于依从性差的优先选择，严格的评估程序和免费口服药物等因素。因此，这些发现是否可以应用于实践依然存疑。为了克服这些研究的局限性，进行了镜像研究的荟萃分析，将同一患者早期口服抗精神病药治疗与随后的长效注射制剂治疗期相比较，以进一步探讨长效注射制剂对复发预防的影响。系统回顾了包括对 5 940 例患者进行的 25 项研究，发现长效注射制剂在预防再住院和减少住院次数方面明显优于口服药物（Kishimoto et al，2013a，b）。口服药物的患者比长效注射制剂患者住院的可能性高出两倍。

总之，现有的证据明确表明，抗精神病药有助于预防精神分裂症患者的复发，并且长效注射制剂可能比口服药物更有利于实现这一目标。

14.5　提高精神分裂症患者的生活质量

对于精神分裂症患者而言，精神障碍通常起病于青春期后期和成年早期，而这正是一个人事业和社会发展的关键时期。由于精神症状（包括阳性和阴性症状）的影响，患者在家庭和社会中都无法正常发挥功能，导致终生功能受损以及生活质量变差。虽然抗精神病药可以有效减少阳性症状，但对阴性症状和认知功能障碍的作用有限，而这两者在个体功能状态中均起到重要作用。此外，抗精神病药的副作用，例如，恼人的 EPS，不可逆转的 TD 和显著的体重增加，都会对患者的生活质量和幸福感产生不利影响，这些往往导致服药依从性差，进一步导致精神病复发及功能下降。因此，在临床实践中，平衡药物的获益和风险至关重要，这可以最大限度地把我治疗成功的机会，最终获得功能恢复和生活质量的改善。

与抗精神病药对症状减轻和复发预防影响的文献相比，对患者自我报告的功能结局（如生活质量）的研究相对较少。大多数早期的安慰剂对照研究没有包括任何生活质量的测量，而其他研究则将生活质量作为二级或三级结果。两项随机安慰剂对照研究（总共 5 406 例）发现，奥氮平相较于安慰剂可显著改善患者的生活质量（Beasley et al, 1996; Lecrubier et al, 2006）。在三项三期注册试验（共计 51 306）的综合分析中，与安慰剂相比，帕潘立酮与社会功能和个人表现的显著改善之间有显著相关，效应之为 0.52、0.85，且获益在 52 周随访中持续存在（Patrick et al, 2010）。然而，其他研究没有发现抗精神病药相较安慰剂对提高生活质量有显著的优势（Moller et al, 2004; Nasrallah et al, 2008）。

由于 SGA 相对温和的神经肌肉副作用及其在治疗阴性症状和认知障碍方面的轻微优势（Zhang et al, 2013），研究者认为 SGA 或许可以对精神分裂症患者的生活质量做出更多贡献。一项 230 例患者的早期研究支持了这一说法，包括奥氮平、利培酮、喹硫平和氯氮平在内的 SGA 在患者报告的生活质量中似乎优于 FGA（Voruganti et al, 2000）。然而，一项更新的旨在验证 SGA 在提高生活质量方面优于 FGA 的，针对 227 例精神分裂症患者进行的随机对照临床试验，并未发现两组药物之间存在任何统计学差异（Jones et al, 2006）。如果说有的话，就是 FGA 患者的生活质量要略好于 SGA 患者，但差异无统计学意义。

因此，关于抗精神病药和患者报告的生活质量之间关系的证据是不一致的。这可能是由于对生活质量的概念定义不同以及测量上的困难，不同研究中使用了多种量表，以及缺乏将生活质量作为主要结果的研究（Awad and Voruganti, 2004 年, 2013）。随着近年来在医学研究中更热衷于以患者为中心，以及美国食品药品管理局（FDA）对新药开发的新要求，预计在不久的将来将会有更多关于使用抗精神病药来提高精神分裂症患者生活质量的研究。

14.6　抗精神病药在其他精神障碍中的使用

自从 60 多年前氯丙嗪首次亮相以来，抗精神病药不仅成为精神分裂症的主要治疗方法，而且也成为许多其他精神疾病治疗策略的重要组成部分。大多数 SGA 已经获得 FDA 批准用于单药治疗双相情感障碍急性躁狂，并且还有许多药物可作为治疗 MDD 的增效剂。此外，在规定外，抗精神病药在许多精神症状中也被广泛使用，包括焦虑、失眠、强迫症、激越、品行障碍、人格障碍、进食障碍和创伤后应激障碍。本节总结了抗精神病药治疗其他精神疾病有效的已知证据。

双相情感障碍躁狂相的特点是情感高涨、夸大、睡眠需求下降、目标导向行为增加、强制言语和鲁莽风险行为，往往需要入院治疗。长期以来，锂盐和抗癫痫药物被作为治疗急性躁狂的首选药物。FGA 曾被试图用于治疗双相障碍，结果喜忧参半，原因是会诱发患者转为抑郁相以及 EPS 副作用（Esparon et al，1986；Cavazzoni et al，2006）。然而，过去 20 年多来，SGA 已经成为双相障碍治疗的主要力量。来自不同机构的多项治疗指南建议，SGA 作为急性躁狂的一线治疗方法之一，可单独使用也可合并情感稳定剂；除此外也可用于双相障碍维持治疗，只是推荐度较低（Connolly and Thase，2011）。Scherk 及其同事（2007）回顾了 SGA 治疗急性躁狂的有效性证据。12 项研究，超过 2 773 例患者使用 SGA（包括阿立哌唑、奥氮平、喹硫平、利培酮和齐拉西酮）单药治疗与安慰剂进行比较，发现所有这些药物与安慰剂相比均显著减少躁狂症状。利培酮具有最大的效应值，Cohen's d 为 0.66。在 5 项 633 例患者的研究中，将一种 SGA（奥氮平、喹硫平和利培酮）与情绪稳定剂（锂或丙戊酸钠）进行比较，结果显示，在躁狂急性期治疗中，SGA 可能比情绪稳定剂略有优势。SGA 合并情感稳定剂联合治疗在 1 317 例患者的 6 项研究中显示，与安慰剂相比，SGA 联合情感稳定剂可显著减轻躁狂症状。最近更新的荟萃分析回顾了 68 例随机对照试验，共 16 073 例患者中 13 种常用药物的疗效对比（Cipriani et al，2011）。他们发现，在躁狂急性期治疗中，抗精神病药似乎优于抗癫痫药和锂盐，并得出结论，奥氮平、利培酮和氟哌啶醇应被视为治疗躁狂的最佳选择。

虽然在双相抑郁的治疗上是有争议的，并且在临床上受到挑战，但是几种 SGA 已经获得 FDA 的批准，可用于治疗双相抑郁，包括喹硫平、奥氮平（与氟西汀组合）和鲁拉西酮。在双相抑郁治疗中，针对 SGA 进行了荟萃分析回顾，其中包括 8 331 例患者的 29 项研究（Taylor et al，2014）。结果发现奥氮平单药治疗或奥氮平和氟西汀联合治疗在改善抑郁症状方面具有最佳疗效，而齐拉西酮和喹硫平治疗会有小部分转狂躁。鲁拉西酮继奥氮平 / 氟西汀组合治疗之后具有第二高的应答率。在一项关于治疗双相抑郁的各种药物的综述中，发现鲁拉西酮、奥氮平 / 氟西汀联合治疗和喹硫平比安慰剂更有效，需治数均小于 10，而阿立哌唑和齐拉西酮并非同样有效（Vazquez et al，2015）。虽然抗抑郁剂和抗癫痫药仍然是双相抑郁的主要治疗方法，但证据显示，某些抗精神病药是治疗双相障碍抑郁相的可行选择。在不同的抗精神病药中，疗效差异相对较小，但药物不良事件的差异较大。在平衡风险和获益的原则下，鲁拉西酮似乎具有最佳风险 / 效益比，既有良好的疗效，又有良好的耐受性（Gao et al，2015；Vazquez et al，2015）。

抗精神病药也是重度抑郁障碍（MDD）治疗策略的重要组成部分，包括伴有精神病性症状的 MDD 和难治性 MDD。阿立哌唑、奥氮平和喹硫平（缓释制剂）这三种药物已经获得 FDA 批准，可用于与抗抑郁药联合使用治疗 MDD

（表 14-2）。在过去 20 年中，使用 SGA 增强抗抑郁药物疗效的治疗显著增加。一项研究发现，从 1999 年到 2000 年，MDD 治疗中的 SGA 处方量从 4.6% 上升到 12.5%（Gerhard et al，2014）。Nelson 和 Papakostas（2009）在 3 480 例患者中对 16 例将 SGA 作为抗抑郁剂增效剂的随机对照安慰剂研究进行了分析。应用的四种 SGA 为奥氮平、利培酮、喹硫平和阿立哌唑。虽然利培酮没有获得 FDA 对 MDD 辅助治疗的批准，但在治疗应答率和缓解率方面仍然显著优于安慰剂。结合所有 16 项研究，所有 SGA 在增强抗抑郁剂疗效方面显著优于安慰剂。SGA 组的总体应答率为 44.2%，而安慰剂组为 29.9%。SGA 组缓解率为 30.7%，安慰剂组为 17.2%。显然，对抗抑郁单药治疗无效的 MDD 患者而言，使用一些抗精神病药作为辅助治疗手段是有益的。

表 14-2　FGA 和 SGA 在 FDA 获得批准的适应证

	精神分裂症	分裂情感障碍	双相情感障碍（躁狂相/混合相）	双相情感障碍（抑郁相）	双相情感障碍（维持治疗）	重度抑郁（辅助治疗）
氯丙嗪	×		×			
氟奋乃静	×					
氟哌啶醇	×					
奋乃静	×					
阿立哌唑	×		×		×	×
阿塞那平	×		×			
氯氮平	×					
伊潘立酮	×					
鲁拉西酮	×			×		
奥氮平	×			×[a]	×	×
帕潘立酮	×	×				
喹硫平	×		×	×	×	
利培酮	×		×		×	
齐拉西酮	×		×		×	

[a] 联合氟西汀

除了双相障碍和 MDD 外，抗精神病药物也被广泛用于非标准治疗各种精神疾病。通常，这些用途并没有循证医学的证据（即随机对照临床试验）支持，尽管这些药物经常被用于治疗诸如激越、冲动和异常活跃这些可能出现在许多不同诊断分类中的症状。Maher 及其同事（2011）回顾了关于 SGA 超适应证用于治疗痴呆、焦虑、强迫症（OCD）、进食障碍、创伤后应激障碍（PTSD）、失眠、人格障碍、抑郁症和药物滥用的文献，他们发现，在 14 项安慰剂对照研究中，包括阿立哌唑，奥氮平和利培酮在内的 SGA 在治疗伴有精神症状、情绪改变、攻击行为的阿尔茨海默病患者中具有显著效果，尽管这些药物的使用与死亡率上升及其他药物相关不良事件有相关性。此外，他们的荟萃分析发现，喹硫平在治疗广泛性焦虑症中表现出显著的益处，利培酮在治疗 OCD 方面显著优于安慰剂。使用 SGA 治疗其他精神疾病的证据依然是不确定的。

综合来看，有证据支持抗精神病药可以成为许多精神疾病治疗策略的重要组成部分。然而，这些药物与副作用显著相关。在计划使用抗精神病药治疗其他病症时，必须认真考虑风险和获益分析。需要更多的研究来验证这些药物在治疗非 FDA 批准的精神疾病方面的疗效和风险。

参考文献

Awad, A.G., Voruganti, L.N., 2004. Impact of atypical antipsychotics on quality of life in patients with schizophrenia. CNS Drugs 18 (13), 877–893.

Awad, A.G., Voruganti, L.N., 2013. The impact of newer atypical antipsychotics on patient-reported outcomes in schizophrenia. CNS Drugs 27 (8), 625–636.

Beasley Jr., C.M., Sanger, T., et al., 1996. Olanzapine versus placebo: results of a double-blind, fixed-dose olanzapine trial. Psychopharmacology (Berl.) 124 (1–2), 159–167.

Buckley, P.F., Schooler, N.R., et al., 2015. Comparison of SGA oral medications and a long-acting injectable SGA: the PROACTIVE study. Schizophr. Bull. 41 (2), 449–459.

Cavazzoni, P.A., Berg, P.H., et al., 2006. Comparison of treatment-emergent extrapyramidal symptoms in patients with bipolar mania or schizophrenia during olanzapine clinical trials. J. Clin. Psychiatry 67 (1), 107–113.

Cipriani, A., Barbui, C., et al., 2011. Comparative efficacy and acceptability of antimanic drugs in acute mania: a multiple-treatments meta-analysis. Lancet 378 (9799), 1306–1315.

Cole, J.O., Goldberg, S.C., et al., 1964. Phenothiazine treatment in acute schizophrenia. Arch. Gen. Psychiatry 10, 246–261.

Colton, C.W., Manderscheid, R.W., 2006. Congruencies in increased mortality rates, years of potential life lost, and causes of death among public mental health clients in eight states. Prev. Chronic. Dis. 3 (2), A42.

Connolly, K.R., Thase, M.E., 2011. The clinical management of bipolar disorder: a review of evidence-based guidelines. Prim. Care Companion CNS Disord. 13 (4).

Correll, C.U., 2010. From receptor pharmacology to improved outcomes: individualising the selection, dosing, and switching of antipsychotics. Eur. Psychiatry 25 (Suppl. 2), S12–S21.

Davis, J.M., Barter, J.T., et al., 1989. Antipsychotic drugs. In: Kaplan, H.I., Sadock, B.J. (Eds.), Comprehensive Textbook of Psychiatry, 5. Williams & Wilkins, Baltimore, MD, pp. 1591–1626.

Dixon, L.B., Lehman, A.F., et al., 1995. Conventional antipsychotic medications for schizophrenia. Schizophr. Bull. 21 (4), 567–577.

Engelhardt, D.M., Rosen, B., et al., 1967. Phenothiazines in prevention of psychiatric hospitalization. IV. Delay or prevention of hospitalization—a reevaluation. Arch. Gen. Psychiatry 16 (1), 98–101.

Esparon, J., Kolloori, J., et al., 1986. Comparison of the prophylactic action of flupenthixol with placebo in lithium treated manic-depressive patients. Br. J. Psychiatry 148, 723–725.

Gao, K., Yuan, C., et al., 2015. Important clinical features of atypical antipsychotics in acute bipolar depression that inform routine clinical care: a review of pivotal studies with number needed to treat. Neurosci. Bull. 31 (5), 572−588.

Gerhard, T., Akincigil, A., et al., 2014. National trends in second-generation antipsychotic augmentation for nonpsychotic depression. J. Clin. Psychiatry 75 (5), 490−497.

Goff, D.C., Cather, C., et al., 2005. Medical morbidity and mortality in schizophrenia: guidelines for psychiatrists. J. Clin. Psychiatry 66 (2), 183−194, quiz 147, 273−274.

Jones, P.B., Barnes, T.R., et al., 2006. Randomized controlled trial of the effect on Quality of Life of second- vs first-generation antipsychotic drugs in schizophrenia: Cost Utility of the Latest Antipsychotic Drugs in Schizophrenia Study (CUtLASS 1). Arch. Gen. Psychiatry 63 (10), 1079−1087.

Joy, C.B., Adams, C.E., et al., 2006. Haloperidol versus placebo for schizophrenia. Cochrane Database Syst. Rev. 4, CD003082.

Kane, J., Honigfeld, G., et al., 1988. Clozapine for the treatment-resistant schizophrenic. A double-blind comparison with chlorpromazine. Arch. Gen. Psychiatry 45 (9), 789−796.

Kapur, S., Mamo, D., 2003. Half a century of antipsychotics and still a central role for dopamine D2 receptors. Prog. Neuropsychopharmacol. Biol. Psychiatry 27 (7), 1081−1090.

Kapur, S., Seeman, P., 2001. Does fast dissociation from the dopamine d(2) receptor explain the action of atypical antipsychotics? A new hypothesis. Am. J. Psychiatry 158 (3), 360−369.

Kishimoto, T., Nitta, M., et al., 2013a. Long-acting injectable versus oral antipsychotics in schizophrenia: a systematic review and meta-analysis of mirror-image studies. J. Clin. Psychiatry 74 (10), 957−965.

Kishimoto, T., Agarwal, V., et al., 2013b. Relapse prevention in schizophrenia: a systematic review and meta-analysis of second-generation antipsychotics versus first-generation antipsychotics. Mol. Psychiatry 18 (1), 53−66.

Kraepelin, E., 1919. Dementia Praecox and Paraphrenia. Krieger, New York, NY.

Kusumi, I., Boku, S., et al., 2015. Psychopharmacology of atypical antipsychotic drugs: from the receptor binding profile to neuroprotection and neurogenesis. Psychiatry Clin. Neurosci. 69 (5), 243−258.

Lecrubier, Y., Quintin, P., et al., 2006. The treatment of negative symptoms and deficit states of chronic schizophrenia: olanzapine compared to amisulpride and placebo in a 6-month double-blind controlled clinical trial. Acta Psychiatr. Scand. 114 (5), 319−327.

Leucht, S., Arbter, D., et al., 2009. How effective are second-generation antipsychotic drugs? A meta-analysis of placebo-controlled trials. Mol. Psychiatry 14 (4), 429−447.

Leucht, S., Tardy, M., et al., 2012. Antipsychotic drugs versus placebo for relapse prevention in schizophrenia: a systematic review and meta-analysis. Lancet 379 (9831), 2063−2071.

Leucht, S., Cipriani, A., et al., 2013. Comparative efficacy and tolerability of 15 antipsychotic drugs in schizophrenia: a multiple-treatments meta-analysis. Lancet 382 (9896), 951−962.

Maher, A.R., Maglione, M., et al., 2011. Efficacy and comparative effectiveness of atypical antipsychotic medications for off-label uses in adults: a systematic review and meta-analysis. JAMA 306 (12), 1359−1369.

McGrath, J., Saha, S., et al., 2008. Schizophrenia: a concise overview of incidence, prevalence, and mortality. Epidemiol. Rev. 30, 67−76.

Meltzer, H.Y., Matsubara, S., et al., 1989. The ratios of serotonin2 and dopamine2 affinities differentiate atypical and typical antipsychotic drugs. Psychopharmacol. Bull. 25 (3), 390−392.

Miyamoto, S., Duncan, G.E., et al., 2005. Treatments for schizophrenia: a critical review of pharmacology and mechanisms of action of antipsychotic drugs. Mol. Psychiatry 10 (1), 79−104.

Miyamoto, S., Miyake, N., et al., 2012. Pharmacological treatment of schizophrenia: a critical review of the pharmacology and clinical effects of current and future therapeutic agents. Mol. Psychiatry 17 (12), 1206−1227.

Moller, H.J., Riedel, M., et al., 2004. Zotepine versus placebo in the treatment of schizophrenic patients with stable primary negative symptoms: a randomized double-blind multicenter trial. Pharmacopsychiatry 37 (6), 270−278.

Nasrallah, H., Morosini, P., et al., 2008. Reliability, validity and ability to detect change of the Personal and Social Performance scale in patients with stable schizophrenia. Psychiatry Res. 161 (2), 213−224.

Nelson, J.C., Papakostas, G.I., 2009. Atypical antipsychotic augmentation in major depressive disorder: a meta-analysis of placebo-controlled randomized trials. Am. J. Psychiatry 166 (9), 980−991.

Olfson, M., Blanco, C., et al., 2012. National trends in the office-based treatment of children, adolescents, and adults with antipsychotics. Arch. Gen. Psychiatry 69 (12), 1247−1256.

Olfson, M., King, M., et al., 2015. Antipsychotic treatment of adults in the United States. J. Clin. Psychiatry 76 (10), 1346−1353.

Patrick, D.L., Burns, T., et al., 2010. Measuring social functioning with the personal and social performance scale in patients with acute symptoms of schizophrenia: interpretation of results of a pooled analysis of three Phase III trials of paliperidone extended-release tablets. Clin. Ther. 32 (2), 275−292.

Perala, J., Suvisaari, J., et al., 2007. Lifetime prevalence of psychotic and bipolar I disorders in a general population. Arch. Gen. Psychiatry 64 (1), 19−28.

Remington, G., Kapur, S., 1999. D2 and 5-HT2 receptor effects of antipsychotics: bridging basic and clinical findings using PET. J. Clin. Psychiatry 60 (Suppl. 10), 15−19.

Rice, D.P., 1999. The economic impact of schizophrenia. J. Clin. Psychiatry 60 (Suppl. 1), 4−6, discussion 28−30.

Robinson, D., Woerner, M.G., et al., 1999. Predictors of relapse following response from a first episode of schizophrenia or schizoaffective disorder. Arch. Gen. Psychiatry 56 (3), 241−247.

Rosenheck, R.A., Krystal, J.H., et al., 2011. Long-acting risperidone and oral antipsychotics in unstable schizophrenia. N. Engl. J. Med. 364 (9), 842−851.

Rutherford, B.R., Pott, E., et al., 2014. Placebo response in antipsychotic clinical trials: a meta-analysis. JAMA Psychiatry 71 (12), 1409−1421.

Scherk, H., Pajonk, F.G., et al., 2007. Second-generation antipsychotic agents in the treatment of acute mania: a systematic review and meta-analysis of randomized controlled trials. Arch. Gen. Psychiatry 64 (4), 442−455.

Shepherd, M., Watt, D., et al., 1989. The natural history of schizophrenia: a five-year follow-up study of outcome and prediction in a representative sample of schizophrenics. Psychol. Med. Monogr. Suppl. 15, 1−46.

Taylor, D.M., Cornelius, V., et al., 2014. Comparative efficacy and acceptability of drug treatments for bipolar depression: a multiple-treatments meta-analysis. Acta Psychiatr. Scand. 130 (6), 452−469.

van Os, J., Kapur, S., 2009. Schizophrenia. Lancet 374 (9690), 635−645.

Vazquez, G.H., Holtzman, J.N., et al., 2015. Efficacy and tolerability of treatments for bipolar depression. J. Affect. Disord. 183, 258−262.

Vigod, S.N., Gomes, T., et al., 2015. Antipsychotic drug use in pregnancy: high dimensional, propensity matched, population based cohort study. BMJ 350, h2298.

Voruganti, L., Cortese, L., et al., 2000. Comparative evaluation of conventional and novel antipsychotic drugs with reference to their subjective tolerability, side-effect profile and impact on quality of life. Schizophr. Res. 43 (2−3), 135−145.

Zhang, J.P., Gallego, J.A., et al., 2013. Efficacy and safety of individual second-generation vs. first-generation antipsychotics in first-episode psychosis: a systematic review and meta-analysis. Int. J. Neuropsychopharmacol. 16 (6), 1205−1218.

第十五章

抗精神病药相关的死亡率：风险以及临床管理改善策略

15.1 严重精神障碍所致的预期寿命减少

精神分裂症以及多数重性精神障碍患者的预期寿命缩短，这恰好与医生的目标相悖。患者的康复包括：疾病的治愈、恢复到疾病发作前的状况、延长预期寿命、理想状态下达到和一般人群相同的预期寿命。

预期寿命的缩短并不是由于国家的发展落后所致。在一些健康医疗体系高度发达的国家如丹麦（Wahlbeck et al, 2011；Laursen et al, 2013）、芬兰（Tiihonen et al, 2009）、以色列（Kodesh et al, 2012）、美国（Colton and Manderscheid, 2006）和瑞典（Osby et al, 2000）也存在这种现象。以潜在生命损失年数（YPLL）表示的预期寿命损失的规模并非微不足道，平均减少幅度在 15～20 年，还有一些异常值高于或低于此范围。预期寿命损失较小的有以色列的 12 年（Kodesh et al, 2012）和丹麦的 11～20 年（Wahlbeck et al, 2011）。尽管不尽人意，但相对其他国家来说程度轻得多。这与另一极端的异常值形成鲜明对比，如芬兰的 YPLL 为 22.5～25 年，亚利桑那州的 YPLL 为 32 年（Colton and Manderscheid, 2006）。

自杀率的增加对这种结果的影响比预计的要小。近期瑞士一项双相障碍死亡率的研究发现，男性患者的自杀率增加 8 倍，女性患者的自杀率增加 10 倍（Crump et al, 2013b）。由于非精神患者群自杀率很低，自杀对双相障碍死亡率的绝对贡献率较小：女性患者自杀死亡率为 5.4%（34/626），男性患者为 9.6%（43/450）。另一方面，与自杀死亡率相比，严重精神障碍患者因心血管疾病导致的死亡率更加严重。英国的一项队列研究显示（Osborn et al, 2007），严重精神障碍患者中由冠心病导致的死亡风险比（*HR*）：18～49 岁年龄组为 3.22（95%*CI*：1.99～5.21）；50～75 岁年龄组为 1.86（95%*CI*：1.63～2.12）。该研究调整了年龄、性别和研究年份（但没矫正吸烟状况和社会剥夺）后，*HR* 为 1.05（95%*CI*：0.92～1.19）。严重精神障碍患者由卒中所致的死亡率也有类似的上升。在发达国家，心血管疾病导致的死亡大约占 35%，说明心血管疾病造成了巨大的死亡负担。

自从布朗等（1999）的论文发表以来，生活方式问题成为讨论的焦点，人们对此做了有益的探讨。不断增长的吸烟率（50%～72%）（Mitchell et al，2013）（Brown et al，2010），以及代谢综合征的发生率的增加（根据不同的定义，大概28.6%～35.3%）（Brown et al，2010），都已得到大量的文献证实。

15.1.1　心血管疾病的死亡率

心血管疾病的绝对死亡率以及比全人群更高的死亡率让我们有充分的理由去探索其中的原因。一项多个国家的荟萃分析可以解释这一问题，精神分裂症患者心血管疾病所致的标化死亡比翻倍（Saha et al，2007）。瑞士的一项研究（Osby，2008）详细描述了精神分裂症患者心血管疾病标化死亡比，所有的标化死亡比基本上都是2左右（表15-1）。

表 15-1　精神分裂症标化死亡率比（Osby，2008）

	心血管疾病	冠心病	心肌梗死	全因死亡率
男性	2.08	1.91	1.75	2.33
女性	1.86	2.35	2.15	2.06

当看到绝对数字的时候，这个情形让我们更加忧心。Osby（2008）的研究报道了12 083例的额外死亡，其中3 410例死于心血管疾病。Osby还进一步指出，精神分裂症患者的全因标化死亡比在整个研究期间（1970—2003）都在显著增长，这部分人群并没有从预防和治疗心血疾病的医学技术进步中获益。

15.1.2　心源性猝死

现已发现，使用第一代和第二代抗精神病药的精神分裂症患者心源性猝死的风险升高（参见第一章）。心源性猝死的发生率与抗精神病药的使用存在剂量依赖关系，发生率比值提示第二代药物的心源性猝死的风险可能比第一代药物更高。相对于未服药患者，使用第一代抗精神病药的患者心源性猝死的发生率比是1.31（低剂量）、2.01（中剂量）和2.41（高剂量），使用第二代抗精神病药患者的心源性猝死发生率比是1.59（低剂量）、2.13（中剂量）和2.86（高剂量）（Ray et al，2009）。这种风险的增高可归因于钾离子通道阻断和心脏复极时间延长。不仅高剂量，而且低剂量的抗精神病药都与心源性猝死的发病风险密切相关，并且这种风险的增高还可见于接受抗精神病药治疗的非精神分裂症患者（Straus et al，2004）。

15.1.3　QTc间期的延长

20多年来，心脏复极障碍，尤其是QT间期的延长，一直是使用抗精神病药时首先要考虑的心脏安全问题。QT 间期延长问题不只是具有理论意义：它见证了第一代抗精神病药硫利达嗪在 2005 年（Lothian，2014），和第二代抗精神病药舍吲哚在 1998 年（NHS）的全球退市。QT 间期延长本身不是非常危险，致命的是它会导致尖端扭转型室性心动过速。一项关于 QTc 延长和尖端扭转型室性心动过速与第二代抗精神病药关系的综述（Hasnain and Vieweg，2014）从研究和个案报道中都证实了其中的关联性。这些研究可以得到两个结论：①对于 9 种所研究的抗精神病药无法就其引起尖端扭转型室性心动过速问题进行归类；②所有的 9 种抗精神病药都有导致 QTc 延长的风险。在毒理研究中发现，过量使用氨磺必利，相对于服用氯氮平、利培酮、喹硫平、齐拉西酮，有更高的引起尖端扭转型室性心动过速的风险。个案报道显示，治疗剂量引起尖端扭转型室性心动过速的情况少见，中等剂量时风险增高且 QTc 间期一般低于 500ms。结论是，在使用抗精神病药的患者中，个体敏感性以及是否合并其他危险因素决定了是否会导致 QT 间期延长和尖端扭转型室性心动过速。第二个结论是，QT 延长、尖端扭转型室性心动过速以及心源性猝死之间的关系并没有之前研究所说的那么明确（Koponen et al，2008）。不仅是 QTc 延长在导致尖端扭转型室性心动过速中的确切角色不明确，还有其在室性心动过速、心源性猝死的角色，以及剂量和有无精神疾病之间的关系都还未知。

15.1.3.1　筛查 QTc 间期延长

如果可行，通过心电图筛查 QTc 延长的风险是有益的。最近一项对 97 例住院非精神科患者（平均年龄 67 岁）接受小剂量氟哌啶醇治疗（平均 2.6mg；标准偏差 2.2mg）的回顾性研究得到两个令人惊讶的结果（Blom et al，2011）：①氟哌啶醇治疗期间出现潜在危险的 QTc 延长的患者，有 94% 治疗前的 QTc 间期是正常的。②治疗前 QTc 间期异常或处于边缘状态的患者大多数在接受氟哌啶醇治疗期间会出现 QTc 间期缩短。这两个研究结论都很出乎意料。虽然是不到 100 例非精神科患者的研究，但心电图筛查的预测价值令人深思。此外，最近的一项研究发现，QTc 间期的延长是否有临床意义取决于所采用的矫正方法以及是否对心率进行校正（Noordam et al，2015）。这些研究表明，需要重新彻底评估 QTc 间期的重要性，包括 QTc 间期的测量方式及其对使用和未用抗精神病药期间患者心血管死亡率的影响。

15.1.4　Brugada 综合征

Brugada 综合征是一种遗传性的能够增加心源性猝死风险的综合征，其引发猝死的风险与心电图异常有关（Brugada and Brugada，1992）。该综合征在一般人群中并不常见，全世界的患病率大概为 0.02%～0.05% 或者 1/5 000～

1/2 000 人（Postema，2012）。它的核心病理生理机制是心脏去极化中断。在
Brugada 综合征患者中，20% 发生了 SCN5A 基因突变，该基因负责编码驱动
去极化相关的钠离子通道的 α 甲基（Chen，1998；Kapplinger et al，2010）。在
275 例门诊精神分裂症和分裂情感障碍患者中，Brugada 综合征患病率大概为
11.6%，而非精神分裂症患者中患病率大约为 1.1%（Blom et al，2014）。患有
Brugada 综合征的精神分裂症患者更容易出现药源性的心律失常（去极化阻
滞）（Postema et al，2009）。有两个事情需要注意，①50% 的有 Brugada 综合征
的患者没有应用钠离子通道的拮抗剂；②如果没有先天因素，单独应用钠离
子通道阻滞剂不会引起 Brugada 综合征的心电图样改变（Yap et al，2009）。因
此，该研究指出精神分裂症患者存在着易感性因素（Blom et al，2014）。

15.2　氯氮平降低自杀率

抗精神病药相关死亡谱的另一个方面是抗精神病药的救命作用。这一点
主要与氯氮平降低自杀率有关。根据一些报道（Sinyor and Remington，2012），
这个主题常常被"无理的忽视。"在这方面的相关问题是：问题的规模有多大，
氯氮平的贡献是什么，使用氯氮平有哪些障碍？

10 年后累计自杀风险为 2.05%～4.1%，20 年后为 3.23%～6.55%（表 15-2）。
这些数字，对于精神科医生、患者以及家属来说究竟意味着什么？Dutta 等
（2010）报道，一年的自杀率为 0.31%，而我们发现标化死亡率比（观察到的死
亡总例数除以期望的死亡总数）为 11.1。也就是说精神病患者发病后第一年
的自杀率是非精神患者群的 11.1 倍。10 年累计自杀率波动范围是 2.05%～
4.15%（最低累计风险标化死亡率比 3.92），折换成数字大概是每 25～50 个被
诊断为精神分裂症的患者在发病 10 年内会有 1 人死于自杀。

表 15-2　精神分裂症或相关障碍累计自杀风险

	N	随访时间 / 年	累计自杀风险		
			1 年	10 年	20 年
Palmer 等（2005）	22 598	20（最长）	未报道	Palmer 等（2005）	22 598
Dutta 等（2010）	2 723	11.5（平均）	0.31%	Dutta 等（2010）	2 723
Nordentoft 等（2011）	22 011	36（最长）	未报道	Nordentoft 等（2011）	22 011

下一个问题是氯氮平对于精神分裂症患者自杀率的影响如何？有一项里
程碑式的研究，纳入 67 072 位正在使用及以前用过氯氮平的患者，其中正在使
用氯氮平的患者临床自杀死亡率显著低于既往使用氯氮平者（RR=0.17；95%CI：
0.10～0.30），差异有统计学及临床意义（Walker et al，1997）。瑞典的一项包含

26 000 例精神分裂症患者的基于人群的研究,其中 2 318 位患者使用氯氮平治疗。在调整了精神、躯体状况以及之前的自杀未遂行为后,相对氟哌啶醇使用者,氯氮平治疗组自杀未遂率显著降低(OR=0.52; 95%CI: 0.32~0.84)(Ringbaäck Weitoft et al, 2014)。调整后的自杀死亡 OR 数值显示,珠氯噻醇(OR=0.38; 95%CI: 0.15~0.98)和阿立哌唑(OR=0.21; 95%CI: 0.05~0.94)具有保护作用,而氯氮平(OR=0.51; 95%CI: 0.23~1.13)并不具备自杀死亡的保护作用。氯氮平组的置信区间表示,氯氮平组患者死于自杀的人数较少。归因计算数据显示在整个研究期间(2006—2009),与使用传统药物相比,使用氯氮平减少了 95 例自杀未遂。

芬兰的一项研究发现,与其他抗精神病药相比,氯氮平可以降低任何原因的死亡以及自杀死亡(与奋乃静相比的调整 HR 分别为 0.74, 95%CI: 0.60~0.91; 0.34, 95%CI: 0.20~0.57)。尽管服用氯氮平患者受到代谢综合征的影响,但缺血性心脏病死亡的风险并没有升高(0.78, 95%CI: 0.54~1.12)(Tiihonen et al, 2009)。

这促使我们比较氯氮平治疗组和非氯氮平治疗组的全病因死亡。在瑞典的一项全因死亡队列研究中,纳入了 8 277 例精神分裂症患者,随访达 7 年。以奋乃静治疗为参照组,氯氮平单一治疗(n=1 420)组的风险上升,但差一点达到统计学意义(HR=1.29, 95%CI: 0.99~1.68)(Crump et al, 2013a)。其他的一些研究也考虑到了全因死亡。在伦敦的一项严重精神疾病患者的大型研究中(n=14 754 748 例使用氯氮平),氯氮平组的 5 年累计死亡率明显降低,无论是自然原因死亡(注:病死)(HR=0.5, 95%CI: 0.2~0.9)还是非自然原因死亡(注:各类伤害死亡)(HR=0.2, 95%CI: 0.05~0.9)(Hayes and Giblera, 2014)。一项美国的研究比较了以氯氮平治疗(n=3 123)和同等样本量的倾向指数匹配队列接受标准口服抗精神病药治疗后 1 年内的死亡率,发现氯氮平组没有明显的升高(HR=1.38; 95%CI: 0.553.45)(Stroup et al, 2016)。

由于 10 年累计自杀死亡率为 2.05%~4.1%,自杀已成为精神分裂症的主要死亡威胁。在大多数研究中氯氮平治疗能够降低自杀率,但并非全部如此。氯氮平治疗与全因死亡率升高,尤其心血管疾病导致的死亡率升高没有关联(Tiihonen et al, 2009)。因此没有必要在使用氯氮平降低自杀死亡率的同时担心因其他原因导致的死亡增加。抗精神病药与自杀风险的关联依然处于研究关注,而目前氯氮平已经在降低自杀率方面有最充分的证据,在这种情况下,患者应该有公平的机会获得氯氮平治疗。

15.3 氯氮平处方的阻碍:粒细胞缺乏症

研究显示导致精神科医生不愿意使用氯氮平的最主要原因是粒细胞缺乏症(Nielsen and Meyer, 2010)。所以让我们看看事实依据,评估一下所涉及的实际风险似乎并不多余。首先是发病率：所有研究的粒细胞缺乏症发病率都低于 1%，仅占研究人群的 0.21%～0.8%。就死亡率而言，西方国家严格的监测似乎已经取得成果：病例死亡率为 2.2%～4.2%，这意味着有 95.8% 或更多的病例存活。中国相应的死亡率比这个低 10 倍，这可能是由于缺失监测措施或治疗效果不佳造成的（表 15-3）。从整个治疗人群的角度来看，粒细胞缺乏症造成的死亡率为 0.1%～0.3%。无论对数据的解释如何，全球使用氯氮平治疗的人群中，粒细胞缺乏症的死亡率是一致的，而且非常低，即 0.3‰ 或以下，相当于每 10 000 例氯氮平治疗患者中有 1～3 例。

表 15-3　粒细胞缺乏症：累计发生率（每 1 000 例患者）和死亡率（每 100 例患者）

人群	粒细胞缺乏症		死亡率		
	例数	发生率 /‰	例数	研究人群 /‰	影响例数 /%
Alvir 等（1993）	11 555	73	8.0	2	0.2	2.7
Atkin 等（1996）	6 316	43	8.0	2	0.3	4.2
Munro 等（1999）	12 760	93	7.3	2	0.2	2.2
Honigfeld 等（1998）	99 502	382	3.8	12	0.1	3.1
Tang 等（2008）	43 302	92	2.1	21[a]	0.04	33.9

[a] 有 30 例患者的结局未报告；死亡率的计算基于有报告的 92 例患者。

将粒细胞缺乏症的风险与减少自杀率的好处进行比较，将是一个尖锐而令人担忧的对比：10 年累积自杀风险在 2% 和 4% 之间，即每 100 人中将有 3 个人自杀死亡。而由于粒细胞缺乏症造成的死亡率（主要限于第一年的治疗），每 10 000 例患者死亡 1～3 人。所以回避氯氮平这个选择可以避免每 10 000 例患者中有 1～3 人死亡，但代价是其中同时有 200～400 人因自杀而死亡。此外，我们已经确定其他原因的死亡率没有显著增加。

综上所述，似乎这个结论是无法回避的：医生对开具氯氮平处方的担心不仅不合理（Cohen，2014；Meltzer，2005），而且还是失职的，在一定程度上甚至是残酷的。对最严重的精神障碍患者的治疗方法在保留潜在益处的同时，也意味着拒绝减轻他们的痛苦，而这个痛苦本来是可以缓解的。这个策略的代价是丧失了数百条本可以挽救的生命。

15.4　糖尿病酮症酸中毒：严重精神障碍的不良结局

糖尿病酮症酸中毒（DKA）的特征是高血糖、阴离子间隙、代谢性酸中毒和酮症的三联征。其中代谢性酸中毒是最主要的表现。血糖浓度一般高于 500mg/L（28mmol/L）但不超过 800mg/L（44mmol/L）。糖尿病酮症酸中毒患者昏迷时的血糖可能超过 900mg/L（50mmol/L）。不处理或者发现得晚，会导致患者死亡（Kitabchi et al，2006）。

　　糖尿病酮症酸中毒本身是一个较为少见的现象，但过去几十年里的发病率也在缓慢逐步上升，在美国糖尿病酮症酸中毒的发病率大概从 1988 年的 3.2/10 000 上升至 2009 年的 4.6/10 000（表 15-4）（美国疾病预防与控制中心，2012）。然而在其他人群该病的发病率略低，丹麦 1999 年的一项数据发现，该发病率为 1.29/10 000，性别差异不大（男性 1.44，女性 1.14）（Henriksen et al，2007）。

表 15-4　糖尿病酮症酸中毒发病率，1/（10 000 人·年）

全人群		精神分裂症	
丹麦 [a]（Henriksen et al，2007）	美国（全国）[b]（疾病预防与控制中心，2012a）	美国（Leslie and Rosenheck，2004）	美国（Henderson, et al，2007）
1.29	4.6	15.5	15

[a] 1999
[b] 2009

　　糖尿病酮症酸中毒与第一代抗精神病药的相关研究较少。曾有相关报道一例神经阻滞剂恶性综合征和糖尿病酮症酸中毒的死亡病例，患者死亡 3d 前使用了氯丙嗪以及肌内注射了单剂量珠氯噻醇（de Boer and Gate，1992）。十多年后报道的第二个案例是，使用丙戊酸钠治疗一名患有急性胰腺炎的患者，在加入氯丙嗪和氟哌啶醇后引发了糖尿病酮症酸中毒。在这个案例中，糖尿病酮症酸中毒是不致命的：胰腺炎和糖尿病酮症酸中毒在 6 周后完全消退（Laghate and Gupta，2004）。

　　从 1996 年起，已有精神分裂症患者在使用非典型抗精神病药氯氮平、奥氮平、利培酮和喹硫平治疗过程中诱发糖尿病酮症酸中毒的病例报道（Cohen，2004）。对 26 例氯氮平治疗的病例分析显示，糖尿病酮症酸中毒发展迅速：61% 发生在开始治疗的前 3 个月。非洲裔是一个风险因子（Nihalani et al，2007）。在非氯氮平相关的糖尿病酮症酸中毒中，也发现了类似的短时间发病和种族风险（Cohen，2004）。

　　在这个背景下的主要问题是：治疗引起的糖尿病酮症酸中毒是否仅限于第二代抗精神病药，还是第一代抗精神病药也会出现？不同抗精神病药的糖尿病酮症酸中毒发生率是否有差异？在接受抗精神病治疗的精神分裂症患者糖尿病酮症酸中毒的发病率和死亡率与一般人群中是否有差异？

　　在 1993—2006 年期间美国 FDA 收到了总共 20 例糖尿病酮症酸中毒的报告。对 FDA 1993—2006 年抗精神病药个案报道的分析显示，所分析的 7 种抗精神病药（阿立哌唑、氯氮平、氟哌啶醇、奥氮平、喹硫平、利培酮、齐拉西酮）都有糖尿病酮症酸中毒的报告，其中有 5 种（氯氮平、氟哌啶醇、奥氮平、喹硫平和利培酮）的糖尿病酮症酸中毒发生率有增加的趋势（Baker et al，2009）。

很明显，第一代和第二代抗精神病药都会出现糖尿病酮症酸中毒，而使用第二代抗精神病药后糖尿病酮症酸中毒的发生率有更明显的增加，因此在临床实践中更需要加以注意。美国2项人群范围的研究计算了精神分裂症的糖尿病酮症酸中毒的发生率。一项12个月的研究（2000年9月—2001年9月）纳入了退伍老兵管理局（VA）所辖人群中的56 849例精神分裂症患者，发现88例因糖尿病酮症酸中毒而住院，相应的，因糖尿病酮症酸中毒住院率为15.5/（10 000人·年）（Leslie and Rosenheck，2004）。第二项研究比较了7年的研究期间（1995—2001）全人群和精神分裂症或分裂情感精神病患者因糖尿病酮症酸中毒的住院率。全人群中0.138%的患者（总共819 308人中的1 132例）的出院诊断是糖尿病酮症酸中毒。而在精神分裂症或分裂情感精神病患者中，糖尿病酮症酸中毒出院诊断的发生率上升了3倍：0.47%（23/4 850），相应的，糖尿病酮症酸中毒的发病率为15/（10 000人·年）（Henderson et al，2007）。

在一项对非典型抗精神病药治疗的糖尿病酮症酸中毒个案报道的综述中，确认的69例患者平均年龄37.5岁，死亡率7.5%（Guenette et al，2013）。在4个连续的综述中，Koller从美国食品药品管理局的医疗药物监测系统数据中，分析了每一种抗精神病药使用中出现糖尿病酮症酸中毒的高血糖和死亡的发生率。糖尿病酮症酸中毒的案例致死率为：氯氮平31%（25/80）（Koller，et al，2001），奥氮平为11%（9/80）（Koller and Doraiswamy，2002），喹硫平为33%（7/21）（Koller et al，2004），利培酮为15%（4/26）（Koller et al，2003）（表15-5）。

表15-5　糖尿病酮症酸中毒的病例致死率

	平均年龄（岁）	全人群	30～50岁	>70岁	
丹麦	n.a.	4%	2%	15%	Henriksen等，207
美国（全国）	n.a.	7.5%	NA	NA	CDC，2012b
个案报道	38	n.a.	7%	n.a.	Gunette等，2013
氯氮平	39	n.a.	31%	n.a.	Koller等，2001
奥氮平	40	n.a.	11%	n.a.	Koller和Doraiswamy，2002
喹硫平	35	n.a.	33%	n.a.	Koller等，2004
利培酮	40	n.a.	15%	n.a.	Koller等，2003

CDC，美国疾病预防与控制中心；n.a.不适用；NA，没有数据

与此形成对比的是，丹麦一般人群糖尿病酮症酸中毒的病例致死率为4%，年龄为重要影响因素，大于70岁的人群中致死率大概为15%，比30～50岁人群的2%高7倍（Henriksen et al，2007）。糖尿病酮症酸中毒死亡率的研究结果可归纳为有三点：①精神分裂症患者的死亡率比一般人群中同年龄段的患

者高；②精神分裂症患者的最低致死率为 7.5%（Guenette et al，2013），也高于一般人群 4% 的死亡率；③Koller 等人的四个研究，与丹麦 Henriksen 等（2007）的人群范围研究相似，病例致死率达到 11% 或更高，与一般人群中 70 岁以上年龄段人群的致死率相当或更高。换句话说，40 岁以下的精神分裂症患者糖尿病酮症酸中毒的死亡率与一般人群中 70 岁以上患者的该病死亡率相当。

诸多因素可能导致这些差异。首先，服务提供者在意识上有差距。对于一个被诊断为糖尿病的患者，服务提供者能充分意识到疾病可能的并发症是符合常规的。而另一方面，糖尿病酮症酸中毒集中出现在抗精神病药治疗的初期，而患者治疗初期的服务提供者对此都缺乏足够的意识，这可能导致诊断进程的延误。一个让问题更加复杂化的因素可能是对精神分裂症患者躯体治疗的不充分，这一点已在其他躯体疾病方面得到证实（Lambert et al，2003）。

15.5 改善结局的策略

15.5.1 严重精神障碍共病躯体疾病的治疗不足

对被诊断为精神分裂症的患者的治疗近年来发生了彻底的转变。这里只叙述其中一小部分的进展。早期检测以及预防超高危向精神病的转化在过去的 20 年中获得快速发展，药物治疗（Wunderink et al，2013）和认知治疗（Morrison et al，2014）对此都做出了贡献。精神疾病的护理已经从以精神科病房为核心的住院护理，逐步转向基于社区门诊护理，着眼于康复。尽管取得了引人注目的进步和发展，但是非精神科的医学治疗水平却没有因此得到广泛的提升。精神分裂症患者与一般人群在预期寿命上的差距不断拉大（Saha et al，2007）。芬兰一项纳入 12 939 例精神分裂症患者的队列研究结果就是一个典型的例证。研究者们发现，在冠心病的患病率和死亡率增加的同时，心血管保护性药物治疗，比如降压药和降脂药的处方率却下降（Lahti et al，2012）。类似结果在与冠状动脉再形成过程有关的研究中也有所报道（Laursen et al，2013；Lawrence et al，2003）。

目前需要的是一种多维度的方法。首先也是最重要的是，医学工作者尤其是精神科医生的理念需要转变。我们应当想到，精神分裂症患者罹患的是一种复合型的疾病，疾病对生活中的许多功能——即使不是全部的功能——都有破坏性的影响。从躯体的角度来看，精神分裂症是一种有潜在生命威胁的疾病，无论是疾病本身还是治疗相关的副作用。精神分裂症患者的躯体疾病诊断和治疗受到许多因素的影响而变得复杂。其中的一个因素是跟精神分裂症有关的组织和计划能力缺陷。第二个因素是不同程度的自我忽视，这体现在患者在医生办公室里没有什么躯体相关的主诉上。

　　第二点是充分诊断和治疗躯体异常的责任问题。当然，家庭医生具备处置躯体问题的知识并负有责任，但仍有一个主要的借口：不但精神分裂症患者可能好几年都不去看家庭医生（Cradock-O'Leary et al，2002），而且家庭医生基本上只对前来求助的患者进行诊断和治疗。而精神疾病患者很可能不去寻求帮助。

　　一个例子可以说明这个问题的复杂性：一位50岁的精明的患者就诊开五氟利多（一种每周口服一次的抗精神病药）。他同时患有2型糖尿病。接诊人员查阅他最近的实验室检验结果（Cohen，2006），发现他有一年时间没有去做实验室检查，也没有去家庭医生诊室做糖尿病护理。当要求他做出解释的时候，患者承认了事实，说是因为腿受伤了，不能从家里走到只有15min路程的实验室去，而且去看糖尿病护士也没有什么意义，因为没有什么新的实验室检查。然而没有这些检查结果，就没法充分评估过去3个月的情况并相应地调整降糖药的剂量。在电话里，家庭医生诊室确认他们已经邀请患者每个季度复诊一次糖尿病，但患者并没有去。所有的预约告知都邮寄到患者的家里。

　　从这个例子我们可以知道些什么？一个背景知识是，由糖尿病护士做糖尿病护理，尤其是家庭医生诊室特意为此预约的那种护理，是荷兰的各门诊部对躯体疾病最周到的监测。但是这例患者仍然没有得到充分的照护：在这例患者得到糖尿病护理前，他都是一个脱落者。尽管他很精明，但他既没有去拜访糖尿病护士，告诉她自己的行走困难致使不能去实验室做检查，也没有找自己的兄弟姐妹开车载自己去实验室。首先也是最重要的是，这个例子表明，医疗模式下的精神疾病患者完全要靠自己发动求助行为。这个行为在精神分裂症患者身上往往是诸多困难之一。

　　在荷兰，糖尿病护理是由糖尿病护士提供的，这些护士接受过在全科执业中自动监测糖尿病患者的培训。这个模式在全人群的糖尿病患者范围内表现出色。然而该模式在这个例子中显露出不足，因为该模式假定患者自己应该为求助行为完全负责。如果患者没有来，服务提供者不应受到指责。现在所缺乏的是一种果断的措施，可以轻松发现和补救本例中表现出来的合作性明显不足的问题。

15.5.2　精神疾病的自信管理

　　在严重精神疾病患者的精神科护理领域，灵活自信社区治疗计划（FACT）被称为自信社区治疗的荷兰模式不断发展（van Veldhuizen，2007）并已成功实施。最近已有初步的结果报道：与全国目前急性期强制住院的不断增加相比，开展FACT护理的地区强制住院数量实际上有所下降（Broer et al，2015）。第二个结果是，精神疾病缓解率上升了9%，虽然没有达到统计学意义但是有临床意义（Nugter et al，2015）。

　　FACT 覆盖了几个不同的领域,从精神科危机干预、精神活性药物处方、双重诊断(严重精神疾病和物质依赖或滥用)的识别和治疗到康复及同行专家参与。尽管如此,我们可以这么来理解,目前这项模式的巨大优势和进步在于其基本上着眼于广义上的精神科护理的各个方面。这种着眼点对于精神科的意义在于,躯体问题的各个方面(诊断、治疗和护理)以及有关的责任暂时不用考虑;这个问题在传统医疗模式中是无法回避的,即一个需要医疗帮助的患者要自己展现出求助行为。正如我们所看到的,传统模式对于严重精神疾病患者是无法发挥作用的。

　　在我们的例子中,FACT 模式及其深层的自信态度能够很好地解决这个难题。在自信模式下,服务提供者不再局限于只是主动给患者发送新的预约通知。一旦患者没有来或者没有接收到信息,“F”(灵活)的含义是将护理升格,与“A”(自信)结合,就会产生给患者打电话或者家庭随访的行为,以此寻找患者没有出现的原因和解释。这可能会有助于目标实现:完成所要求的每三个月一次的实验室检查,还会采取措施确保规律的血样采取,但也有例外的情况。在我们的例子中,FACT 成员将会和患者及其家庭讨论是否可以由患者家庭或者精神疾病护理管理人员带患者到检验室,或者是否由检验室助理进行家庭访视以采集血样。这个案例还表明,一例患者寻求医学帮助和解决问题的驱动力与患者的智力水平并无关联。

15.5.3　医疗执业者的困难

　　简单地说,当重性精神疾病患者的外展模式已经发展成为处理复杂的精神状况、认知、心理以及康复问题、早期发现及双重诊断的时候,医疗可及性模式问题依然在很大程度上没有改变。长此以往,必然的结果是严重精神障碍的人群与一般人预期寿命的惊人差距将延续下去,目前的趋势将持续甚至进一步扩大差距(Saha et al, 2007)。与没有接受社区救治的精神分裂症患者相比,那些参与社区救治计划的精神分裂症患者由躯体原因死亡的概率显著降低。社区救治给予的强制性治疗以及死亡率的降低,被看作是门诊和社区精神科服务接诊量上升的原因(Kisely et al, 2013)。不言而喻,如果全科执业者对严重精神疾病患者的躯体问题处置不足,那么以住院为导向的医疗专家对其患者群体的治疗也将是毫无悬念的不够。专家的咨询报告经常说“我们没有制订随访预约”。

　　一个感兴趣的问题是之前讨论过的不良反应发生率。这些问题与是否跟疾病、药物或两者兼而有之等一系列问题都没有关系。这些反应的发生率是在千分之几、万分之几而不是百分之几的数量级,可参见表 15-3 和表 15-4。这些同样适用于前面讨论过的不良反应,如肺栓塞(参见第三章)。氯氮平的静脉栓塞(致命和非致命的)的发生率是最高的,据报道大致在每 2 000～

6 000 患者发生 1 例（Hagg et al, 2000）至每 3 000～3 500 例患者发生 1 例——相应的发生率为（2.9～3.6）/10 000（Jonsson et al, 2012）。

这些不良反应的临床实践意义是什么呢？至少有两个方面：首先，我们必须意识到治疗，或者说开具处方时，精神科医生需要了解一系列的致命的不良反应，并具备详细的知识。这些不良反应涉及内科学的诸多不同领域，如心脏病（心源性猝死）、血管疾病（肺栓塞）、血液病（粒细胞缺乏）、内分泌（糖尿病）以及消化系统疾病（肠梗阻）。其次，有些可能相反，是发生率及其含义。精神科医生在其自己的治疗实践、甚至在整个职业生涯中遇到这些不良反应之一的机会是很小的。这就将我们带入下一个阶段，那就是，这种情形下请来精神科医生，给严重精神疾病患者治疗以及给他们开具抗精神病药处方是谁的职责？既然在一般患者群体中严重精神疾病的发生率只有 5% 甚至更低，我们可以期待家庭医生做什么呢？简而言之，在需要专科医生的专业知识的时候，可提供的只有全科执业者的最佳知识。因此这是两难困境的一个方面。而且，监测躯体疾病超出了精神科医生的技能水平及要求，他们只需要合理地（将患者）转介给家庭医生。然而这个敏感的群体从哪里可以获得这些帮助等信息却不清楚。此外，缺少一些临床实用的可预测严重不良反应发生的因素。弥补这些不足的唯一且最佳的方法是开展基于人群的无差别的监测。

精神科医生对于患者躯体疾病状况的态度也是一个问题。那个氯氮平的案例（Nielsen and Meyer, 2010）体现了精神科医生在治疗中对严重的可能致命的躯体并发症的风险和症状的忽视。而且因为担心不良反应，这些精神科医生不愿意开具氯氮平的处方——即使患者此前使用的两种抗精神病药均没有效果；他们更愿意借助于"非循证依据的治疗"。如果精神科医生的行为总是如此受制于对躯体不良反应的恐惧，而否认那些对病情最严重最虚弱的患者来说是最佳的治疗手段（依照全国和国际指南理应提供这种治疗）的话，那么就不要指望精神科医生能为那些不怎么严重的精神疾病患者的躯体疾病承担任何责任。

15.5.4 对于躯体疾病的治疗

我们需要拓展对心血管疾病的定位声明和意向声明（De Hert et al, 2009），包括其涉及范围和承诺。其目标和范围很简单，就是将精神分裂症的死亡率降到一般人群相同的水平。换而言之，目标是将严重精神疾病群体的预期寿命恢复正常。这就意味着实现该目标是一个更加困难的主题，但首先也是最重要的是需要一个能够为充分治疗精神疾病患者躯体问题承担责任的卫生服务。需要解决的各种阻碍有不同的源头，有的是患者无故经常不接受全科执业者的访视（van Hasselt et al, 2013），或者是卫生服务执业者的态度问题。所有这些都会导致相同的结果，即被称为"精神分裂症患者常见躯体健康问题的评估和治疗没有达到可接受的水平"(Crawford et al, 2014)。如果想要减少其过早的死亡，一级和二级服务机构之间需要合作与交流。一些影响躯体问题协同处置的技术难题，如患者目前健康状况和治疗情况数据的缺失，需要加以排除。一套共享的 IT 系统是必要的(Johansson，2015)。

有几个选择可供实践和检验(Kisely and Lawrence，2010)。虽然没有明确的循证依据，有一系列的证据表明，自信社区治疗（ACT 途径）的组合自信躯体疾病治疗有效。正如前面所指出，第一个需要排除的阻碍是全科执业者的工作方法，即只为来找他们并且有躯体不适主诉的患者提供治疗。

可以通过一个病例来说明这个问题。一位患有肥胖、甲状腺功能减退、贫血等疾病的 59 岁的白人男性分裂情感精神病患者，从首都阿姆斯特丹搬家到偏农村的社区。他找到一个全科医生给他开具精神科药，对他而言就是氯氮平和锂盐以及治疗躯体疾病的药物。每年监测一次粒细胞、血浆氯氮平和锂盐的浓度，结果正常。三年后，这例患者被转介到 FACT 看护，在那里发现他虽然精神状况稳定但是躯体情况恶化。他的 BMI 只有很小的改变（从 32.7 到 33.2），但是对糖尿病的高剂量二甲双胍治疗并不连续。他的糖尿病标记物水平明显上升：快速血糖水平 16.5～18.7mmol/L（正常是 3.3～6.1mmol/L）、糖化血红蛋白 91～93mmol/L（正常是 20～42mmol/L）。除了高甘油三酯血症（5.9mmol/L，正常是 0.6～2.2mmol/L），他的胆固醇水平正常。他的血红蛋白为 7.6～8.0mmol/L（正常是 8.5～11mmol/L），这与他的正常细胞贫血的描述诊断是一致的。简单地说，在全科医生的工作方法框架下，这例患者仅得到了最低程度的精神科处置和监测，但是对其躯体疾病的照护是严重不足甚至完全缺乏的。这种缺失感促使患者寻求帮助(Cradock-O'Leary et al, 2002)，表面上看表现得很好，但是他隐忍的态度都导致了相同的结果。这个例子生动地展示了，在日常的工作中，大多数的严重精神疾病患者群体的医疗消费能力是如何低下，以及从长远来看如何缩短预期寿命(Colton and Manderscheid，2006)。

第二个原因来自于工作实践：全科医生的工作局限于一个明确但非常严格的时间框架里，这就导致很多有求助行为困难的严重精神疾病患者可利用的空间很少。这些患者有行为组织能力障碍——导致他们很晚甚至根本不去看医生，以及昼夜节律紊乱——导致患者不能在全科医生的常规工作时间内去看医生。第三个原因是精神病理往往导致患者的主诉碎片化和 / 或空白状态，有时候因为存在主要症状而被忽略。第四个原因是实践及经济方面的：全科医生没有动力去接受培训以充分满足精神疾病患者的躯体问题方面的需求。因此，在培训方面加大时间和财政投入，提高少数有这方面意愿的精神科护士的教育水平，提升他们对躯体疾病诊断和治疗能力，其效果要比培训100 倍的没有内在动力的全科医生更好。

最后一个但也同样重要的是,大多数精神科医生没有,或者他们没有准备好,获得抗精神病药那些变化多端的可能危及生命的不良反应方面的专门知识;因此这方面的需求巨大。如果精神科医生对此都一知半解,那么全科医生对此更是知之甚少,并且他们还有很好的借口:在他们看的患者中,只有很少的一部分有严重精神疾病或者接受抗精神病药治疗。

这些愿景真正的意义在于,严重精神疾患者群的基层卫生服务将来必须要从全科医生那里转到 ACT 团队这里,尤其是到(F)ACT 团队工作的精神科护士执业者手里。不言而喻,这些护士也要接受良好的培训,并且非常精通严重精神疾病患者常见健康护理问题的诊断和治疗(Cohen,2015)。我相信必须要有多学科队伍协调一致的努力,无论是对抗精神病药不良反应知识的更新,还是对精神卫生问题(及其所有分支)和躯体健康问题同等程度重视的坚决态度上,都是如此。我认为首要且最重要的任务是,卫生服务提供者要将精神疾病患者的预期寿命提升到正常水平。实现这一任务的最佳途径是,将患者的健康置于躯体疾病的自信治疗框架之下,其中一部分的服务应该由精神科自信护理团队来提供。

15.5.5　结论:增加氯氮平的处方

正如之前讨论的,氯氮平治疗能够降低自杀率,同时还能降低总体及心血管疾病的死亡率。既往几年中许多国家氯氮平的处方量偏低,需要我们共同努力提高氯氮平的处方量。目前已经证实的途径有两种,一种是被动模式,一种是主动模式。新西兰的一项为期 4 年半的自然状态研究中,氯氮平的总体处方量提高了 50%,从 21% 上升到 33%(Wheeler et al,2013)。另一种是荷兰氯氮平协作组(全国氯氮平专业中心)改良的模式(Cohen,2014)。该模式为精神卫生从业人员提供免费的信息服务,涵盖与氯氮平相关的所有问题;或者通过有影响力的讲座项目或中学术会议的形式对精神卫生从业人员进行培训;提供培训材料如患者信息、面临常见问题或者潜在危险情况下的处置原则;以及提供氯氮平治疗的全国指南等。实施 10 年后,氯氮平的处方量提高了 56%,而同期其他抗精神病药的处方量只上升了 19%(Bogers et al,2016)。

参考文献

Alvir, J.M., Lieberman, J.A., Safferman, A.Z., Schwimmer, J.L., Schaaf, J.A., 1993. Clozapine-induced agranulocytosis. Incidence and risk factors in the United States. N. Engl. J. Med. 329, 162–167.

Atkin, K., Kendall, F., Gould, D., Freeman, H., Liberman, J., O'Sullivan, D., 1996. Neutropenia and agranulocytosis in patients receiving clozapine in the UK and Ireland. Br. J. Psychiatry 169, 483–488.

Baker, R.A., Pikalov, A., Tran, Q.-V., Kremenets, T., Arani, R.B., Doraiswamy, P.M., 2009. Atypical antipsychotic drugs and diabetes mellitus in the US Food and Drug Administration adverse event database: a systematic Bayesian signal detection analysis. Psychopharmacol. Bull. 42, 11−31.

Blom, M.T., Bardai, A., van Munster, B.C., Nieuwland, M.I., de Jong, H., van Hoeijen, D.A., et al., 2011. Differential changes in QTc duration during in-hospital haloperidol use. PLoS One 6, e23728.

Blom, M.T., Cohen, D., Seldenrijk, A., Penninx, B.W., Nijpels, G., Stehouwer, C.D., et al., 2014. Brugada syndrome ECG is highly prevalent in schizophrenia. Circ. Arrhythm. Electrophysiol. 7, 384−391.

Bogers, J.P.A.M., Cohen, D., Dijk, D., van Bakker, B., Schulte, P.F.J., 2016. Clozapine underutilization in the treatment of schizophrenia: how can clozapine prescription rates be improved? J. Clin. Psychopharmacol. 36 (2), 109−111.

Brugada, P., Brugada, J., 1992. Right bundle branch block, persistent ST segment elevation and sudden cardiac death: a distinct clinical and electrocardiographic syndrome. A multicenter report. J. Am. Coll. Cardiol. 20, 1391−1396.

Broer, J., Koetsier, H., Mulder, C.L., 2015. The number of compulsory admissions continues to rise: implications for the new Dutch law on obligatory mental health care. Tijdschr. Psychiatr. 57, 240−247.

Brown, S., Birtwistle, J., Roe, L., Thompson, C., 1999. The unhealthy lifestyle of people with schizophrenia. Psychol. Med. 29, 697−701.

Brown, S., Kim, M., Mitchell, C., Inskip, H., 2010. Twenty-five year mortality of a community cohort with schizophrenia. Br. J. Psychiatry 196, 116−121.

Centers for Disease Control and Prevention, 2012a. Age-Adjusted Hospital Discharge Rates for Diabetic Ketoacidosis (DKA) as First-Listed Diagnosis per 10,000 Population, United States, 1988−2009. <http://www.cdc.gov/diabetes/statistics/dkafirst/fig7.htm>.

Centers for Disease Control and Prevention, 2012b. Death Rates for Hyperglycemic Crises as Underlying Cause per 1,000,000 General Population, by Age, United States, 1980−2009. <http://www.cdc.gov/diabetes/statistics/mortalitydka/tRateDKADiabPopByCensus.htm>.

Chen, Q., Kirsch, G.E., Zhang, D., Brugada, R., Brugada, J., Brugada, P., et al., 1998. Genetic basis and molecular mechanism for idiopathic ventricular fibrillation. Nature 392, 293−296.

Cohen, D., 2004. Atypical antipsychotics and new onset diabetes mellitus. An overview of the literature. Pharmacopsychiatry 37, 1−11.

Cohen, D., 2006. Diabetes Mellitus in Schizophrenia and Schizoaffective Disorder: An Iatrogenic or Endogenic Problem? (thesis). Utrecht.

Cohen, D., 2014. Prescribers fear as a major side effect of clozapine. Acta Psychiatr. Scand. 130, 154−155.

Cohen, D., 2015. Severe mental illness shortens life expectancy. [Een ernstige psychiatrische aandoening verkort de levensverwachting]. Huisarts Wet. 58, 16−18.

Colton, C.W., Manderscheid, R.W., 2006. Congruencies in increased mortality rates, years of potential life lost, and causes of death among public mental health clients in eight states. Prev. Chronic Dis. 3, A42.

Cradock-O'Leary, J., Young, A.S., Yano, E.M., Wang, M., Lee, M.L., 2002. Use of general medical services by VA patients with psychiatric disorders. Psychiatr. Serv. 53, 874−878.

Crawford, M.J., Jayakumar, S., Lemmey, S.J., Zalewska, K., Patel, M.X., Cooper, S.J., et al., 2014. Assessment and treatment of physical health problems among people with schizophrenia: national cross-sectional study. Br. J. Psychiatry 205, 473−477.

Crump, C., Winkleby, M.A., Sundquist, K., Sundquist, J., 2013a. Comorbidities and mortality in persons with schizophrenia: a Swedish national cohort study. Am. J. Psychiatry 170, 324−333.

Crump, C., Sundquist, K., Winkleby, M.A., Sundquist, J., 2013b. Comorbidities and mortality in bipolar disorder: a Swedish national cohort study. JAMA Psychiatry 70, 931−939.

De Boer, C., Gate, H.P., 1992. Neuroleptic malignant syndrome and diabetic keto-acidosis. Br. J. Psychiatry 161, 856−858.

De Hert, M., Dekker, J.M., Wood, D., Kahl, K.G., Holt, R.I., Möller, H.J., 2009. Cardiovascular disease and diabetes in people with severe mental illness position statement from the European Psychiatric Association (EPA), supported by the European Association for the Study of Diabetes (EASD) and the European Society of Cardiology (ESC). Eur. Psychiatry 24, 412−424.

Dutta, R., Murray, R.M., Hotopf, M., Allardyce, J., Jones, P.B., Boydell, J., 2010. Reassessing the long-term risk of suicide after the first episode of psychosis. Arch. Gen. Psychiatry 67, 1230−1237.

Guenette, M.D., Hahn, M., Cohn, T.A., Teo, C., Remington, G.J., 2013. Atypical antipsychotics and diabetic ketoacidosis: a review. Psychopharmacology 226, 1−12.

Hägg, S., Spigset, O., Söderström, T.G., 2000. Association of venous thromboembolism and clozapine. Lancet 355 (9210), 1155−1156.

Hasnain, M., Vieweg, W.V., 2014. QTc interval prolongation and torsade de pointes associated with second-generation antipsychotics and antidepressants: a comprehensive review. CNS Drugs 28, 887−920.

Hayes, R.D., Downs, J., Chang, C.K., Jackson, R.G., Shetty, H., Broadbent, M., et al., 2014. The effect of clozapine on premature mortality: an assessment of clinical monitoring and other potential confounders. Schizophr. Bull. 41, 644−655.

Henderson, D.C., Cagliero, E., Copeland, P.M., Louie, P.M., Borba, C.P., Fan, X., et al., 2007. Elevated hemoglobin A1c as a possible indicator of diabetes mellitus and diabetic ketoacidosis in schizophrenia patients receiving atypical antipsychotics. J. Clin. Psychiatry 2007 (68), 533−541.

Henriksen, O.M., Røder, M.E., Prahl, J.B., Svendsen, O.L., 2007. Diabetic ketoacidosis in Denmark incidence and mortality estimated from public health registries. Diabetes Res. Clin. Pract. 76, 51−56.

Honigfeld, G., Arellano, F., Sethi, J., Bianchini, A., Schein, J., 1998. Reducing clozapine-related morbidity and mortality: 5 years of experience with the Clozaril National Registry. J. Clin. Psychiatry 59 (Suppl. 3), 3−7.

Johansson, F., 2015. Improving assessment and treatment of physical health problems in people with severe mental illness: the case for a shared IT system. Br. J. Psychiatry 206, 435−436.

Jönsson, A.K., Spigset, O., Hägg, S., 2012. Venous thromboembolism in recipients of antipsychotics. CNS Drugs 26, 649−662.

Kapplinger, J.D., Tester, D.J., Alders, M., Benito, B., Berthet, M., Brugada, J., et al., 2010. An international compendium of mutations in the SCN5A-encoded cardiac sodium channel in patients referred for Brugada syndrome genetic testing. Heart Rhythm. 7, 33−46.

Kisely, S., Lawrence, D., 2010. Inequalities in healthcare provision for people with severe mental illness. J. Psychopharmacol. 24 (Suppl. 4), 61−68.

Kisely, S., Preston, N., Xiao, J., Lawrence, D., Louise, S., Crowe, E., 2013. Reducing all-cause mortality among patients with psychiatric disorders: a population-based study. Can. Med. Assoc. J. 185, E50−E55.

Kitabchi, A.E., Umpierrez, G.E., Murphy, M.B., Kreisberg, R.A., 2006. Hyperglycemic crises in adult patients with diabetes: a consensus statement from the American Diabetes Association. Diabetes Care 29, 2739−2748.

Kodesh, A., Goldshtein, I., Gelkopf, M., Goren, I., Chodick, G., Shalev, V., 2012. Epidemiology and comorbidity of severe mental illnesses in the community: findings from a computerized mental health registry in a large Israeli health organization. Soc. Psychiatry Psychiatr.

Epidemiol. 47, 1775−1782.

Koller, E., Schneider, B., Bennett, K., Dubitsky, G., 2001. Clozapine-associated diabetes. Am. J. Med. 111, 716−723.

Koller, E.A., Doraiswamy, P.M., 2002. Olanzapine-associated diabetes mellitus. Pharmacotherapy 22, 841−852.

Koller, E.A., Cross, J.T., Doraiswamy, P.M., Schneider, B.S., 2003. Risperidone-associated diabetes mellitus: a pharmacovigilance study. Pharmacotherapy 23, 735−744.

Koller, E.A., Weber, J., Doraiswamy, P.M., Schneider, B.S., 2004. A survey of reports of quetiapine-associated hyperglycemia and diabetes mellitus. J. Clin. Psychiatry 65, 857−863.

Koponen, H., Alaräisänen, A., Saari, K., Pelkonen, O., Huikuri, H., Raatikainen, M.J., et al., 2008. Schizophrenia and sudden cardiac death: a review. Nord. J. Psychiatry 62, 342−345.

Laghate, V.D., Gupta, S.B., 2004. Acute pancreatitis and diabetic ketoacidosis in non-diabetic person while on treatment with sodium valproate, chlorpromazine and haloperidol. J. Assoc. Physicians India 52, 257−258.

Lahti, M., Tiihonen, J., Wildgust, H., Beary, M., Hodgson, R., Kajantie, E., et al., 2012. Cardiovascular morbidity, mortality and pharmacotherapy in patients with schizophrenia. Psychol. Med. 42, 2275−2285.

Lambert, T.J.R., Velakoulis, D., Pantelis, C., 2003. Medical comorbidity in schizophrenia. Med. J. Aust. 178, S67−S70.

Laursen, T.M., Wahlbeck, K., Hällgren, J., Westman, J., Ösby, U., Alinaghizadeh, H., et al., 2013. Life expectancy and death by diseases of the circulatory system in patients with bipolar disorder or schizophrenia in the Nordic countries. PLoS One 8 (6), e67133.

Lawrence, D.M., Holman, C.D., Jablensky, A.V., Hobbs, M.S., 2003. Death rate from ischaemic heart disease in Western Australian psychiatric patients, 1980−1998. Br. J. Psychiatry 182, 31−36.

Leslie, D.L., Rosenheck, R.A., 2004. Incidence of newly diagnosed diabetes attributable to atypical antipsychotic medications. Am. J. Psychiatry 161, 1709−1711.

Limousin, F., Loze, J.Y., Philippe, A., 2007. Ten-year prospective follow-up study of mortality by suicide in schizophrenic patients. Schizophr. Res. 94, 23−28.

Lothian National Health Service. Shared Care Agreement 2014. <http://www.ljf.scot.nhs.uk/SharedCareofMedicines/Shared%20Care%20Agreements/SCA/SCA%20Thioridazine%20v1%200%20Final.pdf>.

Meltzer, H.Y., 2005. Suicide in schizophrenia, clozapine and adoption of evidence-based medicine. J. Clin. Psychiatry 66, 530−533.

Mitchell, A.J., Vancampfort, D., Sweers, K., Winkel, R., van, Yu, W., De Hert, M., 2013. Prevalence of metabolic syndrome and metabolic abnormalities in schizophrenia and related disorders—a systematic review and meta-analysis. Schizophr. Bull. 39, 306−318.

Morrison, A.P., Turkington, D., Pyle, M., Spencer, H., Brabban, A., Dunn, G., et al., 2014. Cognitive therapy for people with schizophrenia spectrum disorders not taking antipsychotic drugs: a single-blind randomised controlled trial. Lancet 383 (9926), 1395−1403.

Munro, J., O'Sullivan, D., Andrews, C., Arana, A., Mortimer, A., Kerwin, R., 1999. Active monitoring of 12,760 clozapine recipients in the UK and Ireland. Beyond pharmacovigilance. Br. J. Psychiatry 175, 576−580.

NHS [National electronic Library for Medicines]. EU CHMP recommends lifting ban on atypical antipsychotic Serdolect (sertindole).

Nielsen, J., Dahm, M., Lublin, H., Taylor, D., 2010. Psychiatrists' attitude towards and knowledge of clozapine treatment. J. Psychopharmacol. 24, 965−971.

Nihalani, N.D., Tu, X., Lamberti, J.S., Olson, D., Olivares, T., Costea, G.O., et al., 2007. Diabetic ketoacidosis among patients receiving clozapine: a case series and review of socio-demographic risk factors. Ann. Clin. Psychiatry 19, 105−112.

Noordam, R., van den Berg, M.E., Niemeijer, M.N., Aarts, N., Leening, M.J., Deckers, J.W., et al., 2015. Assessing prolongation of the heart rate corrected QT interval in users of tricyclic antidepressants: advice to use Fridericia rather than Bazett's correction. J. Clin. Psychopharmacol. 35, 260−265.

Nordentoft, M., Mortensen, P.B., Pedersen, C.B., 2011. Absolute risk of suicide after first hospital contact in mental disorder. Arch. Gen. Psychiatry 68, 1058−1064.

Nugter, M.A., Engelsbel, F., Bähler, M., Keet, R., van Veldhuizen, R., 2015. Outcomes of Flexible Assertive Community Treatment (FACT) implementation: a prospective real life study. Community Ment. Health J. Available from: http://dx.doi.org/10.1007/s10597-015-9831-2.

Osborn, D.P., Levy, G., Nazareth, I., Petersen, I., Islam, A., King, M.B., 2007. Relative risk of cardiovascular and cancer mortality in people with severe mental illness from the United Kingdom's General Practice Research Database. Arch. Gen. Psychiatry 64, 242−249.

Ösby, U., 2008. Cardiovascular outcome and schizophrenia in Sweden. Schizophr. Res. 102 (Suppl. 2), 18.

Ösby, U., Correia, N., Brandt, L., Ekbom, A., Sparén, P., 2000. Time trends in schizophrenia mortality in Stockholm county, Sweden: cohort study. Br. Med. J. 321, 483−484.

Palmer, B.A., Pankratz, V.S., Bostwick, J.M., 2005. The lifetime risk of suicide in schizophrenia: a reexamination. Arch. Gen. Psychiatry 62, 247−253.

Postema, P.G., 2012. About Brugada syndrome and its prevalence. Europace 2012 (14), 925−928.

Postema, P.G., Wolpert, C., Amin, A.S., Probst, V., Borggrefe, M., Roden, D.M., et al. (2009) Drugs and Brugada syndrome patients: review of the literature, recommendations, and an up-to-date website (www.brugadadrugs.org). Heart Rhythm. 6(9):1335−1341.

Ray, W.A., Chung, C.P., Murray, K.T., Hall, K., Stein, M.C., 2009. Atypical antipsychotic drugs and the risk of sudden cardiac death. N. Engl. J. Med. 360, 225−235.

Ringbäck Weitoft, G., Berglund, M., Lindström, E.A., Nilsson, M., Salmi, P., Rosén, M., 2014. Mortality, attempted suicide, re-hospitalisation and prescription refill for clozapine and other antipsychotics in Sweden—a register-based study. Pharmacoepidemiol. Drug Saf. 23, 290−298.

Saha, S., Chant, D., McGrath, J., 2007. A systematic review of mortality in schizophrenia: is the differential mortality gap worsening over time? Arch. Gen. Psychiatry 64, 1123−1131.

Sinyor, M., Remington, G., 2012. Is psychiatry ignoring suicide? The case for clozapine. J. Clin. Psychopharmacol. 32, 307−308.

Straus, S.M.J.M., Bleumink, G.S., Dieleman, J.P., van der Lei, J., t Jong, G.W., Kingma, J., et al., 2004. Antipsychotics and the risk of sudden cardiac death. Arch. Intern. Med. 164, 1293−1297.

Stroup, T.S., Gerhard, T., Crystal, S., Huang, C., Olfson, M., 2016. Comparative effectiveness of clozapine and standard antipsychotic treatment in adults with schizophrenia. Am. J. Psychiatry 173 (2), 166−173.

Tang, Y.L., Mao, P.X., Jiang, F., Chen, Q., Wang, C.Y., Cai, Z.J., et al., 2008. Clozapine in China. Pharmacopsychiatry 41, 1−9.

Tiihonen, J., Lönnqvist, J., Wahlbeck, K., Klaukka, T., Niskanen, L., Tanskanen, A., et al., 2009. 11-year follow-up of mortality in patients with schizophrenia: a population-based cohort study (FIN11 study). Lancet 374, 620−627.

van Hasselt, F.M., Schorr, S.G., Mookhoek, E.J., Brouwers, J.R., Loonen, A.J., Taxis, K., 2013. Gaps in health care for the somatic health of outpatients with severe mental illness. Int. J. Ment. Health Nurs. 22, 249−255.

Van Veldhuizen, J.R., 2007. FACT: a Dutch version of ACT. Community Ment. Health 43, 421−433.

Wahlbeck, K., Wetsman, J., Nordentoft, M., Gissler, M., Laursen, T.M., 2011. Outcomes of Nordic mental health systems: life expectancy of patients with mental health disorders. Br. J. Psychiatry 199, 453−458.

Walker, A.M., Lanza, L.L., Arellano, F., Rothman, K.J., 1997. Mortality in current and former users of clozapine. Epidemiology 8, 671−677.

Wheeler, A., Humberstone, V., Robinson, G., 2013. Outcomes for schizophrenia patients with clozapine treatment: how good does it get? J. Psychopharmacol. 23, 957−965.

Wunderink, L., Nieboer, R.M., Wiersma, D., Sytema, S., Nienhuis, F.J., 2013. Recovery in remitted first-episode psychosis at 7 years of follow-up of an early dose reduction/discontinuation or maintenance treatment strategy: long-term follow-up of a 2-year randomized clinical trial. JAMA Psychiatry 70, 913−920.

Yap, Y.G., Behr, E.R., Camm, A.J., 2009. Drug-induced Brugada syndrome. Europace 11, 989−994.

推荐阅读

Bushe, C.J., Taylor, M., Haukka, J., 2010. Mortality in schizophrenia: a measurable clinical endpoint. J. Psychopharmacol. 24, 17−25.

De Hert, M., Correll, C.U., Cohen, D., 2011. Do antipsychotic medications reduce or increase mortality in schizophrenia? A critical appraisal of the FIN-11 study. Schizophr. Res. 117, 68−74.

Gallego, J.A., Nielsen, J., De Hert, M., Kane, J.M., Correll, C.U., 2012. Safety and tolerability of antipsychotic polypharmacy. Expert Opin. Drug Saf. 11, 527−542.

Gören, J.L., Meterko, M., Williams, S., Young, G.J., Baker, E., Chou, C.-H., et al., 2013. Antipsychotic prescribing pathways, polypharmacy, and clozapine use in treatment of schizophrenia. Psychiatr. Serv. 64, 527−533.

Grohmann, R., Hippius, H., Helmchen, H., Rüther, E., Schmidt, L.G., 2004. The AMUP study for drug surveillance in psychiatry-—a summary of inpatient data. Pharmacopsychiatry 37 (Suppl. 1), S16−S26.

Hennen, J., Baldessarini, R.J., 2005. Suicidal risk during treatment with clozapine: a meta-analysis. Schizophr. Res. 73, 139−145.

Honkola, J., Hookana, E., Malinen, S., Kaikkonen, K.S., Junttila, M.J., Isohanni, M., et al., 2012. Psychotropic medications and the risk of sudden cardiac death during an acute coronary event. Eur. Heart. J. 33, 745−751.

Kelly, D.L., McMahon, R.P., Liu, F., Love, R.C., Wehring, H.J., Shim, J.C., et al., 2010. Cardiovascular disease mortality in patients with chronic schizophrenia treated with clozapine: a retrospective cohort study. J. Clin. Psychiatry 71, 304−311.

Kiviniemi, M., Suvisaari, J., Koivumaa-Honkanen, H., Häkkinen, U., Isohanni, M., Hakko, H., 2013. Antipsychotics and mortality in first-onset schizophrenia: prospective Finnish register study with 5-year follow-up. Schizophr. Res. 150, 274−280.

Laursen, T.L., Munk-Olsen, T., Agerbo, E., Gasse, C., Mortenson, P.B., 2009. Somatic hospital contacts, invasive cardiac procedures, and mortality from heart disease in patients with severe mental disorder. Arch. Gen. Psychiatry 66, 1713−1720.

第十六章

抗精神病药相关死亡的法医调查

16.1　前言

　　服用抗精神病药与引起死亡之间的因果关系有四种：意外死亡；自然死亡，即与抗精神病药治疗无关；抗精神病药治疗剂量下的副作用死亡；有意或无意情形下服用抗精神病药引起中毒死亡。目前对患者接受抗精神病药治疗而引起死亡的原因及机制尚缺乏深入而系统的调查研究。在写本书之前，所有关于接受抗精神病药治疗患者死亡率的大规模流行病学研究都依赖于临床评估，而不是完全地靠法医评估（包括仔细的尸检和准确的毒理学测量）。例如，如果死亡明显是由自伤造成的，就会质疑治疗药物的选择或适当性（药物、剂量、依从性）。所有对死者进行药理学和毒理学的调查，都是研究的重要因素，不仅针对抗精神病药，其他可能加重死亡的处方药品或毒品亦是如此，这些调查包括临床和护理记录，全面的尸检和死后生物化学及组织学的检查。因此，准确的死因诊断和收集流行病学数据不仅对死者的家属很重要，对于采取必要措施尽可能预防死亡的发生亦有重要意义。

16.2　临床与病理学相关性

　　从临床经验的角度来说，治疗剂量的抗精神病药引起不良反应造成死亡，其原因相对简单（表 16-1）。抗精神病药诱发的心肌复极延迟是出现尖端扭转型室性心律的必要条件，可导致心室颤动和心源性猝死。在氯氮平诱发的心肌炎死亡的患者中，往往出现严重的左心室功能障碍，进一步发展为心源性休克。低输出心力衰竭也可能出现于大量肺血栓栓塞的患者中，这种情况下死亡机制包括严重缺氧。患有粒细胞缺乏症和严重的中性粒细胞减少症以及肠缺血的患者，死于脓毒性休克的可能性很大。癫痫发作后觉醒障碍导致呼吸暂停可能是药物诱发癫痫发作的死亡机制（Bozorgi and Lhatoo，2013）。抗精神病药引起的代谢综合征加速了动脉粥样硬化，也就增加了心肌缺血或脑血栓形成的风险。呼吸道阻塞患者的死亡原因是喉痉挛或吞咽困难引起的窒息。最后，药物诱发肝脏或肾功能严重衰竭患者的死亡，与代谢性脑病或大出血所致的昏迷有关。

表 16-1 抗精神病药不良反应造成死亡的主要原因

药物相关副作用	主要死亡原因
延迟心肌复极化	心室颤动
心肌炎、心肌病	泵衰竭、心源性休克
肺栓塞、牙槽炎	换气障碍
粒细胞缺乏症、胰腺炎、肠穿孔	化脓性休克
癫痫发作	发作后觉醒失败
高血糖	糖尿病酮症酸中毒，高渗性状态
代谢综合征	冠状动脉闭塞、卒中
喉痉挛性肌张力障碍、吞咽困难	气道阻塞
肝功能衰竭	肝性脑病、出血性休克

由多学科组成的团队对纽约市某一健康机构中猝死的 100 例 19～74 岁精神患者（119 500 患者年）进行的结构化溯源分析中，48% 的病例确定了死亡原因（Manu et al, 2011），对其中 18 例患者进行了局部尸检。这些患者突发死于各种各样的疾病，包括急性冠状动脉综合征、上呼吸道阻塞、肺栓塞、肺炎、支气管哮喘、血栓性脑卒中、脑出血、心力衰竭、主动脉夹层、心肌炎、糖尿病酮症酸中毒（DKA）、脓毒症休克、癫痫发作和胃肠道出血。其余 52 例患者的猝死原因仍然无法解释。有明确原因和无法解释原因的猝死病例在年龄、性别、精神科诊断和应用传统抗精神病药和非典型抗精神病药方面没有差别，但在不明原因的猝死者中，更多的研究对象有血脂异常史和糖尿病史（19.2% vs 2.1%）、血脂异常和高血压（23.1% vs 8.3%），这些都是冠状动脉疾病的主要危险因素。虽然溯源分析显然比通过死亡证明确定死因更好，但与尸检数据相比，溯源分析也有不足之处。例如，肺血栓栓塞的诊断有时会被误诊为气喘和气短，且认为致命的是哮喘发作（Byard, 2011）。

正如预期的那样，尸检可以解释大部分的死亡原因。最近的一项报道中，57 例精神分裂症患者中，有 51 例在精神病医院接受抗精神病药治疗期间突然死亡（Ifteni et al, 2014），根据尸检的结果，猝死的原因中，最常见的是心血管疾病（62.8%），大多数患者发现心肌梗死（52.9%）。超过 1 例患者的其他原因包括肺炎（11.8%）、气道阻塞（7.8%）和心肌炎（5.9%）。6 例（11.8%）患者的死亡依然无法解释，但其中 5 例发现解剖异常，包括广泛的冠状动脉硬化，纤维脂肪性心肌变性和慢性心包炎。一个问题是，一些病理学结果可能不是致命的，而仅仅代表偶然发现。这个问题对于法医诊断心肌炎尤为重要，因为必须慎重辨别心肌细胞坏死，中性粒细胞浸润，血管套和间质性水肿（Casali et al，2012）。

16.3　毒理学评估

如果有明确的死亡原因，例如某人使用了抗精神病药，那么验尸官的结论可能直接指向抗精神病药。然而，对尸检中收集的血液样本进行毒理学检验，通常是为了确定是否有诸如酒精之类的药物可能影响了对自我伤害的判读，同时也有助于评估治疗的依从性和充分性。在另一个极端情况下，如果有人因服用抗精神病药而意外死亡，而尸体检查对于死亡原因无法定论，那么对于尸检标本进行毒理学检查，就可能得到一些其他来源无法得到的宝贵信息。这样的调查假设更重要，例如，死亡发生在医院和／或死亡发生在死者被拘留期间。

16.3.1　死后毒理学

过去人们认为，尸检时获得的血液中的药物和其他毒物的浓度反映了死亡时的情况，因此可以简单地通过与"正常"或"治疗"的血浆药物浓度／药物代谢物浓度数据的比较来解释结果。然而，我们现在知道，对死后毒理学结果的解释必须考虑到所涉药剂的临床药理学，死亡发生的情况，包括暴露的模式（路线）以及其他因素，如取样前尸体的保存方式和死者年龄（Drummer，2007；Gruszecki et al，2007）。更重要的因素包括死亡后血液或其他体液成分，分析样本的性质，分析物的稳定性以及采用的分析方法的适用性（Pe'lissier-Alicot et al，2003；Skopp，2004；Ferner，2008）。

尸检的血液采集推荐做法是，在尸检前，结扎静脉后（通常选择股静脉），对静脉近端的血管进行穿刺取样（Dinis-Oliveira et al，2010）。然而，这个过程普遍不被认可，很少被遵循，如果已经有外伤，确实是不可能的。即使遵守推荐程序，其他变化也可能会改变在死亡时循环的"血液"成分。这种变化可能是由于长时间的复苏尝试，或者是由于自溶作用从组织扩散到血液，也可能是通过胃肠道扩散，吸入呕吐物，或仅仅通过样本污染，例如肠内容物或尿液（表16-2）。这种现象通常被称为死亡后再分配，往往是一些脂溶性药物，如抗精神病药，也就是说，长期服用相对较高分布体积（V）的药物，死后可能发生血药浓度和药物代谢物的增加，虽然也有报道称死后某些血药浓度是持续下降的（Saar et al，2012）。

表 16-2 影响死后血药／毒物浓度改变的可能因素

因素	说明
采血部位	中央部位（心脏、腔静脉或"锁骨下动脉"）比外周部位更有可能出现变化（如在适当隔离后的股静脉）。左心室的血液比右心室的血液更易出现变化
死亡和标本采集相隔的时间	随着组织 PH 值的降低和自溶作用的增加，时间越长改变越大
医疗干预	尝试复苏可能会导致胃内容物吸入，药物从组织释放，例如肺创伤和／或死后中央至外周区域的血液流动。也包括使用药物
发现时尸体的位置	可能导致血液从中央部位排到外周
尸体的运输	可能促进血液由中心部位流向外周
尸体储存的温度	温度越高，发生改变的可能越大
取样的方法	例如，针刺较少导致组织液污染样品，"腔血"（当中央器官被切除时留下的血液）可能只对其他液体污染的定性工作有用
标本保存	在收集样本前，需要氟化钠来稳定分析物（如酒精，可卡因，6- 乙酰吗啡），使其不发生变化
样品管顶部	挥发性分析物将在样品和顶空之间达到平衡；当冷的时候（4℃）打开管可将损失缩减到最小
收集的血液量	样本量越大，越不易受局部血液成分变化的影响
毒物的性质	亲脂性化合物比疏脂性化合物更有可能会增加改变；挥发性或其他不稳定化合物可能会减少改变；酒精浓度可能根据情况增加或减少
毒药存在气道、胃肠道或膀胱	死后扩散可能会改变血液和临近组织的浓度（从离胃最远的肝右叶深部取样）

就氯氮平来说，观察到的血浆浓度平均增加了 400～500%（Flanagan et al, 2005）。对于注射类的抗精神病药，很显然注射部位就可能是死后采血的部位。众所周知的是，氯丙嗪和奥氮平不仅可能在患者死后再分配，而且在死后血液中也是不稳定的，这使得对定量数据的任何解释都是模棱两可的。此外，在使用氯丙嗪的情况下，存在许多可能的药理活性，但同样，不稳定的代谢物使结果更加复杂化。

相对体积较小的水溶性分析物的血液浓度（如锂）可能在死亡后变化最小，尽管死后这些化合物仍能从胃肠道持续被吸收，这可能会反映在从中心部位取样的血液中，例如腔静脉。类似地，虽然死后心室血液中游离吗啡浓度（未偶联的，即未代谢的）始终高于周围，特别是在浓度大于 0.3mg/L 时，死亡后从中央或外周获得的血液样本吗啡的平均浓度几乎没有变化。

许多成为尸检调查对象的死亡事件发生在医院外，可能需要几天才能找到尸体，并收集样本进行分析。因此，死后血液组成存在高度的可变异性。细胞存在一定程度的溶血和沉淀，可能发生血栓形成，组织液污染或腐败。细胞脱水可能是由于暴露在火灾中的高热引起的；细胞稀释可能发生在从水中打捞的尸体中，这种现象在从淡水中打捞的比从海水中打捞的尸体中更容易出现。然而，死后毒理学通常采用全血，因为：①相对容易收集；②相对均匀，使其更容易在实验室中分配；③在成人的正常治疗过程中，经常有许多血浆或血清（有时甚至全血）的浓度测量数据，这些数据为解释结果至少提供了一些依据。Baselt（2014）的数据汇编是这一领域的标准参考工具。然而，即使是在活体中测定的血浆分析物浓度结果明显，也必须非常小心，部分原因是全血∶血浆比率（b∶p）可能不一致。强血浆蛋白结合物通常只在血浆中，且 b∶p 比例为 0.5～0.6；而具高度水溶性且不与蛋白结合的物质如酒精通常 b∶p 比例为 0.8～0.9。当然，这些值在一定程度上取决于填充的细胞体积（血细胞比容）。其他化合物如氯喹主要与血小板和粒细胞相关，而一氧化碳、铅和其他重金属主要与红细胞相关。在感染过程中，奎宁在血浆和红细胞中的药物的比例会发生显著变化。

如果没有明显的中毒迹象，有可能是：①患者或受害者可能对药物的某些作用产生耐受性；②患者死后血液分析物浓度可能已发生变化。尽管相关数据较少，但可获得的诸如组织分析结果等其他信息可能会提供有关暴露的性质和程度的一些信息。如果内容物的总体积已知，测量胃内容物标本中的毒素浓度可以估计未吸收剂量。然而，仅仅检测胃内容物中的碱性药物并不能证明近期的摄入，因为许多药物在唾液中降解，并且血液扩散到胃中的碱性药物可能发生离子捕获。如果患者生前入院，可能保留有可用于分析的标本，但是也不应排除在尸检时适当取样。

16.3.2　诊断中毒的准确性

在评估有毒物质参与死亡的过程中，（是否）暴露于有毒物质中是至关重要的一点。首先，过量饮酒会加剧许多药物的呼吸抑制作用。其次，患者对药物的毒性作用的长期接触会产生一定的耐受性，因此如果患者在治疗的前几天或几周没有坚持服用药物，那么无意识的过量服用或滥用毒性药物可能会产生更严重的后果。尽管在死亡前几周或数月内，头发或指甲分析有时可用于评估先前接触有毒金属、非法药物或处方药物的情况。但耐受性不能以回顾来衡量,即使在埋葬之后,头发仍然保存完好,但是分析没有提供关于致命中毒的信息,并且有关暴露的定性信息可能是所有可以收集的信息(框 16-1)。重要的是,现在已知所谓的"去污"(洗涤)程序,声称在切段和消化之前清除头发表面的污染物,以给出暴露的时间,将污染物(药物或药物分解产物)运输到头发的髓质中,使得任何试图生成时间进程的尝试最多只能是推测性的(Cuypers et al, 2016)。

框 16-1　在头发上药物 / 代谢产物 / 分解产物的潜在来源

- 蓄意服用(自己或其他)
- 吸入(二次烟,呼出空气)
- 来自污染环境沉积(灰尘等)
- 通过食物 / 手指等偶然接触污染的表面
- 单次大暴露后出汗
- 内源生成,例如在 γ- 羟基丁酸酯的情况下

使用氯氮平可以很清楚地观察到耐受性的影响:在健康成年人中,潜在致命剂量可以低至 25mg 口服(Pokorny et al, 1994);而有一些患者为了控制症状,可以谨慎升高剂量到超过英国国家处方建议的最大剂量(900mg/d)(MacCall et al, 2009)。有一例患者,未服用氯氮平,而长期服用另一位患者的药物,死后股动脉血样中氯氮平及其 N- 去甲基代谢物诺氯氮平的浓度分别为 0.48mg/L 和 0.20mg/L(Stanworth et al, 2012)。相比之下,在 1993—2007 年间,104 127 例血浆样本(26 796 例患者)的药物检测结果显示,20% 的样本血浆氯氮平在 0.6mg/L 以上(8.4% 1mg/L 或更高)(Couchman et al, 2010)。我们在氯氮平治疗药物监测服务运行期间,所遇到的最高血浆氯氮平和诺氯氮平浓度分别为 6.05mg/L 和 1.72mg/L。患者是一名 42 岁的男性吸烟者,处方予氯氮平 750mg/d(预剂量样本,测定申请表格:"剂量正确? 不良 / 不合规?")。这些升高的浓度与氯氮平中毒死亡后血液浓度有显著的重叠,说明在个别情况下必须考虑其他证据(如果可用)。

既往病例报道中,有奥氮平中毒死亡后血药浓度为 1mg/L 或更高的情况(Elian, 1998; Stephens et al, 1998)。此外,Merrick 等(2001)报道一名 25 岁的男子因服用奥氮平死亡。尸检报告(心脏)血液奥氮平浓度为 0.40mg/L,由于没有其他可能导致死亡的原因,判定死因为奥氮平意外中毒。在所有这些应用奥氮平的死亡病历中,血浆奥氮平浓度可能已经降低或升高,只有妥当地收集和储存的血浆才有可能提供可靠的定量结果(Fisher et al, 2013)。在临床病例中,血浆奥氮平(12h 后样本剂量)通常 <0.1mg/L(100μg/L),但是经常遇到更高的浓度,特别是在每日剂量 >20mg 时。例如,一位 44 岁的女性患者,

每日服用奥氮平30mg，血浆奥氮平浓度为0.48mg/L，这位患者的依从性值得怀疑（Patel et al，2011）。此外，在摄入150～1 000mg奥氮平的患者中报道了血清奥氮平浓度高达1mg/L，只有轻度的毒性表现，如嗜睡、共济失调、定向障碍、瞳孔缩小和口齿不清（Cohen et al，1999；O'Malley et al，1999；Shrestha et al，2001；Singh et al，2012）。事实上，几乎没有确凿的证据表明奥氮平的毒性特别大，通常为自发性中毒（Capel et al，2000；Chue and Singer，2003；Palenzona et al，2004；Lennestål et al，2007；Tse et al，2008），奥氮平相关致命中毒报道相对较少（Elian，1998；Stephens et al，1998；Gerber and Cawthon，2000；Schreinzer et al，2001；Merrick et al，2001；Davis et al，2005；Singh et al，2012）。

2004年奥氮平长效注射液（LAI）的引入伴随着注射后谵妄/镇静综合征（PDSS）的报告，这可能是由于血管内而不是肌内注射给药（Lindenmayer，2010）。所描述的临床特征包括与非常高（1mg/L左右）的血浆奥氮平浓度相关的镇静、头晕、混乱、口齿不清、步态改变、虚弱、肌肉痉挛和/或无意识。其他可注射的抗精神病药中尚未报道此类事件。在一项调查（669例患者）中，有24例发生PDSS（Anand et al，2015）。所有患者在接受注射后72h内恢复，并无死亡病例。经过这些事件的患者中，有19人（83%）继续接受奥氮平LAI的进一步注射。每次注射后PDSS发生率为0.07%。没有报告死亡。

目前，喹硫平不仅用于治疗精神分裂症，还用于抑郁和双相型精神障碍。它也越来越多地被滥用（Malekshahi et al，2015；Pilgrim and Drummer，2013）。虽然这种药物在过量服用后可能并不总是延长QT间期（Vivek，2004；Hunfeld et al，2006；Berling and Isbister，2015），但可能引发昏迷，呼吸抑制和癫痫发作（Balit et al，2003；Reichert et al，2014），并且已经有大量涉及这种药物死亡的报告（Mainland et al，2001；Fernandes and Marcil，2002；Trenton et al，2003；Hopenwasser et al，2004；Langman et al，2004）。喹硫平的临床毒理学因素可能是摄入后，药物在第一次通过肝脏中被广泛代谢，过量后可能饱和。然而，进一步的考虑是，在普通剂量下喹硫平亚砜是喹硫平主要的血浆代谢物（Fisher et al，2012），这可能会分解为喹硫平，在死后血液中储存。至于氨磺必利，过量服用后，该药物与硫利达嗪类似，有延长QT间期的风险（Berling and Isbister，2015）。然而，很少有关于氨磺酸致命性中毒的明确报道（Isbister et al，2006）。

16.3.3 尸检生物化学

对于大多数尸检生物化学而言，玻璃体液优于血液（表16-2），因为它受自溶性变化的影响更小。玻璃体位于相对受保护的眼窝中，死后不太可能受药物或其他毒物扩散污染，而这些药物或毒物在胸部或腹部含量较高（Thierauf et al，2009）。吸气必须轻柔，尽可能避免视网膜碎片的污染。然而，死后钾离子很快从视网膜渗漏，因此玻璃体中的钾不是血浆钾的可靠指标，在补钾药物处方的诊断中价值最小。同时要记住并发玻璃体感染的可能性（Parsons et al，2003）。

玻璃体中钠和氯化物浓度在死亡后可能以每小时高达 1mmol/L 的速率下降，而钾以每小时 0.14～0.19mmol/L 的速率增加。可以这么说，如果钾浓度<15mmol/L，那么钠和氯浓度可能会反映死亡时的情况。另一方面，尿素和肌酐在尸检标本中相对稳定。如果玻璃体中钠、氯和尿素分别>155、115和 10mmol/L，这可能表明临死前有脱水。如果尿素浓度>20mmol/L、肌酐>200μmol/L，钠和氯在正常范围内，则表明死亡前存在尿毒症。特别困难的一个地方是区分婴幼儿高钠血症和氯化钠中毒，必须谨慎地解释结果（Coulthard and Haycock，2003）。

16.4　系统特殊的法医评估

16.4.1　抗精神病药和突发性意外死亡

尸体解剖完成后，只有在需要评估是否曾暴露于药物或其他毒物时，才会出现特殊问题，因为这些标本可能未被收集，或者并未获得所有所需标本。使与抗精神病药有关的死亡调查进一步复杂化的因素是：①在正常使用剂量下，许多中枢作用的药物存在致命毒性的危险（Witchel et al，2003）和②许多有精神问题的人（主要是精神分裂症），同时还会吸烟，有的还会使用酒精、非法药物、草药疗法（天然）、合成代谢类固醇、合成大麻素以及所谓的"合法兴奋剂"（新型药物，NPS）。虽然毒理学筛选方法通常会纳入传统上滥用的药物，但是除非传统药物（如西地那非或有毒金属盐）就是产品的活性成分，否则筛选方法对草药毒素基本就是无用的。同样对于合成代谢类固醇来说，许多 NPS 和合成大麻素是常规毒理学筛查范围之外的，必须通过专业实验室"针对要求"检测。即使如此仍然不能保证成功检测出类型，而可能只是简单地发现合成大麻素的存在，这就像是在生物样品中发现化合物，可并不一定意味着它会造成死亡。

众所周知，与非吸烟者相比，吸烟者猝死的风险会增加。此外，与普通人群相比，精神分裂症和情感障碍本身就与死亡率增加相关（Ruschena et al，1998），尽管精神分裂症患者意外死亡突发的风险及这类死亡与抗精神病药治疗有关的结论尚具有不确定性（Barnes and Kerwin，2003；Royal College of Psychiatrists，1997）。

要注意的是，所有抗精神病药对心脏都有潜在的毒性作用。但是，尚不清楚精神分裂症患者死亡明显增加是由于药物治疗导致的致命性心律失常，还是由于潜在的疾病，诸如发生死后没有留下任何证据致命性心律失常（Flanagan，2008）。使用抗精神病药，虽然其他抗精神病药物似乎可能发挥相似效果（Ray and Meador，2002），但在正常使用硫利达嗪时对心脏毒性的担忧（Thompson，1994；Reilly et al，2000，2002；Witchel et al，2003）导致了这种药物 2000 年 12 月在英国使用被限制（MHRA，2000），及在 2001 年 3 月自愿戒除氟哌啶醇。据此可以确定，这些变化对精神分裂症突然猝死的发生率没有影响（Handley et al，2016）。

假设生命的终点是心跳停止，那么要做出死因是应用抗精神病药导致致死性心律失常的诊断，就必须排除所有潜在的死因。例如，心肌病的存在是导致致命性心律失常的一个明显危险因素，这种风险可能会因致心律失常的药物（如抗精神病药或抗抑郁药）的存在而加剧。事实上，如果使用了多种致心律失常药物，风险会成倍增加。另一方面，处方药并不一定意味着患者在死亡前几天或几周内是按照处方规定服药的。心肌病的临床特征是非特异性的，包括发烧、疲劳、嗜睡和困倦。在有些情况下，如果停药后病情得到解决，那么就是和药物治疗有关系（Wooltorton，2002）。然而，心肌病其他可能的原因包括慢性酒精使用和高血压，也可能由药物引起的体重增加造成，在这种情况下，有时不太可能确定某个单一的潜在死因。

美国食品药品管理局已经警告卫生保健提供者和患者，在喹硫平产品许可范围内使用该药物时，可引起的 QT 间期延长和尖端扭转型风险的危险（Hasnain et al，2014）。然而，这种警告如何转化为临床实践尚不清楚，因为缺乏非喹硫平处方患者的可比数据。与对照组相比，使用氟哌啶醇的患者心脏相关死亡率没有差异（Ifteni et al，2015）。

16.4.2　糖尿病引起的死亡

氯氮平和奥氮平的慢性治疗尤其与代谢紊乱（包括糖尿病）的风险增加有关。未治疗的糖尿病酮症酸中毒和高渗性高血糖综合征（HHS）的死亡率分别为 2%～5% 和 15%～20%（Pasquel and Umpierrez，2014；Corwell et al，2014）。死亡后，通常在血液 / 尿液酒精的气相色谱分析中检测丙酮，测定血液中的 β-羟基丁酸（表 16-3）用于确认 DKA 可能为死亡的原因。HHS 的患者不产生丙酮或其他生化标志物，可以在死后进行监测，而关于生命中存在高血糖症的唯一线索可能是玻璃体葡萄糖浓度升高（表 16-3）。

表 16-3　尸检生物化学：结果解释

分析物	基质	参考范围	浓度升高的解释
氯化物	玻璃体	95～105mmol/L	盐中毒；脱水（解释为与肌酐和尿素结合）
肌酐	玻璃体	<100μmol/L	肾功能差；摄入高蛋白；大的肌肉质量；热休克
葡萄糖	玻璃体	死亡后玻璃体的葡萄糖迅速下降，因此任何可检测到的葡萄糖都需要调查	（药物诱发）高血糖、糖尿病、酮症酸中毒、应激反应（解释为与乳酸结合）
糖化血红蛋白（HbA$_{1c}$）	血液	27～67mmol/molHb	长期（2～8 周）血糖控制不佳
β-羟基丁酸	血液、玻璃体	0.1～1.0mmol/L	禁食、长期酗酒、糖尿病、酮症酸中毒、应激反应（如体温过低）
乳酸	玻璃体	<10mmol/L	解释为与葡萄糖结合
钾	玻璃体	死亡后玻璃体内的钾迅速增加，浓度>15mmol/L 表明尸体分解	尸体分解，几乎没有解释价值
钠	玻璃体	135～145mmol/L	盐中毒；脱水（解释为与肌酐和尿素结合）
胰蛋白酶	血液	<100μmol/L	过敏性休克
尿素	玻璃体	<10mmol/L	肾功能；上消化道出血

Source: Belsey and Flanagan, 2016。

16.4.3　癫痫发作引起的死亡

　　许多作用于中枢的药物（包括抗精神病药）都有降低癫痫发作阈值的倾向。就如致命的心律失常一样，与癫痫发作相关死亡的尸检可能没有留下任何明确的证据。可能因癫痫死亡的相关调查通常包括：①临床病史和死亡情况，以及任何相关的尸检结果；②使用非处方药物；③当前药物治疗的评估，包括治疗的剂量和持续时间，以及最近任何剂量的变化；④可以使用预防性药物和任何抗癫痫治疗来评估依从性，以及⑤最重要的也许是排除其他可能的死亡原因。

16.4.4　意外死亡的其他潜在原因

　　除了心律失常和癫痫发作之外，还有一系列的死亡可能归因于没有明显的代谢、机械、感染相关或药物致死。在缺乏临床感染指标的情况下，大叶性肺炎可引起突然塌陷（Ifteni et al，2014）。基于历史或尸检结果，睡眠呼吸暂停（Khoo et al，2009）和位置性窒息可能是潜在的死亡原因。恶性综合征和中暑也是缺乏病理特征的排除诊断（Kerwin et al，2004；Sheil et al，2007）。

16.5　结论

　　从服药患者死后的血液或其他组织样品中发现抗精神病药当然是意料之中的。因此还需要判定是否有任何证据能够表明导致患者死亡的原因是其服药的剂量相关毒性（急性、慢性或急性慢性）或自中毒的过高剂量。需要确认死者是否有任何服药剂量过高的证据，才能判断与剂量有关的中毒（急性、慢性或急性到慢性）或自身中毒是否就是死因或只是导致死亡的一个因素。不能假定所有负责调查抗精神病药或其他药物相关死亡事件的人都熟悉本章讨论的所有信息。强烈建议临床医生和其他可能协助调查的人员寻求专家意见，特别是在死后生物化学和毒理学结果的临床解释方面。

参考文献

Anand, E., Berggren, L., Deix, C., Tóth, Á., McDonnell, D.P., 2015. A 6-year open-label study of the efficacy and safety of olanzapine long-acting injection in patients with schizophrenia: a post hoc analysis based on the European label recommendation. Neuropsychiatr. Dis. Treat. 11, 1349−1357.

Balit, C.R., Isbister, G.K., Hackett, L.P., Whyte, I.M., 2003. Quetiapine poisoning: a case series. Ann. Emerg. Med. 2003 (42), 751−758.

Barnes, T.R.E., Kerwin, R., 2003. Mortality and sudden death in schizophrenia. In: Camm, J. (Ed.), Cardiovascular Risk Associated With Schizophrenia and Its Treatment. Galliard Healthcare Communications, London, pp. 7−23.

Baselt, R.C., 2014. Disposition of Toxic Drugs and Chemicals in Man, 10th edition, Biomedical Publications, Seal Beach, CA.

Belsey, S., Flanagan, R.J., 2016. Postmortem biochemistry: Current applications. J. Forensic Leg. Med. 41, 49−57.

Berling, I., Isbister, G.K., 2015. Prolonged QT risk assessment in antipsychotic overdose using the QT nomogram. Ann. Emerg. Med. 66, 154−164.

Bozorgi, A., Lhatoo, S.D., 2013. Seizures, cerebral shutdown, and SUDEP. Epilepsy Curr. 13, 236−240.

Byard, R.W., 2011. All that wheezes is not asthma—alternative findings at autopsy. J. Forensic Sci. 56, 252−255.

Capel, M.M., Colbridge, M.G., Henry, J.A., 2000. Overdose profiles of new antipsychotic agents. Int. J. Neuropsychopharmacol. 3, 51−54.

Casali, M.B., Lazzaro, A., Gentile, G., Blandino, A., Ronchi, E., Zoja, R., 2012. Forensic grading of myocarditis: an experimental contribution to the distinction between lethal myocarditis and incidental myocarditis. Forensic Sci. Int. 223, 78−86.

Chue, P., Singer, P., 2003. A review of olanzapine-associated toxicity and fatality in overdose.

J. Psychiatr. Neurosci. 28, 253−261.

Cohen, L.G., Fatalo, A., Thompson, B.T., Di Centes Bergeron, G., Flood, J.G., Poupolo, P.R., 1999. Olanzapine overdose with serum concentrations. Ann. Emerg. Med. 34, 275−278.

Corwell, B., Knight, B., Olivieri, L., Willis, G.C., 2014. Current diagnosis and treatment of hyperglycemic emergencies. Emerg. Med. Clin. North Am. 32, 437−452.

Couchman, L., Morgan, P.E., Spencer, E.P., Flanagan, R.J., 2010. Plasma clozapine, norcloza-pine, and the clozapine:norclozapine ratio in relation to prescribed dose and other factors: data from a therapeutic drug monitoring service, 1993−2007. Ther. Drug Monit. 32, 438−447.

Coulthard, M.G., Haycock, G.B., 2003. Distinguishing between salt poisoning and hypernatrae-mic dehydration in children. Br. Med. J. 326, 157−160.

Cuypers, E., Flinders, B., Boone, C.M., Bosman, I.J., Lusthof, K.J., van Asten, A.C., et al., 2016. Consequences of Decontamination Procedures in Forensic Hair Analysis Using Metal-Assisted Secondary Ion Mass Spectrometry Analysis. Anal. Chem. Available from: http://dx.doi.org/10.1021/acs.analchem.5b03979.

Davis, L.E., Becher, M.W., Tlomak, W., Benson, B.E., Lee, R.R., Fisher, E.C., 2005. Persistent choreoathetosis in a fatal olanzapine overdose: drug kinetics, neuroimaging, and neuropa-thology. Am. J. Psychiatry 162, 28−33.

Dinis-Oliveira, R.J., Carvalho, F., Duarte, J.A., Remião, F., Marques, A., Santos, A., et al., 2010. Collection of biological samples in forensic toxicology. Toxicol. Mech. Methods 20, 363−414.

Drummer, O.H., 2007. Post-mortem toxicology. Forensic Sci. Int. 165, 199−203.

Elian, A.A., 1998. Fatal overdose of olanzapine. Forensic Sci. Int. 91, 231−235.

Fernandes, P.P., Marcil, W.A., 2002. Death associated with quetiapine overdose. Am. J. Psychiatry 159, 2114.

Ferner, R.E., 2008. Post-mortem clinical pharmacology. Br. J. Clin. Pharmacol. 66, 430−443.

Fisher, D., Handley, S., Flanagan, R.J., Taylor, D., 2012. Plasma concentrations of quetiapine, N-desalkylquetiapine, O-desalkylquetiapine, 7-hydroxyquetiapine and quetiapine sulfoxide in relation to quetiapine dose, formulation and other factors. Ther. Drug Monit. 34, 415−421.

Fisher, D.S., Partridge, S.J., Handley, S.A., Flanagan, R.J., 2013. Stability of some atypical anti-psychotics in human plasma, human serum, calf serum, oral fluid and haemolysed whole blood. Forensic Sci. Int. 229, 151−156.

Flanagan, R.J., 2008. Fatal toxicity of drugs used in psychiatry. Hum. Psychopharmacol. 23 (S1), S43−S51.

Flanagan, R.J., Spencer, E.P., Morgan, P.E., Barnes, T.R.E., Dunk, L., 2005. Suspected cloza-pine poisoning in the UK/Eire, 1992−2003. Forensic Sci. Int. 155, 91−99.

Gerber, J.E., Cawthon, B., 2000. Overdose and death with olanzapine: two case reports. Am. J. Forensic Med. Pathol. 21, 249−251.

Gruszecki, A.C., Booth, J., Davis, G.G., 2007. The predictive value of history and scene investi-gation for toxicology results in a medical examiner population. Am. J. Forensic Med. Pathol. 28, 103−106.

Handley, S., Patel, M.X., Flanagan, R.J., 2016. Antipsychotic-related fatal poisoning, England and Wales, 1993−2013: impact of the withdrawal of thioridazine. Clin Toxicol (Phila).1−10, Mar 29.

Hasnain, M., Vieweg, W.V., Howland, R.H., Kogut, C., Breden Crouse, E.L., Koneru, J.N., et al., 2014. Quetiapine, QTc interval prolongation, and torsade de pointes: a review of case reports. Ther. Adv. Psychopharmacol. 4, 130−138.

Hopenwasser, J., Mozayani, A., Danielson, T.J., Harbin, J., Narula, H.S., Posey, D.H., et al., 2004. Postmortem distribution of the novel antipsychotic drug quetiapine. J. Anal. Toxicol. 28, 264−267.

Hunfeld, N.G., Westerman, E.M., Boswijk, D.J., de Haas, J.A., van Putten, M.J., Touw, D.J., 2006. Quetiapine in overdosage: a clinical and pharmacokinetic analysis of 14 cases. Ther. Drug Monit. 28, 185−189.

Ifteni, P., Correll, C.U., Burtea, V., Kane, J.M., Manu, P., 2014. Sudden unexpected death in schizophrenia: autopsy findings in psychiatric inpatients. Schizophr. Res. 155, 72−76.

Ifteni, P., Grudnikoff, E., Koppel, J., Kremen, N., Correll, C.U., Kane, J.M., et al., 2015. Haloperidol and sudden cardiac death in dementia: autopsy findings in psychiatric inpatients. Int. J. Geriatr. Psychiatry 30 (12), 1224−1229.

Isbister, G.K., Murray, L., John, S., Hackett, L.P., Haider, T., et al., 2006. Amisulpride deliberate self-poisoning causing severe cardiac toxicity including QT prolongation and torsades de pointes. Med. J. Aust. 184, 354−356.

Kerwin, R.W., Osborne, S., Sainz-Fuertes, R., 2004. Heat stroke in schizophrenia during clozapine treatment: rapid recognition and management. J. Psychopharmacol. 18, 121−123.

Khoo, S.M., Mukherjee, J.J., Phua, J., Shi, D.X., 2009. Obstructive sleep apnea presenting as recurrent cardiopulmonary arrest. Sleep Breath. 13, 89−92.

Langman, L.J., Kaliciak, H.A., Carlyle, S., 2004. Fatal overdoses associated with quetiapine. J. Anal. Toxicol. 28, 520−525.

Lennestål, R., Asplund, C., Nilsson, M., Lakso, H.A., Mjörndal, T., Hägg, S., 2007. Serum levels of olanzapine in a non-fatal overdose. J. Anal. Toxicol. 31, 119−121.

Lindenmayer, J.P., 2010. Long-acting injectable antipsychotics: focus on olanzapine pamoate. Neuropsychiatr. Dis. Treat. 6, 261−267.

MacCall, C., Billcliff, N., Igbrude, W., Natynczuk, S., Spencer, E.P., Flanagan, R.J., 2009. Clozapine: more than 900 mg/day may be needed. J. Psychopharmacol. 23, 206−210.

Mainland, M.K., Wagner, M.A., Gock, S.B., Wong, S.H., 2001. Quetiapine-related fatalities. J. Analyt. Toxicol. 25, 381−382.

Malekshahi, T., Tioleco, N., Ahmed, N., Campbell, A.N., Haller, D., 2015. Misuse of atypical antipsychotics in conjunction with alcohol and other drugs of abuse. J. Subst. Abuse Treat. 48, 8−12.

Manu, P., Kane, J.M., Correll, C.U., 2011. Sudden deaths in psychiatric patients. J. Clin. Psychiatry 72, 936−941.

Merrick, T.C., Felo, J.A., Jenkins, A.J., 2001. Tissue distribution of olanzapine in a postmortem case. Am. J. Forensic Med. Pathol. 22, 270−274.

MHRA, 2000. Medicines and Healthcare Products Regulatory Agency (medicines) Restricts the Use of Thioridazine. Press release 2000/0734.

O'Malley, G.F., Seifert, S., Heard, K., Daly, F., Dart, R.C., 1999. Olanzapine overdose mimicking opioid intoxication. Ann. Emerg. Med. 34, 279−281.

Palenzona, S., Meier, P.J., Kupferschmidt, H., Rauber-Luethy, C., 2004. The clinical picture of olanzapine poisoning with special reference to fluctuating mental status. J. Toxicol. Clin. Toxicol. 42, 27−32.

Parsons, M.A., Start, R.D., Forrest, A.R., 2003. Concurrent vitreous disease may produce abnormal vitreous humour biochemistry and toxicology. J. Clin. Pathol. 56, 720.

Pasquel, F.J., Umpierrez, G.E., 2014. Hyperosmolar hyperglycemic state: a historic review of the clinical presentation, diagnosis, and treatment. Diabetes Care 37, 3124−3131.

Patel, M.X., Bowskill, S., Couchman, L., Lay, V., Taylor, D., Spencer, E.P., et al., 2011. Plasma olanzapine in relation to prescribed dose and other factors: data from a therapeutic drug monitoring service, 1999−2009. J. Clin. Psychopharmacol. 31, 411−417.

Pélissier-Alicot, A.L., Gaulier, J.M., Champsaur, P., Marquet, P., 2003. Mechanisms underlying postmortem redistribution of drugs: a review. J. Anal. Toxicol. 27, 533−544.

Pilgrim, J.L., Drummer, O.H., 2013. The toxicology and comorbidities of fatal cases involving quetiapine. Forensic Sci. Med. Pathol. 9, 170−176.

Pokorny, R., Finkel, M.J., Robinson, W.T., 1994. Normal volunteers should not be used for bio-availability or bioequivalence studies of clozapine. Pharm. Res. 11, 1221.

Ray, W.A., Meador, K.G., 2002. Antipsychotics and sudden death: is thioridazine the only bad actor? Br. J. Psychiatry 180, 483−484.

Reichert, C., Reichert, P., Monnet-Tschudi, F., Kupferschmidt, H., Ceschi, A., Rauber-Lüthy, C., 2014. Seizures after single-agent overdose with pharmaceutical drugs: analysis of cases reported to a poison center. Clin. Toxicol. (Phila.) 52, 629−634.

Reilly, J.G., Ayis, S.A., Ferrier, I.N., Jones, S.J., Thomas, S.H., 2000. QTc-interval abnormalities and psychotropic drug therapy in psychiatric patients. Lancet 355, 1048−1052.

Reilly, J.G., Ayis, S.A., Ferrier, I.N., Jones, S.J., Thomas, S.H., 2002. Thioridazine and sudden unexplained death in psychiatric in-patients. Br. J. Psychiatry 180, 515−522.

Royal College of Psychiatrists, 1997. The Association Between Antipsychotic Drugs and Sudden Death. Council Report CR57. Royal College of Psychiatrists, London.

Ruschena, D., Mullen, P.E., Burgess, P., Cordner, S.M., Barry-Walsh, J., Drummer, O.H., et al., 1998. Sudden death in psychiatric patients. Br. J. Psychiatry 172, 331−336.

Saar, E., Beyer, J., Gerostamoulos, D., Drummer, O.H., 2012. The time-dependant post-mortem redistribution of antipsychotic drugs. Forensic Sci. Int. 222, 223−227, Erratum in: Forensic Sci. Int. 2013; 228, 94.

Schreinzer, D., Frey, R., Stimpfl, T., Vycudilik, W., Berzlanovich, A., Kasper, S., 2001. Different fatal toxicity of neuroleptics identified by autopsy. Eur. Neuropsychopharmacol. 11, 117−124.

Sheil, A.T., Collins, K.A., Schandl, C.A., Harley, R.A., 2007. Fatal neurotoxic response to neuroleptic medications: case report and review of the literature. Am. J. Forensic Med. Pathol. 28, 116−120.

Shrestha, M., Hendrickson, R.G., Henretig, F.M., 2001. Striking extrapyramidal movements seen in large olanzapine overdoses. Clin. Toxicol. 39, 282.

Singh, L.K., Praharaj, S.K., Sahu, M., 2012. Nonfatal suicidal overdose of olanzapine in an adolescent. Curr. Drug Saf. 7, 328−329.

Skopp, G., 2004. Preanalytic aspects in postmortem toxicology. Forensic Sci. Int. 142, 75−100.

Stanworth, D., Hunt, N.C., Flanagan, R.J., 2012. Clozapine—a dangerous drug in a clozapine-naïve subject. Forensic Sci. Int. 214, e23−e25.

Stephens, B.G., Coleman, D.E., Baselt, R.C., 1998. Olanzapine-related fatality. J. Forensic Sci. 43, 1252−1253.

Thierauf, A., Musshoff, F., Madea, B., 2009. Post-mortem biochemical investigations of vitreous humor. Forensic Sci. Int. 192, 78−82.

Thompson, C., 1994. The use of high-dose antipsychotic medication. Br. J. Psychiatry 164, 448−458.

Trenton, A., Currier, G., Zwemer, F., 2003. Fatalities associated with therapeutic use and overdose of atypical antipsychotics. CNS Drugs 17, 307−324.

Tse, G.H., Warner, M.H., Waring, W.S., 2008. Prolonged toxicity after massive olanzapine overdose: two cases with confirmatory laboratory data. J. Toxicol. Sci. 33, 363−365.

Vivek, S., 2004. No QT interval prolongation associated with quetiapine overdose. Am. J. Emerg. Med. 22, 330.

Witchel, H.J., Hancox, J.C., Nutt, D.J., 2003. Psychotropic drugs, cardiac arrhythmia, and sudden death. J. Clin. Psychopharmacol. 23, 58−77.

Wooltorton, E., 2002. Antipsychotic clozapine (Clozaril): myocarditis and cardiovascular toxicity. Can. Med. Assoc. J. 166, 1185−1186.

病理生理化验结果的解读指南

参考范围可能因年龄、性别和其他因素而异。许多实验室产生了自己的参考范围。特别需要说明一些酶活性如乙酰胆碱酯酶。

分析物		标本	参考范围	替代参考范围
乙酰胆碱酯酶		红细胞	10～20MU mol/Hb	160～310μg/Hb
丙氨酸转氨酶（ALT）		血清	<50IU/L	—
血清蛋白		血清	35～50g/L	3.5～5g/dl
碱性磷酸酶		血清	40～130IU/L	—
阴离子间隙		间接	10～15mmol/L	10～15mEq/L
天冬氨酸氨基转移酶（AST）		血清	<40IU/L	—
碳酸氢盐		血清	20～30mmol/L	20～30mEq/L
胆红素（直接胆红素 = 费结合胆红素）		血清	<5μmol/L	<0.3mg/dl
胆红素（总）		血清	<25μmol/L	<1.5mg/dl
钙		血清	2.20～2.60mmol/L	8.8～10.4mg/dl
氯化物		血清	100～110mmol/L	350～390mg/dl
胆碱酯酶		血浆	3～9kU/L	—
C-反应蛋白（CRP）		血清	<10mg/L	<1mg/dl
肌酸激酶（CK）		血清	<150IU/L	—
肌酐		血清	50～135μmol/L	0.6～1.5mg/dl
嗜酸细胞计数		血	0.4～0.6/nl	$0.4 \times 10^9 \sim 0.6 \times 10^9$/L
红细胞计数	男	血	4.0～5.5/pl	$4.0 \times 10^{12} \sim 5.5 \times 10^{12}$/L
	女	血	3.8～4.8/pl	$3.8 \times 10^{12} \sim 4.8 \times 10^{12}$/L
血沉（ESR）		血	2～30mm/h	
球蛋白		血清	20～35g/L	2.0～3.5g/dl
谷氨酰转肽酶（GGT）		血清	<55IU/L	
葡萄糖		血浆	4～7mmol/L	72～126mg/dl

续表

分析物		标本	参考范围	替代参考范围
血细胞比容（HCT）	男	血	0.38～0.48	—
	女	血	0.33～0.43	—
血红蛋白	男	血	120～165g/L	12.0～16.5g/dl
	女	血	115～150g/L	11.5～15.0g/dl
氢离子浓度（H$^+$）		血	36～44nmol/L	36～44mEq/L
国际标准化比率（INR）		血	0.8～1.2	
铁		血清	8～30μmol/L	45～168μg/dl
乳酸盐		血	0.6～1.6mmol/L	5.4～14.4μg/dl
乳酸脱氢酶（LDH）		血清	<250IU/L	—
白细胞计数（成人）		血	4～11/nl	$4×10^9～11×10^9$/L
高铁血红蛋白		血	<1%Hb	—
渗透压		血清	280～295mmol/kg	280～295mOsm/kg
渗透间隙		间接	±10mmol/L	—
PCO$_2$		血	4.5～6.1KPa	34～46mmHg
PH		血	7.36～7.44	—
磷酸盐		血清	0.8～1.5mmol/L	2.5～4.6mg/dl
PO$_2$		血	12～15kPa	90～113mmHg
钾		血浆	3.5-.05mmol/L	14～20mg/dl
蛋白（总）		血清	65～75g/L	6.5～7.5g/dl
凝血酶原时间		血	10～15S	
钠		血清	135～145mmol/L	310～330mg/dl
尿酸		血清	200～400μmol/L	3.4～6.8mg/dl
尿素		血清	3～8mmol/L	14～48mg/dl
锌原卟啉		红细胞	<0.64μmol/L	<40μg/dl

索　引

1 型糖尿病　214, 221
2 相折返　12
2 型糖尿病　214
5-HT 再摄取抑制剂　169
Addison 病　163
A 类药物　13
Brugada 综合征　12, 17, 262
B 类药物　13
C- 反应蛋白　31
C 类药物　13
D 类药物　13
Gilbert 病　163
Mecker 憩室　132
M 细胞　11
Poisson 回归模型　2
r- 谷氨酰转肽酶　162
Virchow 三联症　56
Wilson 病　156
α_1- 肾上腺素受体　75
α_1- 肾上腺素受体拮抗剂　73
α_1- 肾上腺素受体阻滞剂　76
α_2- 肾上腺素受体激动剂　76, 149
β- 内酰胺抗生素　99
β- 肾上腺素受体激动剂　94
β- 肾上腺素受体阻滞剂　76

A

阿巴卡韦　28
阿尔茨海默病　65, 175
阿格麦林　93
阿立哌唑　7, 23, 138
阿利马嗪　93
阿米替林　93
阿莫沙平　93, 175
阿哌沙班　66

阿片类物质　76
阿普林定　93
阿奇霉素　16
阿塞那平　72
阿替洛尔　76
阿替那定　79
阿托品　149
阿扎那韦　16
艾司西酞普兰　16, 175
爱维英潘　146
安非他酮　132, 142, 175
氨苯砜　93
氨磺必利　23, 118, 138, 182
氨基吡嗪　93
氨氯地平　76
鞍状栓塞阻塞右心室流出道　59
胺碘酮　12
奥氮平　5, 117, 138, 142, 162
奥利司他　148
奥美拉唑　93
奥沙普秦　158

B

巴比妥类　93
白介素　57
白介素 -6　29
白细胞计数　90, 109
白细胞减少　90, 94, 105
白细胞减少　105
白细胞增多　90, 94, 95
白血病　96
败血症　98, 132, 143
瘢痕　8
保泰松　93
暴露人年　2

钡餐　150
苯二氮䓬类　76
苯海索　141
苯环丙胺　95
苯妥英　93
苯乙肼　192
苯乙嗪　81
苯扎托品　27, 142
泵衰竭　280
比值比　23
吡罗昔康　93
吡柔芬　93
吡斯的明　82
便秘　107, 131, 145, 147
变应原　28
标化死亡率比　263
别嘌醇　93
丙苯地芬酮　93
丙硫氧嘧啶　93
丙氯拉嗪　158
丙咪嗪　16
丙戊酸　93
丙戊酸钠　27, 236
病毒性肝炎　164
布洛芬　93

C

茶碱　93
长 QT 综合征　17
肠穿孔　280
肠梗阻　130, 136
肠麻痹　132
超声心动图　36
成人呼吸窘迫综合征　207
痴呆　7, 191
充血性心力衰竭　82
重组人白介素 -2　29
臭氮平　135
出血性休克　280
穿孔　133
纯红细胞发育不全　96
猝死　3
醋替罗林　93

D

达比加群酯　66
达哌啶醇　192
大肠梗阻　131
代谢性脑病　196
代谢综合征　79, 280
丹曲林　170, 193, 200
单胺氧化酶抑制剂　76
单硝酸异山梨酯　76
胆石症　163, 168
氮杂广谱素　93
低钾血症　17
低镁血症　14, 17
低钠血症　190
低血钾　14
低血压　137, 143
地尔硫䓬　76
地西泮　93
第一代抗精神病药　2
癫痫　174, 184
癫痫发作　170, 174, 184, 280
电视透视检查　150
电休克疗法　198
丁苯那嗪　192
丁型肝炎　164
动脉粥样硬化　221
动作电位时程　9
对偶基因　190
对乙酰氨基酚　93, 157
多巴胺 D_2 受体　139
多巴胺激动剂　76
多库酯钠　148
多萘哌齐　175
多器官功能障碍　207
多柔比星　101
多沙唑嗪　76
多食　219
多西环素　93
多涎　148
多形性室性心动过速　13
多脏器功能衰竭　161

E

恶病质　109

恶心　135，136
恶性高热　193
恶性紧张症　197
恶性室性心律失常　10
恶性肿瘤　144
恶性综合征　189，194，196，209，266
二吡喃酮　93
二级预防　18
二甲双胍　169

F

发绀　131
发作后觉醒失败　280
法莫替丁　16
番泻叶　146
反流性食管炎　131
反流性炎症　131
泛影酸盐　192
房室传导阻滞　14
非典型（第二代）抗精神病药　3
非典型抗精神病药　3
非格司亭　91
肥厚型心肌病　17，22，36，43
肥胖　56，168
肺动脉造影　53
肺扩张　242
肺栓塞　53，57，280
肺水肿　131
肺炎　98，136，144，280
分裂情感　6
分裂情感障碍　54
吩噻嗪　93
奋乃静　23，162
粪便嵌塞　130，143
粪便潴留　130
风疹　92
夫西地酸　93
呋喃妥因　93
呋塞米　76
氟奋乃静　22，72，93
氟伏沙明　95
氟哌啶醇　23，31，54，138，162
氟哌噻吨　27，118
氟哌噻吨癸酸酯　60
氟氢化可的松　81

氟烷　193
氟西汀　16
腹膜炎　131，141
腹水　137，144
腹痛　132，135，136，137
腹泻　135，143
腹胀　135

G

钙通道拮抗剂　93
钙通道阻断剂　76
钙通道阻滞剂　76
肝功能衰竭　156，280
肝功能异常　159
肝素　93
肝细胞损伤　207
肝性脑病　280
肝炎　92
肝移植　163
高胆红素血症　163
高甘油三酯血症　272
高龄　190
高渗性高血糖综合征　287
高血糖　280
高血糖症　168
高血压　6，77，137，223
格拉芬碱　93
格列本脲　93
梗死　57
共济失调　112
骨髓增生性疾病　94
骨髓增生异常综合征　92
胍法辛　76
冠心病　223，268
冠状动脉闭塞　280
冠状动脉疾病　37
癸氟奋乃静　73
桂利嗪　93
国际标准化率　65
过敏性肺炎　242

H

横结肠梗阻　131
横结肠坏死　136
横纹肌溶解　183，208

横纹肌溶解症　207
喉痉挛性肌张力障碍　280
呼吸困难　135，137
呼吸衰竭　198
花粉症　94
化脓性休克　280
坏死性小肠结肠炎　132
环丙沙星　93
换气障碍　280
黄疸　157
磺胺甲噁唑　93
磺胺咪唑　93
回盲部嗜酸性红细胞增多　131

J

肌钙蛋白　33，36
肌红蛋白尿　209
肌阵挛　112，176
急腹痛　136
急性白血病　94
急性冠状动脉综合征　280
急性静脉栓塞　53
急性肾衰竭　207
急性胰腺炎　266
寄生虫感染　94
加巴喷丁　93
甲苯磺丁脲　93
甲基吡嗪　93
甲基多巴　93
甲基硫尿嘧啶　93
甲基纳曲酮　146
甲巯咪唑　93
甲硝唑　93
甲氧苄啶　16，93
甲氧氯普胺　192
甲状腺毒症　190
甲状腺功能减退　163
甲状腺危象　196
甲唑胺　93
假性腹泻　131
尖端扭转型室性心动过速　10，182，262
间歇性急性卟啉病　196
间质性肺病　242
间质性肾炎　236
缄默症　197

碱性磷酸酶　162
焦虑　137
节食　223
结肠穿孔　131，132
结肠梗阻　131
结肠广泛性梗阻　131
结肠炎　144
解痉剂　140
戒断综合征　183
金刚烷胺　16，200
金剂　93
紧张症　197
精神发育迟滞　54
精神分裂症　6，54，138，177
精神兴奋剂　82
肼屈嗪　76
静脉栓塞　270
酒精戒断　184
酒精滥用　190
酒精性神经病变　75
酒精依赖　74，75
局部折返　12
聚乙烯乙二醇　146
决奈达隆　16

K

咖啡因　82
卡比多巴　93
卡比咪唑　93
卡马西平　28
卡托普利　93
抗胆碱能药物　138
抗磷脂抗体　59
抗组胺药　140
咳嗽　135
可乐定　76
可乐亭　149
克林霉素　93
空腹血糖异常　220
口吃　176
跨壁复极离散度　11
快激活整流钾电流　9
喹硫平　5，31，116，138，162，175
溃疡性食管炎　131
扩张型心肌病　17，22，39，199

L

拉莫三嗪　93
赖诺普利　76
狼疮样抗凝血剂　57
劳拉西泮　60,142
雷米普利　93
雷尼替丁　93
雷诺嗪　12
类比紫杉醇　101
锂　93,112
锂盐　27
利巴韦林　93
利伐沙班　64
利福平　93
利那洛肽　148
利尿剂　76
利培酮　4,23,73,138,142,162,175
利斯的明　175
粒细胞集落刺激因子　91,112,115
粒细胞巨噬细胞集落刺激因子　91,115
粒细胞缺乏症　29,90,96,97,98,103,117,280
良性种族性中性粒细胞减少症　91
淋巴细胞减少　95
淋巴细胞增多症　95
磷酸二酯酶5抑制剂　76
膦甲酸酯　16
流涎　148,150
硫代噻吩　72
硫利达嗪　2,54,262
柳氮磺吡啶　93
鲁比前列酮　148
鲁拉西酮　72
路易体痴呆　75
率比　2
氯贝胆碱　146
氯丙咪嗪　16
氯丙嗪　5,23,117
氯氮䓬　93
氯氮平　4,30,43,116,117,175,236,249
氯化钠　81
氯霉素　93
氯米帕明　93
氯普噻吨　158,175
氯噻平　7
氯噻酮　93
氯沙坦　76
氯硝西泮　93
罗非尼罗　76
螺内酯　93
洛非西定　149
洛沙平　72,141

M

麻痹性肠梗阻　130
马普替林　175
吗茚酮　158
慢激活整流钾电流　9
慢性白血病　94
慢性血栓栓塞性肺动脉高压　58
每搏输出量　73
美托洛尔　76
弥散性血管内凝血　95,183,198,207
米安西林　93
米氮平　16
米多君　82
米诺地尔　76

N

内皮损伤　58
内脏血管充血　131
奈法唑酮　95
萘啶酸　93
萘普生　93
脑病　207
脑病综合征　163
脑出血　280
脑动脉硬化　183
脑膜炎　196
脑器质性疾病　7
脑损伤　183
脑炎　191
尼氟酸　93
尼卡地平　16
脓毒症休克　98,280
疟疾　92
诺氟沙星　93

O

呕吐　135,136,137

偶氮嘧啶　112

P

帕多瓦预测评分　64
帕金森病　74, 75, 79, 150, 190, 191
帕金森高热综合征　196
帕金森综合征　79
帕立哌酮　72
帕罗西汀　95
帕潘立酮　60, 252
哌仑西平　93
哌咪清　14
哌唑嗪　76
培拉嗪　158, 162
喷他佐辛　93
皮质类固醇　94
贫血　90, 94
扑热息痛　157
葡萄糖耐量降低　221
浦肯野纤维　12
普拉克索　76
普鲁卡因胺　93
普鲁氯嗪　7
普萘洛尔　29
普瑞巴林　93

Q

齐多夫定　101
齐拉西酮　7, 138
气道阻塞　280
憩室　135
强迫障碍　174
强制性木僵　197
羟苯磺酸钙　98
青霉胺　93
青霉素　93
氢氯噻嗪　76
轻泻剂　140
氰美马嗪　138
庆大霉素　93
曲米帕明　81, 175
曲帕替平　141
曲唑酮　16
去氨加压素　81

去甲替林　82
去铁酮　99
去氧哌啶　93
去氧肾上腺素　82
全结肠粪便嵌塞　131
全身疲劳　136
全血细胞计数　97
全血细胞减少　94, 95
全因死亡　78
全因死亡率　6
缺血性结肠炎　138
缺血性心脏病　6

R

热卒中　204
人类 ether-a-go-go（HERG）基因　13
溶血性贫血　94
乳果糖　142
乳糜性疾病　163

S

噻氯匹定　93
三氟拉嗪　14, 72, 118, 149
三环类抗抑郁药　76, 138, 205, 206
上呼吸道阻塞　280
舍曲林　16
舍吲哚　7, 182
深静脉血栓　53
神经毒性恶性综合征　112
神经阻滞剂恶性综合征　39
肾上腺皮质功能不全　81
肾衰竭　144, 198
肾小管间质性肾炎　236
史 - 约综合征（Stevens-Johnson syndrome）　28
视力模糊　219
室性心动过速　15
嗜睡　135
嗜酸性粒细胞减少症　94
嗜酸性粒细胞性肺炎　242
嗜酸性粒细胞增多　33, 44, 90, 94, 119
嗜伊红细胞　169
受体拮抗剂　76
舒必利　7
舒林酸　93

舒尼替尼　16

双环哌丙醇　142

双氯芬酸　93

双相情感障碍　198

水合氯醛　142

水杨酸酯　93

水肿　82

睡眠剥夺　184

瞬时外向钾电流　10

死亡　78，131

四环素　93

髓过氧化物酶抑制剂　112

索他洛尔　16

T

他莫昔芬　16

碳酸锂　196，236

糖尿病　6，74，82，168，214

糖尿病前期　220

糖尿病神经病变　75

糖尿病酮症酸中毒　265，280

特拉唑嗪　76

体位性低血压　71

替沃噻吨　2

铁缺乏症　190

通气 / 灌注扫描　53

同位素显影　148

酮康唑　16

酮症酸中毒　266

头孢氨苄　93

头孢呋辛　93

头孢菌素　93

头孢拉定　93

头孢噻肟　93

头孢唑啉　93

吞咽困难　148，149，150，280

托卡静　93

脱水　143

W

微血栓形成　57

维拉帕米　10

伪麻黄碱　82

胃肠道出血　280

胃肠动力不足　130，143

胃肠坏死　138

胃肠炎　131

文拉法辛　16

无线跟踪动力胶囊　148

五氟利多　269

五羟色胺 2C 受体　217

五羟色胺综合征　196

戊巴比妥　12

X

西地那非　76

西咪替丁　93

西酞普兰　95

吸入性肺炎　148

吸烟　223

细菌性腹膜炎　136

纤溶酶原激活物抑制剂 -1　57

消化不良　136

硝苯地平　76

硝苯呋海因　170

硝酸甘油　76

小肠梗阻　135

小肠坏死　131

哮喘　94

楔形心肌组织　12

缬沙坦　76

心动过缓　14

心动过速　31，143

心房颤动　14

心肌损伤　207

心肌炎　22，26，38，43，236，243，280

心力衰竭　3，6，43，78，198，280

心律失常　3，133，182，198

心律失常事件　8

心律失常性猝死综合征　8

心律转复除颤器　42

心内膜心肌活检　36

心室颤动　5，13，15，280

心室扑动　5

心输出量　73

心源性猝死　2，3，6，78，262

心源性休克　280

心脏疾病死亡率　6
心脏移植　42
心脏骤停　8
新斯的明　146
性功能障碍　221
休克　131，132
溴哌啶醇　54
溴哌利多　141
溴隐亭　200
选择性5-羟色胺再摄取抑制剂　95
血管紧张素　76
血管紧张素转化酶　41
血管紧张素转化酶抑制剂　76
血管炎　196
血栓性脑卒中　280
血栓性血小板减少性紫癜　95
血小板减少症　90，94，207
血小板聚集受损　95
血小板增多症　90，95

Y

牙槽炎　280
氧保生素　93
药物代谢酶　160
噎塞　148
一级预防　18
伊立替宁　79
伊洛培酮　79
伊诺格拉司他　91
伊潘立酮　72
依那普利　76
依诺肝素　64
胰腺损伤　207
胰腺炎　168，280
遗尿　181
乙胺嘧啶　93
乙酰唑胺　93
乙型肝炎　156
乙状结肠麻痹　131
异丙嗪　93
异波帕胺　93
抑郁障碍　174
意识模糊　131
吲哚美辛　93
营养不良　190

右美沙芬　54
育亨宾　82
预激综合征　17
预期寿命　260

Z

再生障碍性贫血　92
早期后除极　10
谵妄　191
阵发性室性心动过速　5
整体纵向应变值　30
正常细胞贫血　272
症状性肝脏损害　158
支气管哮喘　280
脂肪肝　163
直立性低血压　71
止吐药　140
致死性紧张症　196，197
窒息　148
中性粒细胞减少　90，94，96，97，98，104，117
肿瘤　92
肿瘤坏死因子　29，57
重金属中毒　196
珠氯噻嗪　132
主动脉瓣狭窄　17
主动脉夹层　280
转氨酶　162
自闭症　177
自杀率　263
自身免疫性肝炎　156
自主神经功能障碍　79
自主神经衰竭　75
总胆红素　162
卒中　150，280
组织学证据　16
左美丙嗪　54，132，138
左美沙芬　54
左心室射血分数　22
左心室受损　33
左旋多巴　76
左旋咪唑　93
左氧氟沙星　16
佐匹克隆　93
佐替平　54，175

55检